国家卫生健康委员会"十四五"规划教材

全国高等职业教育专科配套教材

U0618840

供临床医学专业用

诊断学学习指导

主　编　杜庆伟　许有华

编　者（以姓氏笔画为序）

马　杰　廊坊卫生职业学院　　　　　杨喜艳　长沙卫生职业学院

王木生　南昌医学院　　　　　　　　吴晓华　沧州医学高等专科学校

朱孟霞　山东医学高等专科学校　　　张　蕾　哈尔滨医科大学附属第一医院
　　　　（兼编写秘书）　　　　　　张中星　重庆三峡医药高等专科学校

王红卫　云南医药健康职业学院　　　　　　　附属人民医院

任吉莲　山西医科大学汾阳学院　　　张秀峰　海南医科大学附属海南医院

刘惠莲　湖北中医药高等专科学校　　昌大平　广东江门中医药职业学院

许有华　天津医学高等专科学校　　　娜日娜　锡林郭勒职业学院

许建成　吉林大学第一医院　　　　　樊　华　中国医科大学附属第四医院

杜庆伟　山东医学高等专科学校　　　潘　颖　安徽医学高等专科学校

杨　旭　天津医学高等专科学校　　　薛宏伟　大庆医学高等专科学校

杨志云　商丘医学高等专科学校　　　戴小丽　江苏医药职业学院

人民卫生出版社

·北　京·

图书在版编目（CIP）数据

诊断学学习指导 / 杜庆伟，许有华主编. -- 北京 ：
人民卫生出版社，2025. 7. -- ISBN 978-7-117-37937-3

Ⅰ. R44

中国国家版本馆 CIP 数据核字第 2025W7W924 号

| 人卫智网 | www.ipmph.com | 医学教育、学术、考试、健康，购书智慧智能综合服务平台 |
| 人卫官网 | www.pmph.com | 人卫官方资讯发布平台 |

诊断学学习指导

Zhenduanxue Xuexi Zhidao

主　　编：杜庆伟　许有华
出版发行：人民卫生出版社（中继线 010-59780011）
地　　址：北京市朝阳区潘家园南里 19 号
邮　　编：100021
E - mail：pmph @ pmph.com
购书热线：010-59787592　010-59787584　010-65264830
印　　刷：北京印刷集团有限责任公司
经　　销：新华书店
开　　本：787×1092　1/16　印张：20
字　　数：462 千字
版　　次：2025 年 7 月第 1 版
印　　次：2025 年 7 月第 1 次印刷
标准书号：ISBN 978-7-117-37937-3
定　　价：45.00 元

打击盗版举报电话：010-59787491　E-mail：WQ @ pmph.com
质量问题联系电话：010-59787234　E-mail：zhiliang @ pmph.com
数字融合服务电话：4001118166　E-mail：zengzhi @ pmph.com

诊断学是由基础医学过渡到临床医学十分重要的一门核心课程。正确诊断是正确治疗的基础。为做出正确的临床诊断,医生必须通过系统全面、重点突出的病史采集、体格检查形成初步诊断思路,然后有针对性地进行相关检查和制订合理治疗方案。为了更好地培养医学生临床思维、医学人文素养、服务能力,帮助医学生学好诊断学知识,特编写本书。本书为全国高等职业教育专科临床医学专业规划教材《诊断学》(第9版)的配套教材,是以《诊断学》(第9版)为蓝本,围绕临床医学专科人才培养的基本要求,与国家临床执业助理医师资格考试大纲内容有机衔接,坚持"必需""够用""针对性""实践性"的原则,以掌握基础理论、基本知识和基本技能为重点进行编写。本书适用于医学院校的医学生及基层医务人员,也可为参加执业助理医师资格考试的临床工作者提供参考。

全书由两部分组成。第一部分为实训指导,内容紧扣执业助理医师资格考试内容,采用表格形式,详细介绍了实训的具体操作步骤、复习思考题等,便于教师指导学生训练操作,对培养医学生岗位胜任力起到重要作用。第二部分为学习指导,包括习题及参考答案。习题分为选择题、名词解释和简答题、病史采集4种类型,选择题为A型题和B1型题,第一部分参照临床执业助理医师资格考试增加了心电图判读题、病史采集练习题等;练习题附有参考答案,以帮助学生掌握教材的基本内容。

在此感谢在本书编写过程中付出辛勤工作的全体编写组成员。由于时间和水平所限,本书难免存有疏漏之处,敬请广大师生和读者批评指正。

杜庆伟 许有华

2025年7月

第一部分 | 实训指导

第二部分 | 自测习题

第一部分

实训指导

实训一　体格检查准备

操作步骤	知识要求	素质要求
1. 体格检查前的准备 (1) 医生准备：仪表端庄、着装整洁、举止大方、指甲修短，态度诚恳、和蔼 (2) 环境准备：安静、温暖、光线适宜，必要时用屏风遮挡 (3) 患者准备：体位舒适，能够保护患者隐私 (4) 物品准备：体温计、血压计、手电筒、压舌板、叩诊锤及听诊器等 2. 体格检查中的准备 (1) 尊重、关心、体贴患者，以患者为中心，注重医德修养 (2) 检查者站于患者右侧，手法规范轻柔，暴露充分，避免重复、遗漏，要全面、有序、重点、规范和正确地进行检查 (3) 需要扎实的医学知识，更需要反复的临床实践和丰富的临床经验 (4) 检查过程中积累临床经验，还要与患者交流、沟通，建立良好的医患关系 3. 体格检查后的准备 (1) 检查结束后，应对患者的配合与协作表示感谢 (2) 严格按照规范进行洗手，避免交叉感染 (3) 结果记录规范准确	1. 能说出体格检查的准备工作包括哪些 2. 能叙述体格检查过程中的技巧及有效沟通的方法 3. 能够向患者解释检查结果及临床意义	1. 向患者说明检查方法及检查中应给予的配合 2. 检查过程中双手应温暖，手法轻柔，操作规范 3. 与患者交流、沟通，建立良好的医患关系 4. 应根据病情的变化及时进行复查，有助于了解病情、补充和修正诊断
重要提示：体格检查是医生运用自己的感官和借助于简便的检查工具，客观地了解和评估人体状况的一系列最基本的检查方法		实训物品：白大衣、体温计、血压计、手电筒、压舌板、叩诊锤及听诊器、记录本、手消毒液等

思考题：

1. 体格检查前的准备有哪些？
2. 体格检查时应注意哪些事项？

（许有华）

实训二　全身体格检查顺序及要求

操作步骤	知识要求	素质要求
1. 在温暖、光线充足的房间检查 2. 嘱患者取舒适体位 3. 检查者站于患者右侧，检查前向患者做自我介绍，说明体格检查的原因、目的及要求，便于更好地取得患者的密切配合 4. 全身体格检查的顺序 (1) 一般检查：生命体征（体温、脉搏、呼吸、血压）→发育与	1. 能够全面、有序、重点、规范和正确地检查 2. 能按一定顺序进行检查，并养成按顺序检查的习惯	1. 向患者说明检查方法及检查中应给予的配合 2. 检查时双手应温暖，手法轻柔，操作规范 3. 检查过程中检查者

操作步骤	知识要求	素质要求
体型→营养状态→意识状态→面容→体位→姿势→步态→皮肤→淋巴结 (2)头颈部检查:头发和头皮→头颅→颜面及其器官→颈部血管→甲状腺→气管 (3)胸部检查:胸部的体表标志→胸壁、胸廓与乳房→肺和胸膜(呼吸运动、呼吸频率、呼吸节律)→胸部触诊(胸廓扩张度、语音震颤、胸膜摩擦感)→胸部叩诊(叩诊方法、肺界叩诊、肺下界移动度)→胸部听诊(听诊方法、正常呼吸音、异常呼吸音、啰音、胸膜摩擦音)→心脏视诊(心前区隆起与凹陷、心尖搏动、心前区异常搏动)→心脏触诊(心尖搏动及心前区异常搏动、震颤、心包摩擦感)→心脏叩诊(心界叩诊及左锁骨中线距前正中线距离的测量)→心脏听诊[心脏瓣膜听诊区、听诊顺序、听诊内容(心率、心律、心音、心音改变、额外心音、心脏杂音、心包摩擦音)]→血管检查:脉搏(脉率、脉律)、血管杂音(静脉杂音、动脉杂音)、周围血管征 (4)腹部检查:腹部视诊(腹部的体表标志及分区、腹部外形、腹围、呼吸运动、腹壁静脉、胃肠型和蠕动波)→腹部听诊(肠鸣音、血管杂音)→腹部触诊(腹壁紧张度、压痛及反跳痛、肝脾触诊及测量方法、腹部包块、液波震颤、振水音)→腹部叩诊(腹部叩诊音、肝浊音界、移动性浊音、肋脊角叩击痛、膀胱叩诊) (5)脊柱、四肢与肛门:脊柱检查(脊柱弯曲度、脊柱活动度、脊柱压痛与叩击痛)→四肢、关节检查→直肠指诊 (6)神经系统:神经反射:深反射(跟腱、肱二头肌、肱三头肌、膝反射)、浅反射(腹壁反射)→病理反射(巴宾斯基征)→脑膜刺激征(颈强直、克尼格征、布鲁津斯基征) 5.检查过程中手法应规范轻柔,检查结束应对患者的配合与协作表示感谢,帮助患者穿好衣服 6.检查前后要消毒双手,避免交叉感染 7.记录检查结果 8.告诉患者检查情况,如有异常,提出采取进一步措施的建议	3.能够与患者交流、沟通,建立良好的医患关系	应集中精力,密切观察患者面部表情,及时发现变化 4.应以患者为中心,要关心、体贴、理解患者,要有高度的责任感和良好的医德修养
重要提示:体格检查过程中避免重复和遗漏,避免反复翻动患者,力求建立规范的检查顺序		**实训物品:**白大衣、体温计、血压计、手电筒、压舌板、叩诊锤及听诊器、记录本、手消毒液等

思考题:

1. 简述全身体格检查的顺序。

2. 触诊方法有哪些?

(许有华)

实训三 体温测量

操作步骤	知识要求	素质要求
1. 在温暖、光线充足的房间检查 2. 患者坐位或者仰卧位 3. 检查者站于患者右侧，检查前向患者做自我介绍，说明检查的原因、目的及要求，取得患者配合 4. 选择测量体温的方法 （1）口腔温度 1）部位：水银端平放于舌下热窝（舌系带两侧、左右各一、由舌动脉供血） 2）方法：闭口勿咬，用鼻呼吸 3）时间：5min 4）正常值：36.3~37.2℃ （2）腋温 1）部位：体温计水银端放于腋窝正中 2）方法：擦干汗液，体温计紧贴皮肤，屈臂过胸，夹紧 3）时间：10min 4）正常值：36~37℃ （3）直肠温度 1）体位：侧卧、俯卧、屈膝仰卧，暴露测温部位 2）方法：润滑肛门水银端，插入肛门 3~4cm 3）时间：5min 4）正常值：36.5~37.7℃ 5. 取出体温计，用消毒纱布擦拭 6. 帮助患者穿好衣服，取舒适体位 7. 记录检查结果 8. 告诉患者检查情况，如有异常，提出采取进一步措施的建议	1. 能够叙述体温的正常值 2. 能叙述体温测量的要点 3. 能解释体温异常的临床意义	1. 向患者说明检查方法及检查中应给予的配合 2. 测量口腔温度时密切观察，避免体温计被咬碎、造成损伤 3. 正确指导患者配合检查 4. 测量直肠温度时，要注意保护患者的隐私
重要提示：①测量前，将体温计的汞柱甩到 35℃以下；②让患者休息 30min，移走周围的冷热源	**实训物品：**白大衣、体温计、模拟人、含消毒液纱布、记录本、笔、手消毒液	

思考题：

1. 测量体温方法最常用的是什么？

2. 测量体温的常用方法包括哪些？

3. 何为稽留热？

（许有华）

实训四　脉搏测量

操作步骤	知识要求	素质要求
1. 在温暖、光线充足的房间检查 2. 患者坐位或卧位；手腕伸展，手臂放舒适位置 3. 检查者站于患者右侧，检查前向患者做自我介绍，说明检查的原因、目的及要求，取得患者配合 4. 检查者用三指(示、中、环指)的指端按压在腕关节近桡动脉处，按压力量适中，以能清楚测得脉搏搏动为宜 5. 正常脉搏测量 30s，乘以 2，若发现患者脉搏短绌，应由两名医生同时测量，一人听心率，另一人测脉率，由听心率者发出"起"或"停"口令，计时 1min 6. 帮助患者取舒适体位 7. 记录检查结果 8. 告诉患者检查情况，如有异常，提出采取进一步措施的建议	1. 能说出正常人脉率的正常值 2. 能叙述诊脉搏的方法、注意事项 3. 能解释脉搏异常的临床意义	1. 向患者说明检查方法及检查中应给予的配合 2. 触诊时双手应温暖，手法轻柔，触诊脉搏位置正确 3. 触诊脉搏时，应同时注意脉搏的脉率、节律、紧张度和动脉壁弹性、强弱及波形变化
重要提示：①三指触诊桡动脉；②计时 1min；③汇报脉律整齐、脉率×× 次/min，强弱中等，无异常脉搏		**实训物品：**白大衣、秒表、记录本、笔、手消毒液

思考题：

1. 脉搏测量方法及注意事项有哪些？
2. 测量脉搏可选择哪些部位？
3. 何为交替脉？
4. 何为短绌脉？

（许有华）

实训五　呼吸频率、节律及深度的检查

操作步骤	知识要求	素质要求
1. 在温暖、光线充足的房间检查 2. 嘱患者仰卧位，双上肢自然放于躯干两侧 3. 检查者站于患者右侧，检查前向患者做自我介绍，说明检查的原因、目的及要求，取得患者配合 4. 检查方法 (1) 男性和儿童以腹式呼吸为主；女性以胸式呼吸为主 (2) 充分暴露患者的腹部和胸部，在自然光下，观察腹壁起伏的次数，计时 1min，至少观察 30s (3) 正常人呼吸频率约 12~20 次/min，呼吸频率>20 次/min，称为呼吸过速；呼吸频率 <12 次/min，称为呼吸过缓 5. 帮助患者穿好衣服 6. 记录检查结果	1. 能说出呼吸频率的正常值 2. 能叙述呼吸频率、节律及深度检查方法、注意事项 3. 能解释呼吸频率异常的临床意义	1. 向患者说明检查方法及检查中应给予的配合 2. 检查时注意保护患者隐私及保暖 3. 正确指导患者做呼吸运动

操作步骤	知识要求	素质要求
7. 告诉患者检查情况,如有异常,提出采取进一步措施的建议		
重要提示:①男性是腹式呼吸为主,女性是胸式呼吸为主;②计时 1min;③汇报呼吸频率 12~20 次/min		**实训物品:**白大衣、秒表、记录本、笔、手消毒液

思考题:

1. 正常成人静息状态呼吸频率为多少?

2. 成人呼吸过速的标准是多少?

3. 何为库斯莫尔呼吸,有何临床意义?

4. 何为潮式呼吸,有何临床意义?

(许有华)

实训六　血压测量

操作步骤	知识要求	素质要求
1. 在温暖、光线充足的房间检查 2. 嘱患者仰卧位或坐位 3. 检查者站于患者右侧,检查前向患者做自我介绍,说明检查的原因、目的及要求,取得患者配合 4. 上肢裸露伸直并轻度外展,血压计归于 "0"、肘部、心脏在同一水平,将气袖均匀紧贴皮肤缚于上臂,使其下缘在肘窝以上约 2~3cm,袖带中央位于肱动脉表面。检查者触及肱动脉搏动后,将听诊器体件置于搏动上准备听诊。向袖带内充气,边充气边听诊,待肱动脉搏动声消失,再升高 20~30mmHg(1mmHg=0.133kPa)后,缓慢放气,双眼随汞柱下降,平视汞柱表面,根据听诊结果读出血压值。血压至少应测量 2 次,间隔 1~2min。如收缩压或舒张压 2 次读数相差 5mmHg 以上,应再次测量,以 3 次读数的平均值作为测量结果 5. 协助患者穿好衣服 6. 记录检查结果 7. 告诉患者检查情况,如有异常,提出采取进一步措施的建议	1. 能说出血压的正常值 2. 能叙述血压测量方法、注意事项 3. 能解释血压变动的临床意义 4. 能叙述血压水平的定义和分类	1. 向患者说明检查方法及检查中应给予的配合 2. 向患者解释血压的正常值及测量过程中的注意事项 3. 正确指导患者采用合理的生活方式,提高自我保健能力 4. 测量血压时一定要查看血压计水银柱是否归 "0";不要将听诊器放在袖带里面;袖带松紧要合适,以刚好能插入 1 个手指为宜
重要提示:①血压计归 "0";②袖带绑在肘关节上方 2~3cm,袖管对准肱动脉;③听诊器放在袖带下方;④打气,当听不到肱动脉搏动后,再升高 20~30mmHg;⑤缓慢放气,听到第一个 "咚" 一声此为收缩压,缓慢放气 "咚" 消失了,此为舒张压;⑥同法再测 1 次		**实训物品:**白大衣、血压计、听诊器、记录本、笔、手消毒液

思考题：

1. 测血压时，为什么不能将听诊器置于袖带下方？
2. 成人高血压的诊断标准是多少？
3. 低血压的诊断标准是多少？

（杜庆伟）

实训七　测体重

操作步骤	知识要求	素质要求
1. 在温暖、光线充足的房间检查 2. 嘱患者脱鞋站位，单衣 3. 检查者站于患者右侧，检查前向患者做自我介绍，说明检查的原因、目的及要求，取得患者配合 4. 患者脱鞋，单衣立正姿势站在测试仪踏板上，上臂下垂，足跟并拢，足尖分开约呈60°，躯干自然挺直，头部保持正直，观察体重表的读数，体重为xxkg 体重指数(body mass index, BMI)=体重(kg)/身高的平方(m²) 5. 帮助患者穿好衣服和鞋 6. 记录检查结果 7. 告诉患者检查结果	1. 能够阐述体重指数计算公式 2. 能叙述测体重的方法、注意事项 3. 能解释临床上常见营养状态异常的临床意义	1. 向患者说明检查方法及检查中应给予的配合 2. 正确引导患者注意饮食的时间、频次、方式、规律等 3. 解释体重指数升高对身体的危害，正确引导患者
重要提示：①穿单衣站在体重仪上；②读数xxkg		**实训物品：**白大衣、体重测量仪、记录本、笔、手消毒液

思考题：

1. 如何测量标准体重？
2. 临床上常见营养状态异常的临床意义有哪些？

（杜庆伟）

实训八　皮肤弹性和水肿检查

操作步骤	知识要求	素质要求
1. 在温暖、光线充足的房间检查 2. 嘱患者取坐位或仰卧位 3. 检查者站于患者右侧，检查前向患者做自我介绍，说明检查的原因、目的及要求，取得患者配合 4. 检查方法 (1) 皮肤弹性：检查部位为手背或者上臂内侧皮肤；检查者用拇指和示指将皮肤捏起，松手后正常皮肤皱褶迅速平复，当弹性减退时皱褶平复缓慢，此为皮肤弹性检查	1. 能叙述皮肤弹性和水肿检查方法、注意事项 2. 能解释水肿的病因及临床表现 3. 能够鉴别肾源性水肿与心源性水肿	1. 向患者说明检查方法及检查中应给予的配合 2. 检查时双手应温暖，手法轻柔 3. 认真细心检查、正确判断结果，及时处理

操作步骤	知识要求	素质要求
（2）皮肤水肿：检查部位为小腿内侧；检查者用手指按压小腿内侧皮肤后呈凹陷，观察凹陷是否恢复 5. 帮助患者穿好衣服 6. 记录检查结果 7. 告诉患者检查情况，如有异常，提出采取进一步措施的建议		
重要提示：①弹性：上臂内侧和手背皮肤；②水肿：小腿内侧、足背及踝部		**实训物品：**白大衣、记录本、笔、手消毒液

思考题：

1. 皮肤弹性和水肿检查方法及注意事项有哪些？
2. 如何鉴别肾源性水肿与心源性水肿？

（杜庆伟）

实训九　全身浅表淋巴结检查

操作步骤	知识要求	素质要求
1. 在温暖、光线充足的房间检查 2. 嘱患者取坐位或仰卧位 3. 检查者站于患者右侧，检查前向患者做自我介绍，说明检查的原因、目的及要求，取得患者配合 4. 检查方法及顺序 （1）检查方法：视诊和触诊 1）视诊时不仅要注意局部征象，也要注意全身状态 2）触诊检查用三指（示指、中指、环指）并拢，手指紧贴检查者皮肤，由浅到深进行滑行触诊。当上肢淋巴结检查时，检查者左手托患者左前臂，用右手检查患者左侧；同法检查右侧 （2）检查顺序 1）颈部淋巴结检查顺序：耳前→耳后→枕部→颌下→颏下→颈前→颈后→锁骨上淋巴结（共8群） 2）上肢淋巴结检查顺序：尖群（腋窝顶部）→中央群（内侧）→胸肌群（前群）→肩胛下群（后群）→外侧群（外侧）→滑车上淋巴结（肱二、三头肌之间的间沟内，内上髁上方3~4cm） 3）下肢淋巴结检查顺序：腹股沟水平组→腹股沟垂直组 （3）检查结果：淋巴结的位置、大小、质地、活动度、有无压痛等 5. 协助患者穿好衣服 6. 记录检查结果 7. 告诉患者检查情况，如有异常，提出采取进一步措施的建议	1. 能说出淋巴结分布的位置 2. 能叙述全身淋巴结触诊方法及顺序 3. 能解释淋巴结肿大的病因及表现	1. 向患者说明检查方法及检查中应给予的配合 2. 触诊时双手应温暖，手法轻柔，指甲要修剪避免损伤皮肤 3. 触诊过程中注意保护患者隐私及保暖 4. 触诊过程中要对患者有耐心、细心和责任心
重要提示：①三指触诊（示指、中指、环指）；②淋巴结顺序；③汇报该患者未触及肿大的淋巴结，若触及肿大的淋巴结，要汇报淋巴结的大小、位置、质地、活动度等		**实训物品：**白大衣、记录本、笔、手消毒液

思考题：

1. 头颈浅表淋巴结检查顺序有哪些？
2. 腋窝淋巴结检查顺序有哪些？
3. 浅表局限性淋巴结肿大常见原因有哪些？
4. 浅表全身性淋巴结肿大常见原因有哪些？

（杜庆伟）

实训十　眼部检查

操作步骤	知识要求	素质要求
1. 准备手电筒、小直尺 2. 向患者解释检查目的及需要配合事项 3. 眼球运动　医生置目标物（示指竖立）于患者眼前 30~40cm 处，嘱患者固定头部，眼球随目标方向移动，按照水平向左→左上→左下，再水平向右→右上→右下 6 个方向的顺序进行。注意每做完 1 个方向，医生手指均要求回到原来的位置 4. 观察瞳孔大小及形状 5. 瞳孔对光反射　医生一手持手电筒由外往内直接照射一侧瞳孔并观察其动态反应，如瞳孔立即缩小为直接对光反射存在；如用手隔开双眼而观察对侧瞳孔并见其立即缩小为间接对光反射存在 6. 调节反射　嘱患者注视 1m 以外的目标（示指竖立），然后将手指迅速移近眼球（距眼球约 10cm 处），正常人此时瞳孔缩小 7. 集合反射　嘱患者注视 1m 以外的目标（示指竖立），然后将手指缓慢移近眼球（鼻根处），双侧眼球向内聚合，称为集合反射 8. 记录检查结果 9. 对患者提问给予回答	1. 能叙述眼部检查的内容及方法 2. 能判断检查结果并解释异常体征的临床意义 3. 眼球运动检查时告诉患者头固定，眼球随目标方向移动。检查者将目标物（棉签或手指）置于受检者眼前 30~40cm 处，按照水平向左→左上→左下，再水平向右→右上→右下 6 个方向的顺序进行，每做完 1 个方向，医生手指均要求回到原来的位置	1. 向受检者解释检查目的，尽量取得患者配合才开始检查 2. 翻转眼睑时手法轻柔，以免造成患者痛苦 3. 检查者应集中精力，全神贯注地进行检查，避免重复检查造成患者不适 4. 当进行瞳孔对光反射检查时，切忌手电筒照射患者瞳孔时间过长，避免引起不适 5. 检查中应询问患者有何不适感，并观察患者反应 6. 对不合作或不能很好配合检查者，不能态度粗暴、指责患者。应反复给患者解释并耐心指导配合方法 7. 眼部检查需要在清洁的环境下进行，将检查用品擦洗干净，检查前洗手，对传染性结膜炎的患者，要采取切断传播途径的措施
重要提示：①观察巩膜要在自然光线下进行；②眼压检查和眼底检查应由眼科医生进行		**实训物品：**白大衣、手电筒、直尺、实训报告、笔

思考题：

1. 瞳孔的正常大小是多少？
2. 瞳孔扩大有什么临床意义？
3. 患者昏迷后出现两侧瞳孔不等大，常见于哪些病变？
4. 瞳孔对光反射减弱或消失有什么临床意义？

5. 女，64岁。发现意识不清3小时。查体见双侧瞳孔直径约1mm，闻及刺激性大蒜气味。该患者最可能患有什么疾病？

6. 涉及眼球运动的相关神经名称及其支配的眼外肌有哪些？

（杜庆伟）

实训十一　鼻旁窦检查

操作步骤	知识要求	素质要求
1. 向患者解释检查目的及要求 2. 额窦　医生双手四指固定于患者头部，双手拇指置于眼眶上缘内侧向后、向上按压，询问有无压痛，两侧有无区别 3. 筛窦　医生双手四指固定于患者两侧耳后，双侧拇指分别置于鼻根部与眼内眦之间向后方按压，询问有无压痛，两侧有无区别 4. 上颌窦　患者坐位或仰卧位，医生用四指固定于患者两侧耳后，拇指分别置于左右颧部向后按压，询问患者有无压痛，两侧有无区别 5. 蝶窦　解剖位置较深，不能在体表进行检查 6. 记录检查结果 7. 告诉患者检查结果 8. 接受患者询问	1. 能在体表辨认各鼻旁窦区 2. 能叙述鼻部检查的内容及方法 3. 能判断检查结果并解释异常体征的临床意义 4. 当患鼻窦炎时，可出现鼻塞、流涕、头痛和鼻旁窦压痛	1. 向患者解释检查目的 2. 检查各鼻旁窦时找准部位、手法准确。按压要由轻渐重，询问患者有无疼痛，并观察其面部表情变化，切忌粗暴 3. 检查鼻部时要聚精会神地检查，切忌东张西望 4. 鼻旁窦位于鼻腔周围的颅骨中，轻微病变难以发现，要让患者知道触诊检查的局限性。鼻旁窦病变常用触诊检查，触压时应动作轻柔，细心感觉。当小儿不合作时，应由助手或家属充分固定。对听障人士、言语障碍者应认真倾听陪护者的描述，请其协助

重要提示：①鼻腔深部检查需要用鼻镜才能进行；②当进行鼻旁窦压痛检查时，应边检查边询问有无压痛，不能全部检查完再问

实训物品：白大衣、实训报告、笔

思考题：

1. 能够在体表进行检查的鼻旁窦有哪些？

2. 当患筛窦炎时，按压哪个部位可能出现压痛？

3. 鼻窦炎时的临床表现有哪些？

4. 女，18岁。低热伴鼻塞、头痛10日；按压眼眶上缘内侧，出现压痛。最可能的诊断是什么？

（杜庆伟）

实训十二　颈部检查(一)

操作步骤	知识要求	素质要求
1. 向患者解释检查目的及需要配合事项 2. 帮助患者暴露颈部及肩部,嘱患者头部、颈部处于自然位置,观察颈部外形 3. 检查者双手固定肩部,嘱患者做颈部前屈、后伸、侧弯、旋转,以观察颈部活动度 4. 观察颈动脉有无异常搏动,颈静脉有无怒张 5. 触摸颈部有无包块 6. 患者取坐位或仰卧位,颈部处于自然伸直状态,检查者面对患者,以示指及环指分别置于左右胸锁关节上,将中指置于胸骨上窝气管正中处,观察中指是否位于示指与环指之间正中位置,以判断气管是否居中 7. 记录检查结果 8. 告诉患者检查结果 9. 接受患者咨询并解答	1. 能描述颈部的解剖构成及正常表现 2. 能叙述颈部检查的内容及方法 3. 正常人立位或坐位时,颈静脉常不显露,平卧时可见颈静脉充盈,取 30° 半卧位时充盈水平限于锁骨上缘至下颌角的下 2/3 内。如超过该水平即为颈静脉怒张,见于右心衰竭、缩窄性心包炎、心包积液或上腔静脉阻塞综合征	1. 检查前,检查者应首先使自己的手温暖,然后再进行检查。检查时态度和蔼、亲切,边检查边询问患者有何不适 2. 检查气管时手法轻柔、准确,避免由于重压引起疼痛、咳嗽、憋气 3. 检查气管是否居中时,指导患者颈部处于自然伸直状态,否则会影响结果
重要提示:①观察颈静脉一般多取右侧颈静脉;②颈部外伤、疑有颈椎骨折者禁止行颈部活动度检查,否则损伤脊髓会引起瘫痪		**实训物品**:白大衣、实训报告、直尺、笔

思考题:

1. 在安静状态下发现颈动脉明显搏动,常见于哪些病变?
2. 患者取坐位时颈静脉明显充盈或颈静脉怒张,常见于哪些病变?
3. 是否可以同时触诊两侧颈动脉,为什么?
4. 气管向健侧移位有什么临床意义?
5. 气管向患侧移位有什么临床意义?

（杜庆伟）

实训十三　颈部检查(二)

操作步骤	知识要求	素质要求
甲状腺检查 1. 视诊　检查者站在受检者面前,观察甲状腺的大小及对称性。嘱患者做吞咽动作,若见肿大的甲状腺随患者吞咽而上下移动,则视诊为肿大 2. 触诊 (1) 甲状腺峡部触诊:医生站于患者前面用拇指从胸骨上切迹向上触摸甲状腺峡部,并配合吞咽动作,判断其有无增厚和肿块	1. 能说出甲状腺肿大分三度:不能看出肿大,但能触及者为Ⅰ度;能看到又能触及,但在胸锁乳突肌以内为Ⅱ度;超过胸锁乳突肌外缘为Ⅲ度	1. 检查前,检查者应首先温暖自己的双手,然后再进行检查。检查时应面带微笑,边检查边询问患者有何不适 2. 检查甲状腺时手法轻柔、准确,避免由于

操作步骤	知识要求	素质要求
（2）甲状腺侧叶触诊：受检者头稍前屈,偏向检查侧。①前面触诊法,患者坐位,医生位于患者前面,先检查左叶,以左手拇指施压甲状软骨,将气管推向右侧,右手示、中指在左侧胸锁乳突肌后向前推挤甲状腺左侧叶,拇指在胸锁乳突肌前缘进行触诊,配合吞咽动作,反复检查,即可触及肿大的甲状腺侧叶。换手检查甲状腺右叶。②后面触诊法,医生位于患者后面,以左手示、中指施压甲状软骨,将气管推向右侧,右手拇指在右侧胸锁乳突肌后向前推挤甲状腺右侧叶,而示、中指在胸锁乳突肌前缘进行触诊,配合吞咽动作,反复检查,即可触及肿大的甲状腺侧叶。换手检查甲状腺左叶 3. 听诊　当触到甲状腺肿大时,可用听诊器钟型体件放其上听诊有无血管杂音	2. 能说出甲状腺肿大常见疾病有甲状腺功能亢进症、单纯性甲状腺肿、甲状腺癌、慢性淋巴细胞性甲状腺炎（桥本甲状腺炎）、甲状旁腺腺瘤	重压引起疼痛、咳嗽、憋气,检查甲状腺时耐心地告诉患者做吞咽动作配合检查 3. 不应草率地对异常检查结果做出定论,应根据病史综合考虑,必要时选择有效、适宜的辅助检查
重要提示：甲状腺触诊时动作要轻柔,避免由于重压引起疼痛、咳嗽、憋气等		实训物品：白大衣、听诊器、实训报告、笔

思考题：

1. 触及肿大的甲状腺时,应注意其哪些内容?

2. 甲状腺Ⅱ度肿大如何定义?

3. 当检查典型甲状腺功能亢进症患者时,可能的临床表现有哪些?

4. 甲状腺听诊时,若听到低音调的连续性静脉"嗡鸣"样血管杂音有何临床意义?

（杜庆伟）

实训十四　胸壁、胸廓及肺部视诊检查

操作步骤	知识要求	素质要求
1. 向患者解释检查目的及需要配合事项 2. 在温暖、光线充足的房间进行检查 3. 受检者以坐位为宜,也可仰卧位,帮助受检者脱去上衣,充分暴露胸部 4. 观察胸廓形态及胸部前后径与左右径的比例,判断胸廓类型 5. 观察胸壁有无静脉曲张 6. 用手按压胸壁有无皮下捻发感或握雪感,以判断有无皮下气肿 7. 检查有无胸壁及肋骨压痛 8. 观察肋间隙有无变窄或增宽 9. 观察呼吸运动、呼吸频率、节律及深度　在患者不觉察时观察其胸腹起伏运动情况,即呼吸运动;	1. 能说出胸部的体表标志,包括骨骼标志、自然陷窝和解剖区域、垂直标志 2. 能说出正常人胸廓的形态 3. 能辨别临床常见的异常胸廓并解释其临床意义 4. 能辨别常见的胸壁异常并解释其临床意义 5. 正常人胸廓呈椭圆形。横径与前后径之比为1.5∶1,两侧大致对称。如胸廓前后径增大,与左右径相等	1. 向患者解释检查胸廓的意义 2. 房间温暖,检查者搓手以温暖双手 3. 当检查胸部压痛时,力量应适中,太重会引起患者不适 4. 检查时认真、仔细、专注,不要让患者感到草率。患者情绪起伏或表情变化明显时要及时询问或安慰 5. 检查结束时应及时帮助患者迅速穿好衣服

操作步骤	知识要求	素质要求
呼吸频率（要求计算 1min）；节律（潮式呼吸、间停呼吸、叹息样呼吸）；深度（酸中毒大呼吸、呼吸浅快等） 10. 帮助患者穿好上衣 11. 记录检查结果 12. 接受患者提问并解答 13. 告诉患者检查结果	甚至超过左右径，肋间隙增宽，可判断为桶状胸，主要见于慢性阻塞性肺疾病、严重肺气肿患者	

重要提示：①不能只从 1 个方向、1 个角度观察，注意左右、上下对比，必要时变换体位；②暴露一定要充分，不能仅检查患者叙述不适的部位	**实训物品：**白大衣、软尺、实训报告、笔、医用手表

思考题：

1. 桶状胸有何特点及临床意义？
2. 佝偻病胸的常见临床表现有哪些？
3. 男，14 岁，疑诊为急性白血病，胸壁检查时应注意检查哪些内容？
4. 何为三凹征？有何临床意义？

（杜庆伟）

实训十五　肺部触诊

操作步骤	知识要求	素质要求
1. 向患者解释检查目的及要求 2. 应在安静、温暖、光线充足的房间检查 3. 帮助患者脱去上衣，充分暴露胸部 4. 采取坐位，也可卧位 5. 胸廓扩张度　两手置于胸廓下面的前侧部，左右拇指分别沿两侧肋缘指向剑突，拇指尖在前正中线两侧对称部位，而手掌和伸展的手指置于前侧胸壁；也可将两手掌贴于背部肩胛下区对称部位，两拇指在后正中线相遇，嘱患者做深呼吸运动，比较两手的扩张度是否一致，观察两拇指分开的距离来判断两侧活动度是否对称 6. 语音震颤　检查者将左右手掌的尺侧内缘置于胸壁两侧对称部位，嘱被检查者用同等的强度重复发 "yi" 长音，手可触及声波传到胸壁引起共鸣的振动，以判断语音震颤是否对称，是否有增强及减弱（注意要上下、左右、前后进行比较，要双手交换） 7. 胸膜摩擦感　嘱受检者反复深慢呼吸，检查者在胸廓的下前侧部触诊有无胸膜摩擦感。	1. 能准确辨认胸骨角及肋间隙 2. 能说出肺部触诊的内容 3. 能熟练检查胸廓扩张度 4. 能说出一侧胸廓扩张度受限的临床意义 5. 能熟练检查语音震颤 6. 能说出语音震颤增强、减弱或消失的临床意义。语音震颤减弱或消失主要见于肺气肿、支气管阻塞、大量胸腔积液或气胸、胸膜增厚、皮下气肿。语音震颤增强见于肺实变（如肺炎）、肺内巨大空腔、压迫性肺不张 7. 能熟练检查胸膜摩擦感，说出胸膜摩擦感的临床意义	1. 告诉患者检查方法以及需要配合的动作。对老年人、小儿要注意保暖，患者如果在语颤等检查时不能配合，不能强求，用其他检查弥补 2. 检查时双手应温暖（天凉时检查患者前，要对搓双手使之温暖后再检查）。手法应轻柔，以免引起肌肉紧张，影响检查效果 3. 触诊时应手脑并用，边检查边思索。应注意病变的部位、特点、毗邻关系，以明确病变的性质和来源 4. 触诊检查结果应与其他检查结合起来综合判断，不要草率下定论，必要时选择胸部 X 线检查及 CT 检查

操作步骤	知识要求	素质要求
注意屏住呼吸,此感觉是否消失		
8. 帮助患者穿衣		
9. 接受患者提问并耐心解答		
重要提示:检查语音震颤时,每一个部位不要只用一侧手掌尺侧检查,一定要交叉变换双手对比检查,避免双手敏感度差异引起误差	**实训物品:**白大衣、实训报告、笔	

思考题:

1. 一侧胸廓扩张度减弱的临床意义有哪些?

2. 病理情况下,影响语音震颤强度的主要因素有哪些?

3. 大叶性肺炎实变期语音震颤有何变化?

4. 肺气肿患者语音震颤有何变化?

5. 触及胸膜摩擦感的临床意义有哪些?

(杜庆伟)

实训十六　肺部叩诊

操作步骤	知识要求	素质要求
1~3 步同肺部触诊	1. 能说出肺部叩诊的内容	1. 肺部叩诊是一项物理检查基本功,叩诊时每次叩击时应聚精会神地听,及时判断声音的变化,避免遗漏体征。同时叩诊一定要全面,每一个肋间隙均要叩诊,要上下左右对比叩诊
4. 患者取坐位或卧位,两臂垂放	2. 能准确辨别清音、过清音、鼓音、浊音、实音的区别	
5. 用间接叩诊法自患者肺尖开始叩诊,自上而下,由内向外,两侧对比,逐个肋间隙进行叩诊(先前胸、侧胸,再后背进行叩诊)。辨别叩诊音,判断肺部有无异常	3. 能叩出肺上界、肺下界	
6. 肺上界(肺尖宽度)　医生站在患者的后外侧,将右手中指放在斜方肌前缘中点开始向外叩,直至由清音变为浊音,标记该点,然后再从上述中点向内(颈部方向)叩,直至清音变为浊音,再标记该点,测量两标记点之间的宽度,即为肺尖宽度	4. 能准确叩出肺下界移动度	
7. 肺下界　沿右锁骨中线叩诊,清音变浊音为肝上界,浊音变实音为肺下界;左右腋中线及肩胛线自上而下叩诊,由清音变为浊音即为下界,并做好标记	5. 能说出肺上界的宽度。正常值为 4~6cm,右侧稍窄	2. 环境应安静,以免影响叩诊音的判断,叩诊时应注意对称部位的比较与鉴别
8. 肺下界移动度　先在患者平静呼吸时,在肩胛线上各叩出肺下界,扳指在原位不动,用笔标记;然后嘱患者做深吸气后,屏住呼吸片刻立即向下迅速叩出下降的肺下界,用笔标记;当患者恢复平静呼吸后,再嘱其深呼气后屏住呼吸,重新由上向下叩出上升的肺下界并标记。深吸气至深呼气时 2 个标记间的距离,即肺下界移动度	6. 能说出肺下界的正常位置。正常人两侧肺下界大致相同,平静呼吸时位于锁骨中线第 6 肋间隙,腋中线第 8 肋间隙,肩胛线第 10 肋间隙	3. 对卧床患者、年老体弱者或小儿,叩诊的难度增加,因此,要主动帮助患者变化体位,变换体位时要缓慢,搬动要轻柔,避免多次重复叩诊,尽量减少暴露胸部时间。危重患者应先抢救患者,病情稳定后再补充叩诊内容
9. 帮助患者穿好衣服	7. 能说出肺下界移动度的正常范围。正常值为 6~8cm	
10. 记录检查结果	8. 能说出肺下界移动度减小的临床意义	
11. 接受患者提问并解答		

操作步骤	知识要求	素质要求
重要提示:叩诊时板指应平贴于肋间隙,并与肋骨平行,叩击力量均匀,轻重适宜,每次叩击2~3下,主要由腕关节的运动来实现		**实训物品**:白大衣、直尺、实训报告、笔

思考题:

1. 正常人胸部叩诊可出现的叩诊音有哪些?

2. 肺上界叩诊正常值是多少?肺上界变窄的临床意义是什么?

3. 肺下界的正常范围在何位置?

4. 肺下界移动度的正常范围是多少?肺下界移动度减小的临床意义有哪些?

5. 男,20岁。搬重物时突然出现右侧胸痛、呼吸困难。体格检查:气促,气管左偏,右侧呼吸音消失。该患者最可能的诊断是什么?叩诊病变部位为什么音?

（杜庆伟）

实训十七　肺部听诊

操作步骤	知识要求	素质要求
1. 向患者解释检查目的及要求 2. 应在安静、温暖的房间检查 3. 采取坐位或仰卧位,帮助受检者脱去上衣,充分暴露胸部。嘱其微张口均匀呼吸 4. 听诊一般由肺尖开始,自上而下分别在前胸部、侧胸部和背部听诊(要上下、左右对称部位进行对比听诊)。听诊呼吸音及有无附加音 5. 呼吸音 (1) 支气管呼吸音:正常只在喉部,胸骨上窝,背部第6、7颈椎及第1、2胸椎附近可听到,类似"哈"音 (2) 肺泡呼吸音:除支气管呼吸音及支气管肺泡呼吸音分布区域外,均可听到肺泡呼吸音,类似"夫"音 (3) 支气管肺泡呼吸音:正常只在胸骨角两侧第1、2肋间隙,肩胛间区的第3、4胸椎水平及肺尖前后听到 6. 啰音　干啰音持续时间较长,音调较高,强度、性质、部位和数量均易改变,常见于支气管哮喘、慢性阻塞性肺疾病和心源性哮喘;湿啰音断续而短暂,一次连续多个出现,性质和部位易变性小,常见于肺炎、肺结核、肺淤血及急性肺水肿等 7. 语音共振　被检查者用一般的声音强度重复发"yi"长音。检查者用听诊器在胸壁进行听诊(注意左右对比) 8. 嘱受检者深呼吸,在前下侧胸壁听诊以检查有无胸膜摩擦音 9. 帮助患者穿好衣服 10. 记录检查结果 11. 接受患者提问并解答	1. 能说出肺部听诊的内容,正常呼吸音、异常呼吸音、啰音、语音共振、胸膜摩擦音 2. 能准确辨别正常呼吸音、异常呼吸音、啰音 3. 能说出异常呼吸音、啰音的临床意义 4. 能说出语音共振的临床意义 5. 能说出胸膜摩擦音的临床意义	1. 检查中要注意以患者为中心,集中精力,全神贯注地对其进行检查 2. 检查过程中,应注意避免交叉感染,检查前检查者应洗手 3. 听诊过程中,应注意左、右及相邻部位等的对照检查。听诊环境要安静,避免干扰,要温暖、避风,听诊器的胸件在使用前应保持温暖,避免因寒冷引起的肌肉震颤而影响听诊 4. 检查结束应对患者的良好配合表示感谢 5. 肺部听诊能力需要在不断实践中提高,尤其是辨别细小音、胸膜摩擦音等,要在临床工作中多听诊肺部(除异常音外,正常人也应多听),多向有经验的医生请教。同时听诊一定要全面、多部位。这样才能及时发现异常征象

操作步骤	知识要求	素质要求
重要提示：①切忌隔着衣服听诊，听诊器体件应直接接触皮肤以获取确切的听诊结果；②听诊时1个部位最好听2个以上呼吸时相		实训物品：白大衣、听诊器、心肺听诊仿真电子标准化病人、实训报告、笔

思考题：

1. 正常支气管肺泡呼吸音的听诊部位在什么位置？
2. 肺泡呼吸音的听诊特点有哪些？
3. 粗糙性呼吸音的发生机制及临床意义有哪些？
4. 干啰音的听诊特点及临床意义有哪些？
5. 湿啰音的听诊特点及临床意义有哪些？
6. 胸腔积液患者听诊常见于哪些体征？

（杜庆伟）

实训十八　心脏视诊

操作步骤	知识要求	素质要求
1. 向患者解释检查目的及要求 2. 应在温暖、光线适宜的房间检查 3. 帮助受检者脱上衣，充分暴露前胸部 4. 受检者取仰卧位，检查者站在患者右侧 5. 检查者弯腰下蹲侧视（视线与胸部同一水平），看心前区有无隆起及异常搏动，观察心前区是否隆起 6. 取坐位俯视，观察心尖搏动位置、心尖搏动强度、范围 7. 观察有无负性心尖搏动 8. 观察心前区有无异常搏动（剑突下搏动等） 9. 帮助患者穿好衣服 10. 记录检查结果 11. 回答患者咨询，对视诊异常者应向其提出进一步检查的建议	1. 能描述心脏视诊的内容 2. 能说出正常的心尖搏动位置、范围（心尖搏动位于第5肋间，左锁骨中线内0.5~1.0cm处，搏动范围2.0~2.5cm直径） 3. 能说出心尖搏动移位的临床意义 4. 能说出负性心尖搏动的临床意义（心脏收缩时，心尖搏动内陷者称负性心尖搏动，见于粘连性心包炎） 5. 能说出剑突下搏动的临床意义	1. 心脏视诊虽然简单，但要认真去做，视诊时要聚精会神 2. 胸部暴露时间不宜太长，检查中应主动给患者保暖，如主动用被子盖好患者腹部，检查时应不时询问患者有何不适，并帮助解决 3. 检查结束时主动帮助患者穿衣，耐心解答其提出的问题 4. 即使是高年资有丰富临床经验的医生，视诊时也不能粗心大意、走过场，应将视诊作为发现病症的最简单也是最方便的手段
重要提示：当观察心前区异常搏动和隆起时，两眼与患者胸廓同高，双眼视线应与心尖区呈切线位置，否则不易观察到		实训物品：白大衣、直尺、实训报告、笔

思考题：

1. 心前区膨隆常见于什么疾病？

2. 当右心室增大时，心尖搏动有何变化？

3. 当左心室增大时，心尖搏动有何变化？

（杜庆伟）

实训十九　心脏触诊

操作步骤	知识要求	素质要求
1. 向患者解释检查目的及要求 2. 应在安静、温暖、光线适宜的房间检查 3. 帮助患者脱上衣，充分暴露前胸部 4. 心尖搏动　右手全手掌置于心前区→示指、中指指腹触诊心尖搏动最强点 5. 心前区搏动和震颤　右手全手掌置于心前区→手掌尺侧（小鱼际）"心尖部→肺动脉瓣区→主动脉瓣区→主动脉瓣第二听诊区→三尖瓣区"的顺序进行触诊 6. 心包摩擦感　右手手掌尺侧（小鱼际肌）胸骨左缘第3、4肋间处易触到，收缩期和舒张期均可触及，收缩期更易触及，坐位前倾或深呼气末明显。嘱受检者屏气，检查心包摩擦感有无变化 7. 帮助患者穿好衣服 8. 记录检查结果 9. 接受患者提问并解答	1. 能描述心脏触诊的内容 2. 能说出震颤出现的临床意义。震颤是手指感到的细小震动，是器质性心血管病的特征性体征，有震颤可肯定心脏有器质性病变 3. 能说出心包摩擦感的临床意义 4. 能说出心包摩擦感与胸膜摩擦感的鉴别要点 5. 能说出心脏触诊的方法	1. 检查前要向患者讲明触诊的目的，消除其紧张情绪，取得其配合 2. 寒冷季节触诊前应搓手使之温暖，手法应轻柔 3. 心包摩擦感多呈收缩期和舒张期双相的粗糙摩擦感，但以收缩期明显 4. 心包摩擦感的检查部位是心前区，或胸骨左缘第3、4肋间 5. 心脏触诊检查时，先用右手全手掌开始检查，然后逐渐缩小到用手掌尺侧小鱼际或示指、中指和环指指腹触诊
重要提示：①发现震颤后应首先确定部位及来源；②触诊心脏时要结合视诊，两者能起到互补效果		**实训物品**：白大衣、直尺、实训报告、笔

思考题：

1. 心尖搏动最强点在第4肋间锁骨中线外，考虑什么情况？

2. 心尖区抬举性搏动见于什么病？

3. 如何辨别收缩期震颤和舒张期震颤？

4. 心前区触到舒张期震颤即肯定有器质性心脏病，是否正确？

5. 心尖搏动增强见于哪些情况？

6. 心前区触及震颤的常见临床意义有哪些？

7. 胸骨左缘第3~4肋间触及收缩期和舒张期双相粗糙摩擦感有何临床意义？

8. 心包摩擦感的触诊部位在什么位置？

（杜庆伟）

实训二十　心脏叩诊

操作步骤	知识要求	素质要求
1. 准备直尺、笔 2. 向患者解释检查目的及过程 3. 应在安静、温暖、光线充足的房间检查 4. 帮助患者脱上衣，充分暴露前胸部 5. 受检者采取仰卧位或坐位，卧位时检查者站在其右侧 6. 采用间接叩诊法叩诊心脏相对浊音界。叩诊顺序：先叩左界，后叩右界，应自下而上，由外向内进行 7. 叩诊心脏左界在心尖搏动外 2~3cm 处开始，由外向内叩诊。当叩诊音从清音变浊音时用笔标记。同法逐个肋间向上叩诊，直至第 2 肋间 8. 心右界叩诊先叩出肝上界，然后于上一肋间开始，从右锁骨中线处由外向内叩诊，清音变浊音时用笔标记，逐一肋间向上叩诊，直至第 2 肋间 9. 对各肋间叩得的浊音界均做出标记后，测量其与胸骨中线间的垂直距离 10. 测量左锁骨中线到前正中线距离 11. 帮助患者穿好衣服 12. 记录检查结果 13. 接受患者提问并解答	1. 能说出心脏叩诊的内容 2. 能说出心脏相对浊音界及心脏绝对浊音界的区别及临床意义 3. 能说出心脏叩诊的顺序先叩左界，后叩右界，应自下而上，由外向内进行 4. 能说出正常心脏相对浊音界的范围 5. 能说出心浊音界改变的临床意义 6. 当左心室增大时，心左界向左下扩大，心腰部加深，心浊音界呈靴形，见于高血压心脏病及主动脉瓣关闭不全。当右心室显著增大时，心相对浊音界向左右扩大，见于肺源性心脏病（肺心病）及二尖瓣狭窄。双心室增大，心浊音界向左右两侧扩大，且左界向左下扩大，见于扩张型心肌病、全心衰竭等	1. 应以患者为中心，体贴患者，在检查过程中，应注意避免交叉感染，检查前应先洗手 2. 检查者应仪表端庄，举止大方，态度和蔼，精神集中 3. 检查时光线应适当，室内应温暖，环境应安静，以免影响叩诊音的判断 4. 心浊音界叩诊应按一定顺序进行。应先左后右、自下而上、由外向内，按顺序进行 5. 检查结束应对患者的良好配合表示感谢，并帮助其穿衣
重要提示：①当受检者平卧位时，检查者以左手中指做叩诊板指，板指与肋间平行放置，当受检者取坐位时，板指可与肋间垂直；②叩诊心脏相对浊音界时，应采取轻叩的方法，不能重叩，否则影响检查结果；③叩诊一般一次只叩击 2~3 下，未听清楚时，可停顿片刻后再叩击 2~3 下		**实训物品：**白大衣、直尺、实训报告、笔

思考题：

1. 心脏叩诊的正确顺序是什么？

2. 什么叫梨形心？提示什么病变？

3. 什么叫靴形心？提示什么病变？

4. 疑为心包积液时心脏叩诊时注意事项有哪些？

（杜庆伟）

实训二十一　心脏听诊

操作步骤	知识要求	素质要求
1. 准备听诊器 2. 向患者解释检查目的及要求 3. 在安静、温暖、光线适宜的房间检查 4. 帮助患者脱去上衣，充分暴露前胸部 5. 患者取仰卧位或坐位 6. 心脏听诊先将听诊器体件置于心尖搏动最强的部位。按照下列顺序听诊：二尖瓣听诊区→肺动脉瓣听诊区→主动脉瓣听诊区→主动脉瓣第二听诊区→三尖瓣听诊区 7. 听诊心率、心律、心音、额外心音、心脏杂音 8. 在胸骨左缘3、4肋间听诊有无心包摩擦音 9. 帮助患者穿好衣服 10. 记录检查结果 11. 接受患者提问并解答 12. 对听诊异常者应向患者提出进一步检查的建议	1. 能正确指出传统的5个听诊区位置 2. 能说出心脏听诊的内容 3. 能说出心率正常范围及增快、减慢的临床意义。正常人心率60~100次/min 4. 能鉴别第一心音、第二心音 5. 能说出心音改变的临床意义 6. 能说出杂音产生的机制、杂音的特性、听诊要点及临床意义 7. 能说出收缩期杂音的分级 8. 能说出心包摩擦音的临床意义 9. 4个瓣膜5个听诊区位置 （1）二尖瓣听诊区：心尖搏动最强点 （2）肺动脉瓣听诊区：胸骨左缘第2肋间 （3）主动脉瓣听诊区：胸骨右缘第2肋间 （4）主动脉瓣第二听诊区：胸骨左缘第3、4肋间 （5）三尖瓣听诊区：胸骨体下端左缘，即胸骨左缘第4、5肋间	1. 听诊环境要安静，避免干扰，听诊器体件要先使之温暖，再放在患者心前区，避风保暖，以免患者由于肌束震颤而出现附加音 2. 切忌隔着衣服听诊，听诊器体件直接接触皮肤以获取确切的听诊结果，听诊时间不能太短 3. 听诊器钟型体件适用于听取低调声音，如二尖瓣狭窄的杂音，使用时应轻触患者体表。膜型体件适用于听取高调声音，如主动脉瓣关闭不全的杂音，使用时应紧贴患者体表 4. 听诊时注意力要集中，听心音时要排除呼吸音的干扰，必要时嘱患者短时屏住呼吸配合听诊 5. 注意给患者保暖，胸部暴露时间不能太长，以免患者受寒
重要提示：①对疑有二尖瓣狭窄者，应嘱患者取左侧卧位听诊，疑有主动脉瓣关闭不全者宜取坐位且上半身前倾听诊；②心尖部听诊不要少于1min。③注意主动脉瓣第二音（aortic second heart sound，A_2）与肺动脉瓣第二音（pulmonary second heart sound，P_2）的强度比较，心音分裂与呼吸的关系		**实训物品：**白大衣、听诊器、医用手表、心肺听诊仿真电子标准化病人、实训报告、笔

思考题：

1. 主动脉瓣区听到收缩中期喷射样杂音，常提示心脏何种病变？
2. 风湿性心脏病二尖瓣狭窄患者在心尖部听诊会听到哪些变化？
3. 胸骨左缘第2肋间听到连续性杂音常见于何种疾病？
4. 心尖部听诊时听到舒张期杂音时应注意什么？
5. 当二尖瓣关闭不全时，心尖部可听到何种杂音？向什么方向进行传导？

6. 典型的主动脉瓣关闭不全，在主动脉瓣区或主动脉瓣第二听诊区可听到什么？

7. 当严重主动脉瓣关闭不全时，心脏听诊在什么部位可听到何种杂音？描述听到的杂音。

8. 如果心尖部听到舒张期杂音，还要注意什么？

9. 在心脏听诊时心律绝对不规则、心音强弱不等有何临床意义？

10. 心包摩擦音和胸膜摩擦音听诊如何鉴别？

（杜庆伟）

实训二十二　血管检查

操作步骤	知识要求	素质要求
1. 向患者解释检查目的及要求 2. 应在安静、温暖、光线适宜的房间检查 3. 脉搏检查　可用于浅表动脉如股动脉、桡动脉、肱动脉、足背动脉，临床上常检查桡动脉。检查者用手触诊脉率及节律、紧张度、脉搏强弱及脉搏波形（水冲脉、交替脉、奇脉、脉搏消失） 4. 周围血管征检查 （1）动脉枪击音：将听诊器胸件置于肱动脉或股动脉处可听到"da da"声，见于脉压增大时，如主动脉瓣关闭不全、甲状腺功能亢进症、严重贫血等 （2）杜氏双重杂音：将听诊器胸件置于股动脉或肱动脉处，稍加压力，可听到收缩期及舒张期双重杂音，呈吹风样，不连续，见于脉压增大时，如主动脉瓣关闭不全、甲状腺功能亢进症、严重贫血等 （3）水冲脉：检查者握紧被检查者手腕掌面，示指、中指、环指指腹触于桡动脉上，遂将其前臂高举超过头部，有水冲脉者可使检查者明显感知犹如水冲的脉搏 （4）毛细血管搏动：让患者手指稍屈曲，医生用手指轻压患者指甲床末端，或以1个清洁玻片轻压其唇黏膜，可见到红、白交替的节律性微血管搏动即为毛细血管搏动，见于脉压增大时，如主动脉瓣关闭不全、甲状腺功能亢进症、严重贫血等 5. 记录检查结果 6. 接受患者提问并解答	1. 能描述血管检查的内容 2. 脉率及节律　计算每分钟脉搏次数，同时注意有无脉搏短绌（脉率小于心率）；注意节律是否整齐，如心房颤动和期前收缩 3. 脉搏紧张度　用触诊脉搏近心端的手指压迫血管，直到在动脉远心端的手指触不到脉搏，当时所用的压力大小，即表示脉搏的紧张度，它决定于动脉收缩压的高度 4. 水冲脉　医生用右手握住患者的手腕掌面，然后再将患者前臂抬高过头，感觉患者脉搏起落情况，如能明显感到患者的脉搏骤起骤落，即为水冲脉，见于脉压增大时，如主动脉瓣关闭不全、甲状腺功能亢进症、严重贫血等 5. 交替脉　节律正常而脉搏交替出现一强一弱，表示心肌严重受损 6. 奇脉　吸气时脉搏明显减弱或消失，见于心包疾病	1. 检查前要向患者讲明触诊的目的，消除患者的紧张情绪，取得患者的配合 2. 寒冷季节触诊前应搓手使之温暖，手法应轻柔 3. 在检查过程中，应关注患者表情及感受 4. 在检查的同时进行健康知识宣传，教育患者合理安排饮食，注意劳逸结合
重要提示： 周围血管征检查要认真仔细，将各项检查结果综合分析		**实训物品：** 白大衣、听诊器、实训报告、笔

思考题：

1. 当主动脉瓣关闭不全时，周围血管检查有何异常？
2. 有水冲脉者应考虑哪些疾病？
3. 脉搏消失常见于哪些疾病？
4. 什么是脉搏短绌？
5. 水冲脉的特点及临床意义如何？
6. 什么是奇脉？见于哪些情况？
7. 毛细血管搏动主要见于哪些疾病？

（杜庆伟）

实训二十三　腹部视诊

操作步骤	知识要求	素质要求
1. 向患者解释腹部视诊的目的及要求，以取得配合 2. 在温暖、光线充足的房间检查 3. 帮助患者充分暴露腹部 4. 检查者站患者右侧，观察腹部外形、脐部及周围皮肤颜色、呼吸运动、腹壁静脉、胃肠型及蠕动波、皮疹、疝、腹纹及上腹部有无搏动 5. 腹部外形　腹部是否对称，平坦或是膨隆、凹陷 6. 呼吸运动　注意是否受限或消失 7. 腹壁静脉曲张及血流方向检查　有腹壁静脉曲张时，用右手示指与中指并拢，紧压无分支的曲张静脉，然后两手指沿静脉向不同方向推移一定距离，使两指间静脉排空，抬起一指，另一指仍紧压静脉，观察被排空的静脉是否迅速充盈以判断曲张静脉血流方向 8. 胃蠕动波及肠型　注意观察有无蠕动波及其蠕动方向 9. 腹壁皮肤　注意有无皮疹、色素沉着、条纹、瘢痕、疝（脐疝、白线疝、切口疝、股疝、腹股沟斜疝） 10. 腹围测量　排尿后平卧，软尺经腹绕脐1周。在同样条件下进行动态测量，主要用于观察腹水量的变化 11. 帮助患者穿好衣服或遮盖好腹部 12. 记录检查结果 13. 接受患者提问并解答	1. 能辨认腹部体表标志及进行腹部分区 2. 能叙述腹部视诊的内容及正常表现 3. 能解释腹部视诊异常体征的临床意义 4. 健康成人平卧时，前腹壁大致处于肋缘至耻骨联合平面或略低，记录为腹部平坦。明显高于上述水平，称为腹部膨隆，见于腹水、腹内积气、妊娠及腹腔内肿瘤。明显低于上述水平称为腹部凹陷，见于消瘦及脱水 5. 腹壁静脉曲张 （1）门静脉高压症：曲张静脉以脐为中心向四周放射状 （2）上腔静脉梗阻：曲张静脉与腹正中线平行，血流方向向下 （3）下腔静脉梗阻：曲张静脉与腹正中线平行，血流方向向上	1. 应耐心向患者解释，语气和蔼。让患者充分暴露腹部，避免遗漏阳性体征。但暴露时间不宜太长，以免腹部受寒引起不适 2. 对有腹部明显膨隆者（如大量腹水患者）应有同情心，不能嘲笑、讥讽，要安慰患者 3. 告知被检查者两下肢屈曲 4. 注意蹲下来两眼视线与腹壁同高进行视诊 5. 检查结束时应主动帮助患者穿衣或遮盖腹部
重要提示：腹部视诊先俯视后侧视；一般自上而下视诊，为了查出细小隆起或蠕动波，视诊者的眼睛视线应降低至腹平面，自侧面呈切线方向观察		**实训物品：**白大衣、实训报告、笔

思考题：

1. 全腹膨隆的常见疾病有哪些？

2. 蛙腹的临床意义是什么？

3. 全腹凹陷的常见疾病有哪些？

4. 什么是胃肠型及蠕动波？有何临床意义？

5. 舟状腹临床意义是什么？

6. 当门静脉高压症时，腹部腹壁静脉曲张特点是什么？

（杜庆伟）

实训二十四　腹部触诊

操作步骤	知识要求	素质要求
1. 向患者解释腹部触诊的目的及必要性，取得合作 2. 在温暖、光线充足的房间检查 3. 帮助患者解开衣服充分暴露腹部，仰卧于床上，头垫低枕，双腿屈膝稍分开 4. 检查者站于患者右侧，右手平放于患者腹部，感受腹肌紧张度，同时让患者适应片刻，然后进行浅部触诊 5. 腹壁紧张度　一般先从左下腹开始，逆时针方向进行触诊，最后检查病痛部位。先将右手整个手掌放于受检者腹壁上，让受检者适应片刻，此时可感受受检者腹壁紧张程度，然后以轻柔动作开始触诊，检查完1个区域后，手应抬起并离开腹壁，再以上述手法检查下个区域 6. 压痛及反跳痛　采用深压触诊法检查 （1）压痛检查：以1个或2~3个手指逐渐按压腹部，细致触摸腹部深部病变部位，以明确压痛的局限部位 （2）反跳痛检查：当医生用手触诊腹部出现压痛后手指可于原处稍停片刻，使压痛感觉趋于稳定，然后迅速将手抬起，并询问患者是否感觉疼痛加重或观察面部是否出现痛苦表情或呻吟，若出现称为反跳痛 7. 腹部包块　采用深部滑行触诊法检查，注意检查肿块的部位、大小、表面状态、硬度、压痛、运动度、边缘状态、搏动及与邻近器官的关系 8. 帮助患者穿好衣服或遮盖腹部 9. 记录检查结果 10. 接受患者提问并解答	1. 能叙述腹部触诊的方法及注意事项 2. 能说出腹部各脏器的分布 3. 能叙述腹部触诊的内容及正常表现 4. 能解释腹部触诊异常体征的临床意义 5. 能说出腹壁紧张度检查顺序　一般先从左下腹开始，逆时针方向进行触诊，最后检查病痛部位 6. 麦氏点（McBurney point）压痛是阑尾炎的典型特征，位于右髂前上棘与脐部所连直线的外1/3与内2/3交界处。腹部有压痛提示炎症病变累及腹膜脏层，有反跳痛提示炎症累及腹膜壁层	1. 向患者解释清楚，请患者平静腹式呼吸使腹肌松弛 2. 检查者手应温暖，以免引起腹肌紧张，影响检查结果。在检查过程中应随时观察患者表情，询问其有何不适。认真听取患者述说 3. 触诊手法轻柔，避免加重患者的痛苦，耐心告诉患者如何呼吸配合触诊检查 4. 要先从左下腹开始，每次触诊完1个区域后手应离开腹壁 5. 注意浅触诊和深触诊顺序
重要提示：①当触诊下腹部时应嘱患者排尿，以免将充盈后的膀胱误认为腹腔包块；②以腹痛就诊者，要先触诊无疼痛部位，最后触诊腹痛部位		**实训物品：**白大衣、腹部触诊模拟人、实训报告、笔

思考题：

1. 腹壁紧张度如何判断？
2. 什么是板状腹？有什么临床意义？
3. 体检腹部出现肌紧张与反跳痛的临床意义是什么？
4. 触诊揉面（柔韧）感有什么临床意义？
5. 右下腹出现压痛、反跳痛，最可能的诊断是什么？
6. 触诊腹部包块应采取哪种触诊法？
7. 如果触到腹部肿块，应注意触诊包块的哪些特性？
8. 正常人可能触到的包块有哪些？
9. 触到包块后，如何形象化地描述肿瘤的大小？
10. 在腹中线附近触到明显的膨胀性搏动，应考虑哪些疾病？
11. 炎症性包块和肿瘤性包块在腹部触诊时有什么区别？
12. 如果触到腹部肿块形态不规则，表面凸凹不平且坚硬者，应多考虑哪些疾病？
13. 位于右下腹的包块，压痛明显，常见什么疾病？
14. 腹膜炎典型三联体征是什么？
15. 腹部浅部触诊法，触诊可触及的深度是多少？
16. 出现板状腹临床意义是什么？

（杜庆伟）

实训二十五　肝脏触诊

操作步骤	知识要求	素质要求
1. 向患者解释触诊肝脏的目的及配合要求 2. 安置患者于温暖、光线充足的房间 3. 患者取仰卧位，双腿屈膝稍分开，两上肢平放于躯干两侧 4. 检查者站于患者右侧，右手平放于受检者右侧腹壁上，手指并拢，示指与中指的指端指向肋缘或示指的桡侧缘对着肋缘 5. 嘱受检者行缓慢而自然的腹式深呼吸，触诊手指在患者呼气时主动下按（手指应在腹壁下陷前提前下压），吸气腹壁膨隆时，触诊手指被动上抬（但仍紧贴腹壁，手指上抬的速度一定要落后于腹壁的抬起速度），以手指向上迎触下移的肝缘 6. 在右锁骨中线及前正中线上，分别记录肝下缘至右肋下及剑突下的距离，以 cm 表示 7. 帮助患者穿好衣服或遮盖腹部 8. 记录检查结果 9. 接受患者提问并解答	1. 能叙述肝脏的触诊方法及注意事项 2. 能描述正常人肝脏触诊的结果，并解释肝大的临床意义 3. 能练好触诊肝脏的基本功 4. 如查出肝大，应测量其大小，在自然、平静的呼吸状态下测量（正常人肝脏肋缘下不超过 1cm，剑下不超过 3cm）。同时应判断肝脏的形态、质地、边缘、压痛、搏动等。肝大时，可见于各种肝病如肝炎、肝痛、肝脓肿等。肝下移见于阻塞性肺气肿、右侧大量胸腔积液等	1. 向患者讲解肝脏触诊的配合方法 2. 检查者手应温暖，手法轻柔，避免引起患者不适与痛苦。应知道动作生硬可引起患者精神紧张及腹肌紧张，这种情况下肝脏触诊不可能使患者满意 3. 触诊时应反复询问患者有何不适，并观察其面部反应及表情。让患者感到你很在乎他的感受 4. 正确手法是四指并拢，以指腹触诊，一定要配合患者呼吸来进行触诊，手指不可离开腹壁 5. 肝脏触诊要在右锁骨中线和前正中线两条线上进行触诊

操作步骤	知识要求	素质要求
重要提示：①如未触及肝脏，但右腹部较饱满，应注意肝脏巨大，手指可能一开始即在肝表面，故触不到肝下缘，应从右髂部开始触诊；②腹腔内有大量液体时，可应用冲击触诊法，即用并拢的三手指（示指、中指、环指）垂直在肝缘附近冲击式连续按压数次，待排开腹水后脏器浮起时可触及肝脏；冲击触诊法不宜反复多次使用		**实训物品：**白大衣、腹部触诊模拟人、直尺、实训报告、笔

思考题：

1. 肝脏触诊主要内容有哪些？

2. 如遇到大量腹水患者，触及肝脏不理想时，此时采用的触诊法是什么？

3. 触诊肝表面呈大块状隆起、质硬、有压痛者，可能见于哪种疾病？

4. 触诊肝脏时，如何对肝脏的质地分级？

5. 肝震颤临床意义有哪些？

（朱孟霞）

实训二十六　胆囊触诊

操作步骤	知识要求	素质要求
1. 在温暖、光线充足的房间检查 2. 患者取仰卧位，嘱其两侧膝关节屈曲，使腹壁放松，双上肢自然放于躯干两侧 3. 检查者站于患者右侧，右手沿右腹直肌外缘，自下腹部开始，用深部滑行触诊法逐渐向上触诊达肋弓缘 4. 若触及 1 个张力较高、卵圆形或梨形肿块，应考虑为胆囊肿大 5. 检查胆囊触痛，检查者以左手掌放在受检者的右肋缘部，将拇指放在右腹直肌外缘与肋弓交界处，拇指用力向后上压迫腹壁后，再嘱受检者深吸气，观察有无因疼痛而屏气现象。如有即为墨菲征阳性 6. 帮助患者穿好衣服 7. 记录检查结果 8. 告诉患者检查情况，如有异常，提出采取进一步措施的建议	1. 能说出胆囊正常位置 2. 能叙述胆囊触诊方法、注意事项 3. 能解释胆囊触诊异常体征的临床意义 4. 能说出墨菲征（Murphy sign）的检查方法。该征阳性常提示胆囊有急性炎症。胆囊肿大呈囊性，并有压痛，常见于急性胆囊炎。胆囊肿大呈囊性，但无压痛，常见于壶腹部周围癌。胆囊肿大有实感，常见于胆囊结石或胆囊癌	1. 向患者说明检查方法及检查中应给予的配合 2. 触诊时双手应温暖，手法轻柔，检查墨菲征时若患者有明显触痛，应避免反复触诊 3. 正确指导患者做呼吸动作，触诊的时候一定要嘱患者缓慢深吸气 4. 急性右上腹痛的患者，患者常有恐惧、急躁情绪。检查时要注意安慰患者。检查者应集中精力、密切观察患者面部表情，及时发现变化 5. 检查用的是左手触诊，而非右手
重要提示：①正常时胆囊隐于肝之后不能触及，胆囊肿大时方能触及；②胰头癌压迫胆总管所产生的黄疸患者中，胆囊常显著肿大，但无压痛，称为库瓦西耶征（Courvoisier sign）		**实训物品：**白大衣、腹部触诊模拟人、实训报告、笔

思考题：

1. 墨菲征阳性的临床表现有哪些？

2. 胆囊触诊的正常结果是什么？

3. 墨菲征阳性的临床意义是什么？

4. 黄疸进行性加深患者，当体检时触及肿大的胆囊且有实感，常常提示哪些疾病？

（朱孟霞）

实训二十七　脾脏触诊、液波震颤

操作步骤	知识要求	素质要求
1. 向患者解释操作的目的,取得患者合作 2. 安置患者于温暖、光线充足的房间 3. 患者仰卧位,屈膝使腹壁放松,将上肢放于躯干两侧,充分暴露腹部 4. 检查者站在患者右侧 5. 观察左季肋部有无局部隆起 6. 检查者左手掌置于患者左胸下部第9~11肋处,限制胸廓运动,右手掌平放于脐部,与左肋弓大致呈垂直方向,自脐水平开始配合呼吸,迎触脾尖,直至触到脾缘或左肋缘为止 7. 液波震颤　检查时患者平卧,医生以一手掌面贴于患者一侧腹壁,另一手四指并拢屈曲,用指端叩击对侧腹壁,如有大量液体存在,则贴于腹壁的手掌有被液体波动冲击的感觉。为防止腹壁本身的震动被传至对侧,可让另一人将手掌尺侧缘轻压于脐部正中线上,可阻止之 8. 帮助患者穿好衣服或遮盖好腹部 9. 记录检查结果 10. 告诉患者检查结果。若发现异常,应提出进一步处理的方案供患者选择	1. 叙述脾脏的正常解剖位置 2. 叙述脾脏触诊的方法 3. 能解释脾大的临床意义 4. 能知道当触及脾大时,常以3条线记录其大小:在左锁骨中线上与左肋弓交叉点至脾下缘的距离(以cm表示)为"1"线(甲乙线);此交点与最远脾尖端之间的距离为"2"线(甲丙线);"3"线(丁戊线)是当脾向右肿大,测量脾右缘至正中线的距离,以"+"表示,未超过正中线,测量脾右缘至正中线距离,以"−"表示。同时,脾脏触诊还应注意表面、边缘、硬度、压痛及摩擦感 5. 正常人脾在肋下不能触及。如深吸气时脾在肋下触及,但不超过2cm为轻度肿大,超过2cm至脐水平线以内为中度肿大,超过脐水平或前正中线则为高度肿大 6. 能说出液波震颤检查方法及意义(主要用于检查3 000ml以上腹水)	1. 检查时双手宜温暖,操作手法轻柔,否则腹肌会紧张无法触诊 2. 脾脏高度肿大时应测量3条线,并记录 3. 必要时可用笔在腹壁上描出脾边界线,以便复查比较。描线前应先给患者讲清楚目的,取得患者同意,以免引起患者误会 4. 脾脏触诊用右手去触诊,左手去托,左手托的位置是左腰部第9~11肋 5. 液波震颤检查时左手掌面贴于受检者一侧腹壁,右手四指并拢稍屈曲叩击

重要提示：①脾脏明显肿大而位置又较表浅时,用右手单手稍用力触诊也可触及；②触及脾脏时注意与增大的左肾、肿大的肝左叶等鉴别；③脾大时触诊手法不能太重,切忌粗暴,否则可能引起脾破裂

实训物品：白大衣、腹部触诊模拟人、直尺、实训报告、笔

思考题：

1. 脾大如何分度？

2. 双手触诊脾脏可以用哪些体位？

3. 脾脏高度肿大常见于哪些疾病？

4. 脾脏轻度肿大常见于哪些疾病？

5. 脾脏触诊时哪一种体位更容易触及轻度肿大的脾脏？

6. 脾脏触诊除了平卧位，还有另一种体位，应怎样摆放患者体位？

7. 什么情况下行侧卧位脾脏触诊？

8. 请您描述正常脾脏的位置和大小？

9. 触及脾脏后应注意什么？

10. 液波震颤的临床意义是什么？

11. 正常人腹腔内有液体吗？

12. 常用的检查腹水的方法有哪些？

（朱孟霞）

实训二十八　腹部叩诊

操作步骤	知识要求	素质要求
1. 向患者解释以取得配合 2. 安置患者于安静、温暖的房间 3. 扶患者取伸膝仰卧位，充分暴露腹部 4. 检查者站在患者右侧，用间接叩诊法仔细叩诊全腹，以判断叩诊音 5. 移动性浊音叩诊　患者取仰卧位，医生立于患者右侧，先从脐部开始，顺势在腹水平面向左侧叩诊，直达左侧髂腰肌边缘，当叩诊变为浊音时，则将叩诊板指位置固定（不离开皮肤），嘱患者向右侧卧位，重新叩诊固定之板指，变为鼓音，再向右侧移动叩诊，直达浊音区，叩诊板指固定，嘱患者向左侧翻身做左侧卧位，再叩固定之板指，变为鼓音 6. 沿右锁骨中线、右腋中线和右肩胛下角线由上向下叩向腹部，当清音转为浊音时，为肝上界。由腹部鼓音区沿右锁骨中线或正中线向上叩诊，由鼓音转为浊音处即为肝下界 7. 膀胱检查　视诊耻骨联合上下腹部有无膨隆；右手自脐部向耻骨联合方向触诊下腹部有无饱满感或包块；叩诊自脐部开始，沿腹中线向下叩诊，板指与腹中线垂直，逐渐向耻骨联合方向移动（边叩诊边移动），直至叩诊音由鼓音转为浊音，即可能为充盈膀胱上界。下腹左右两侧依同法叩诊，叩出凸面向上的半圆形浊音区 8. 检查者将左手掌分别平放于患者的肝区及肾区（肋脊角处），右手握空拳用由轻到中等强度的力量叩击左手背判断有无肝区、肾区叩击痛 9. 帮助患者穿好衣服或遮盖好腹部 10. 记录检查结果	1. 能说出腹部叩诊的内容及正常表现 2. 能解释腹部叩诊异常体征的临床意义 3. 能说出移动性浊音的叩诊方法 4. 移动性浊音出现的原理为有腹水时腹中部由于含气肠管在液面浮起，叩呈鼓音，两侧腹部因腹水积聚叩呈浊音。当体位改变时，浊音会移至下面的侧腹部，鼓音移至上面的侧腹部。出现移动性浊音常提示腹水在 1 000ml 以上 5. 大量腹水一定要与巨大卵巢囊肿鉴别。患者仰卧时巨大卵巢囊肿浊音区在腹中部，鼓音区在腹部两侧，并且卵巢囊肿的浊音不呈移动性 6. 肝浊音界消失代之以鼓音，是急性胃肠穿孔的一个重要征象	1. 向患者耐心解释，语气和蔼。保持检查环境安静温暖 2. 间接叩诊时板指应紧贴皮肤，集中精力，注意辨认声音变化 3. 检查肝、肾区叩痛时用力要适当，并询问患者有无疼痛感，尽量减少患者痛苦 4. 移动性浊音叩诊流程：平卧→右侧卧位→左侧卧位→平卧，边检查边口述。动作不要太快 5. 膀胱叩诊时先视诊、再触诊、叩诊，一个都不能少 6. 检查年老体弱的患者时，改变体位时要缓慢、轻柔。叩击力量不宜过大

操作步骤	知识要求	素质要求
重要提示：如腹水量少，用以上方法不能叩出时可让患者取肘膝位，使脐部处于最低部位，由侧腹部向脐部叩诊，如由鼓音转为浊音时，则提示有腹水可能		**实训物品**：白大衣、实训报告、笔

思考题：

1. 体检时如何描述正常成人的肝脏大小标准？

2. 如何鉴别肝大与肝下垂？

3. 肝浊音区消失常见于什么疾病？

4. 肝浊音界上移常见于哪些疾病？

5. 肝浊音界下移常见于哪些疾病？

6. 肝浊音区缩小常见于哪些疾病？

7. 肝脏叩击痛阳性可见于哪些疾病？

8. 腹水与巨大卵巢囊肿如何区别？

9. 移动性浊音阳性临床意义是什么？

10. 叩诊胃泡鼓音区（Traube 区）缩小或消失提示哪些疾病？

11. 一侧肋脊角叩击痛考虑什么疾病？

（朱孟霞）

实训二十九　腹部听诊

操作步骤	知识要求	素质要求
1. 向患者解释腹部听诊的目的及听诊方法，取得合作	1. 能说出腹部听诊的内容及正常表现	1. 向患者解释腹部听诊的目的，语气和蔼
2. 患者取仰卧位，解开衣服，暴露腹部，检查者站在患者右侧	2. 能解释腹部听诊异常体征的临床意义	2. 应将听诊器胸件置于腹壁上，全面地听诊各区，顺序正确，左至右，下至上
3. 戴好听诊器，将听诊器膜型体件置于腹壁上全面听诊各区，尤其注意上腹部、脐部、右下腹及肝、脾各区听诊，认真识别肠鸣音、血管杂音	3. 能说出肠鸣音亢进多见于机械性肠梗阻。肠鸣音消失常见于急性腹膜炎及麻痹性肠梗阻	3. 听诊时注意为患者保暖和保护其隐私，及时为患者遮盖未听诊部位
4. 肠鸣音　听诊器胸件置于脐周附近听，正常肠鸣音 4~5 次/min。肠鸣音亢进：10 次/min 以上且肠鸣音响亮、高亢。肠鸣音消失标准：3~5min 听不到肠鸣音	4. 在空腹或餐后 6h 后仍有振水音，则提示幽门梗阻或胃扩张	4. 听诊时间不少于 1min，听诊区域要全面，上腹部、脐部、下腹部、脾区听诊、左腹、左下腹、右腹部、右下腹部，在做听诊演示时要指出各听诊部位名称
5. 振水音　将听诊器膜型体件放于上腹部，然后用稍弯曲的手指连续迅速冲击患者上腹部数次，听取有无气体和液体相撞击的声音即为振水音；也可一耳凑近上腹部直接听诊		5. 妊娠 5 个月以上的妇女还可在脐部下方听到胎心音（130~160 次/min）
6. 腹部血管杂音　动脉性杂音听诊部位常在腹中部或腹部一侧。静脉性杂音听诊部位常在脐周或上腹部		6. 检查结束应主动帮助患者穿好衣服或遮盖腹部

操作步骤	知识要求	素质要求
7. 帮助患者穿好衣服或遮盖好腹部		
8. 记录检查结果		
重要提示:①肠鸣音通常在脐周或右下腹听诊,最少听诊 1min,如肠鸣音减弱,听诊时间需要延长。血管杂音常在腹中部或左、右上腹听诊;②听诊应在安静的环境中进行		**实训物品:**白大衣、听诊器、医用手表、实训报告、笔

思考题:

1. 肠鸣音听诊部位在哪个位置?

2. 正常肠鸣音的范围是多少?

3. 肠鸣音亢进的表现是什么?

4. 肠鸣音消失的表现是什么?

5. 幽门梗阻所致的振水音如何与大量饮水之后所致振水音相鉴别?

6. 机械性肠梗阻的早期,肠鸣音可以亢进且响亮、高亢,但如果肠梗阻持续存在,肠鸣音有何变化?

7. 急性腹膜炎时肠鸣音常有什么改变?

8. 动脉性和静脉性杂音应如何区别?

9. 当幽门梗阻时,在上腹部听诊可以检查到什么体征?

10. 腹中线部位听到动脉性血管杂音要考虑什么?如何做进一步检查?

(朱孟霞)

实训三十 脊柱检查

操作步骤	知识要求	素质要求
1. 准备叩诊锤	1. 能描述脊柱的解剖结构及生理功能	1. 主动自我介绍,向患者解释时,态度和蔼
2. 向患者解释脊柱检查的操作方法和必要性,取得合作及理解	2. 能叙述脊柱的检查内容、方法及正常表现	2. 操作手法轻柔,叩击时用力适中
3. 患者取坐位或立位,脱去上衣,暴露躯干	3. 能解释脊柱检查异常体征的临床意义	3. 遇到脊椎严重畸形的患者不嘲笑、不围观,以免伤害患者自尊
4. 观察患者姿势,从受检者背后和侧面分别判断脊柱弯曲度,注意有无脊柱侧弯、前凸、后凸畸形	4. 脊柱过度后弯称为脊柱后凸,也称为驼背	4. 让患者进行颈部、腰部活动时不要用命令的口气,要用温和的语气告诉患者应该怎样配合。患者活动时应认真观察
5. 检查有无侧弯(检查者用手指沿脊椎的棘突以适当压力往下划压,观察出现的红色充血痕以判断脊柱有无侧弯)		
6. 请患者做颈、腰部的前屈、后伸、侧弯、旋转动作,观察脊柱活动度		5. 检查叩击痛时要先告诉患者可能出现的不适
7. 检查者用右手拇指从上至下逐个按压患者脊柱棘突及椎旁肌肉,明确有无压痛		6. 检查结束应帮助患者穿衣,叩诊锤放回原处
8. 用叩诊锤或中指直接从上至下叩击各个脊椎棘突,判断有无直接叩击痛		

操作步骤	知识要求	素质要求
9. 请患者取坐位,将左手掌放于患者头顶,右手握空拳叩击左手背判断有无间接叩击痛 10. 告诉患者检查结果,帮助患者穿好衣服,谢谢合作 11. 记录检查结果		

重要提示:①检查颈段活动度时应固定患者肩部,检查腰段活动度时应固定臀部;②疑有椎体骨折患者检查结果未明确时,不宜让患者做脊柱活动度检查,避免造成脊髓损伤;③当脊柱压痛时,棘突和椎旁肌肉都需要按压	实训物品:白大衣、叩诊锤、实训报告、笔

思考题:

1. 脊柱压痛检查从什么位置开始?
2. 颈椎前屈后伸的最大角度都是多少?
3. 脊柱过度后凸多见于脊柱的哪一段?
4. 腰椎前屈后伸的最大角度是多少?
5. 脊柱叩击痛阳性常见于哪些疾病?
6. 青少年脊柱后凸常见于哪些疾病?

(朱孟霞)

实训三十一　四肢检查

操作步骤	知识要求	素质要求
1. 向患者解释检查目的及需要配合的事项 2. 患者取坐位,帮助其脱去上衣,暴露双上肢,观察上肢长度,肩、肘、腕关节外形及运动,有无畸形及局部肿胀与隆起,观察有无杵状指及匙状甲、有无发绀苍白 3. 帮助患者脱去长裤,观察下肢有无畸形、髋、膝、踝、跖趾关节外形有无肿胀及活动是否自如,有无肌肉萎缩、水肿,有无下肢静脉曲张 4. 检查浮髌试验　患者取仰卧位,下肢伸直放松,检查者一手虎口卡于患者髌骨上极,并加压压迫髌上囊,另一手示指垂直按压髌骨并迅速抬起,如按下时髌骨与关节面有碰触感,松手时髌骨浮起即为阳性,常提示膝关节有积液 5. 告诉患者检查结果,帮助患者穿好衣服,谢谢合作 6. 记录检查结果 7. 告诉患者检查中发现的异常,并提出进一步处理的建议	1. 能描述四肢与关节的解剖结构及生理功能 2. 能叙述四肢检查内容及方法 3. 能解释四肢与关节异常体征的临床意义 4. 能描述杵状指表现为手指或足趾末端增生、肥厚,指甲从根部到末端拱形隆起,指(趾)末端呈杵状,常见于支气管肺癌、支气管扩张、慢性肺脓肿、先天性心脏病、亚急性感染性心内膜炎等 5. 能描述匙状甲(又称反甲)指甲中央凹陷、边缘翘起、变薄、粗糙有条纹,常见于缺铁性贫血	1. 主动自我介绍,告诉患者检查目的和方法时要语气和蔼 2. 仔细观察,操作手法轻柔 3. 对有四肢畸形的患者不应嘲笑和歧视 4. 检查时要询问患者有何不适。当患者不合作时要耐心解释。切忌粗暴或冷漠 5. 检查结束,应主动帮助患者穿好衣裤,向患者解释检查结果。认真解答患者提出的问题 6. 注意从视诊、触诊、活动度3个方面来查体

操作步骤	知识要求	素质要求
重要提示：①检查四肢骨折患者时要慎重，避免引起病情加重及血管、神经损伤；②检查关节运动时应嘱患者肢体放松，否则会影响检查结果		实训物品：白大衣、实训报告、笔

思考题：

1. 什么是杵状指，常见于哪些疾病？

2. 什么是反甲？常见于哪些疾病？

3. 何为膝内翻、膝外翻？

4. 浮髌试验阳性的临床意义是什么？

5. 指间关节梭形肿胀，且两侧对称，多见于何种疾病？

6. 四肢骨折与关节脱位可能出现哪些临床表现？

7. 检查浮髌试验阳性临床表现是什么？

（朱孟霞）

实训三十二　浅反射检查

操作步骤	知识要求	素质要求
1. 准备棉签、竹签或钝头针 2. 向患者解释检查目的及配合要求 3. 安置患者于温暖、光线充足的房间 4. 检查角膜反射嘱患者向内上注视，用捻成细束的棉絮轻触角膜外缘，观察双侧的瞬目动作 5. 检查腹壁反射患者仰卧，双下肢稍屈曲，用钝头竹签分别沿肋缘下、脐水平及腹股沟上方，由外向内轻划腹壁皮肤，观察局部腹肌收缩。如腹肌无收缩即为异常 6. 检查提睾反射患者仰卧，两腿稍分开，用竹签由下而上轻划近腹股沟处股内侧皮肤，观察睾丸上提情况。如睾丸无上提反应即为异常 7. 检查跖反射患者仰卧，下肢伸直，检查者手持患者踝部，用钝头竹签划足底外侧，由足跟向前至小趾根部关节处转向踇趾侧，观察足趾屈曲情况。正常表现为足趾向跖面屈曲 8. 告诉患者检查结果，帮助患者穿好衣服 9. 记录检查结果	1. 能叙述浅反射检查的内容 2. 能叙述浅反射检查的方法 3. 能说出浅反射阳性反应的表现 4. 能说出浅反射出现阳性反应的临床意义 5. 应熟悉的内容 (1) 深昏迷患者所有浅反射均消失 (2) 检查角膜反射时，同侧眼睑闭合称为直接角膜反射，对侧眼睑闭合称为间接角膜反射。如直接及间接角膜反射均消失，提示三叉神经病变；单纯直接反射消失，为同侧面神经病变 (3) 浅反射中枢所在位置：上腹壁反射—胸髓 7~8 节；中腹壁反射—胸髓 9~10 节；下腹壁反射—胸髓 11~12 节；提睾反射—腰髓 1~2 节；跖反射—骶髓 1~2 节	1. 向患者解释检查目的时应认真，态度和蔼。语言通俗易懂 2. 检查时一定要检查竹签是否尖锐，划腹壁时动作要轻柔，不要在检查中划伤患者皮肤。检查中要集中精力，不要东张西望，注意观察反应，尽量不要重复检查，以免造成患者不满或精神紧张，检查时要注意两侧对称检查 3. 检查结束时要主动帮助患者穿好衣裤，告诉患者检查结果后离开
重要提示：①肥胖、老年人及经产妇由于腹壁过于松弛会出现腹壁反射减弱或消失；②当存在局部病变时如腹股沟疝、阴囊水肿等也可影响提睾反射		实训物品：白大衣、棉签、竹签、钝头针、实训报告、笔

思考题：

1. 腹壁反射消失的临床意义是什么？

2. 一侧上中下部腹壁反射消失，常见于哪些病变？

3. 腹壁反射的传导路径有哪些？

4. 神经反射由哪些反射弧构成？

5. 中腹壁反射的反射中枢在何位置？

（朱孟霞）

实训三十三　深反射检查

操作步骤	知识要求	素质要求
1. 准备叩诊锤 2. 向患者解释检查的目的及配合要求 3. 肱二头肌反射　患者肘部屈曲约呈直角，检查者右手持叩诊锤，左手拇指置于检查者肘部肱二头肌肌腱上，用叩诊锤叩击于肱二头肌肌腱上的左拇指指甲，观察患者屈肘动作 4. 肱三头肌反射　患者上臂外展，肘部半屈，检查者以左手托持患者上臂，叩击鹰嘴上方的肱三头肌肌腱，观察前臂伸展情况 5. 桡骨膜反射　患者肘部半屈，前臂半旋前，检查者叩击其桡骨下端，观察有无肘部屈曲、前臂旋前动作 6. 膝反射　坐位时，小腿自然放松下垂，与股部约90°；卧位时，检查者左手托起患者两膝关节，使之屈曲约120°；用叩诊锤叩击髌骨下的股四头肌肌腱，观察有无膝关节伸直、小腿突然前伸 7. 跟腱反射　患者仰卧位，膝关节屈曲约90°，呈外展位，检查者以左手使其足部背屈约90°，叩击跟腱观察足跖屈 8. 记录检查结果	1. 能叙述深反射检查的内容 2. 能说出各种深反射的检查方法及注意事项 3. 能叙述各种深反射出现异常时的表现 4. 能说出各种深反射阳性反应的临床意义及反射中枢、传导的神经。肱二头肌反射中枢为颈髓5~6节，肱三头肌反射中枢为颈髓7~8节，桡反射中枢在颈髓5~6节，膝反射中枢在腰髓2~4节，跟腱反射中枢在骶髓1~2节	1. 向患者解释检查目的及配合要求时态度要和蔼亲切，避免患者因紧张情绪而影响检查结果 2. 检查者使用叩诊锤叩击时力量要适中，检查中要关注患者的反应，认真检查。不能因患者肮脏或有体臭而敷衍了事或放弃检查，如进行跟腱反射检查时，不能因患者有足部异味就放弃检查。检查中要主动帮助患者变换体位 3. 当检查结束时，应耐心向患者解释检查结果并安慰患者 4. 检查结束后叩诊锤要放好
重要提示： 检查时必须两侧对比叩诊		**实训物品：** 白大衣、叩诊锤、实训报告、笔

思考题：

1. 肱二头肌反射中枢和膝反射中枢在哪个部位？

2. 正常肱二头肌反射的临床表现是什么？

3. 正常膝反射的临床表现是什么？

4. 跟腱反射正常表现与异常表现是什么？

（朱孟霞）

实训三十四　病理反射检查

操作步骤	知识要求	素质要求
1. 准备竹签 2. 向患者解释病理反射检查的目的及配合要求 3. 安置患者于温暖、光线充足的房间 4. 巴宾斯基征　以钝头针或竹签沿患者足底外侧缘,由后向前至小趾根部并转向内侧,观察足趾变化 5. 奥本海姆征　检查者用拇指及示指沿患者胫骨前缘用力由上向下滑压,观察足趾变化 6. 戈登征　检查者用手挤压腓肠肌,观察足趾变化 7. 查多克征　检查者用钝头针或竹签由外踝下方向前划至足背外侧,观察足趾变化 8. 上述病理反射阳性表现为踇趾背屈,其他各趾呈扇形外展 9. 记录检查结果 10. 向患者或患者家属解释检查结果	1. 能叙述病理反射的检查内容 2. 能叙述病理反射的检查方法 3. 能说出病理反射阳性反应 4. 能说出病理反射的临床意义,应知道阳性反应时提示锥体束受损	1. 向患者耐心讲解病理反射检查的目的及患者的不适感,提前将钝竹签或钝头针准备好,避免来回取物耽误时间。检查前要自己试一下竹签,不能太尖,用力要适度,以避免划伤患者皮肤 2. 检查中要仔细观察,认真做好每一项检查,不能因为患者有体臭或足部异味而放弃检查或敷衍了事,可能会遗漏阳性体征 3. 对于有精神异常或意识障碍的患者,不能歧视,态度一定要温和,并要告诉家属正确的护理方法,给予精神安慰 4. 检查结束时应主动帮助患者整理衣裤 5. 收好钝头针或竹签
重要提示: ①1岁半以内的婴幼儿由于神经系统发育尚不完善,也可出现上述反射阳性,不属于病理性;②检查时一定要左右两侧对比观察		**实训物品:** 白大衣、竹签、实训报告、笔

思考题:

1. 男,68岁。患者早晨锻炼时,突发剧烈头痛伴有右侧肢体活动不能2小时入院,既往原发性高血压病史10年,头颅CT检查示左侧基底节出血,体检时可能有哪些重要神经系统体征?

2. 巴宾斯基征的阳性表现是什么?

3. 女,80岁。发热3日伴嗜睡来急诊,体检时重点检查什么项目?

4. 巴宾斯基征的阳性临床意义是什么?

5. 肌力如何分级?

6. 肌张力如何检查?

（朱孟霞）

实训三十五　脑膜刺激征检查

操作步骤	知识要求	素质要求
1. 对神志清醒的患者,应向患者解释检查目的及要求,取得合作	1. 能叙述脑膜刺激征的检查内容及方法	1. 操作手法应轻柔,避免粗暴

操作步骤	知识要求	素质要求
2. 颈项强直　患者去枕仰卧，医生以左手扶托患者枕部，右手置于患者胸前，使患者做被动屈颈动作，如有明显的抵抗感，称为颈项强直 3. 克尼格征　患者仰卧，先将一侧下肢的髋关节和膝关节屈曲呈 90°，左手固定膝关节，右手抬高小腿，若在 135° 以内出现抵抗感，并有疼痛，即为克尼格征阳性 4. 布鲁津斯基征　患者仰卧，两下肢自然伸直，医生一手托患者枕部，一手置于患者胸前，然后使头部前屈，若膝关节与髋关节有反射性屈曲即为阳性 5. 记录检查结果 6. 向患者或患者家属解释检查结果	2. 能说出脑膜刺激征阳性的临床意义 3. 脑膜刺激征阳性是脑膜受激惹的表现，见于各种脑膜炎、蛛网膜下腔出血、脑脊液压力增高等	2. 检查有意识障碍的患者时，应充满爱心，搬动患者动作要缓慢。应向家属解释检查目的。检查中同时教会家属怎样照顾意识障碍的患者。这类患者应加强护理，勤翻身避免压力性损伤 3. 检查结束时给患者整理衣服，主动扶助患者躺好或坐起
重要提示：①只有单纯颈项强直时要除外颈局部病变引起；②手法不够轻柔时患者易产生抵抗，从而造成判断错误		**实训物品**：白大衣、实训报告、笔

思考题：

1. 脑膜刺激征检查主要有哪几种？

2. 克尼格征与拉塞格征（直腿抬高试验）检查操作时有什么不同？

3. 什么是脑膜刺激征？属于神经反射吗？

4. 单独的颈项强直阳性可以认为是脑膜刺激征阳性吗？

5. 在做脑膜刺激征检查时，是否有必要 3 项都做？

6. 女，32 岁。患者突发剧烈头痛 2 小时入院。初步诊断蛛网膜下腔出血，既往体健，体检时可能有哪些神经系统体征？

7. 克尼格征阳性表现是什么？

8. 需要除外哪些情况，才能确定颈强直为脑膜刺激征？

（朱孟霞）

实训三十六　心电图机操作

操作步骤	知识要求	素质要求
1. 详细阅读心电图申请单，了解检查目的 2. 耐心向受检者解释检查方法，取得理解和合作 3. 协助受检者平卧于检查床上 4. 物品准备 5. 环境准备　关闭门窗以保持适宜温度	1. 能指出心电图电极放置的位置 2. 能根据需要选择心电图机的性能 3. 能根据需要选择心电图机的功能键	1. 检查前应嘱受检者休息10min 2. 视受检者不同的心理状态，耐心细致地做好解释工作，消除恐惧心理，解除其紧张，取得密切配合

操作步骤	知识要求	素质要求
6. 心电图机的准备 接通心电图机的电源；打开电源开关；将描记笔调至描记纸中间；定准电压和走纸速度 7. 受检者的准备 受检者取仰卧位，并取下金属饰品，同时暴露上、下肢及胸壁需要放置电极的部位 8. 操作者的准备 解释、说明以取得被评估者的合作；用生理盐水（或导电糊）分别涂擦需要放置电极的部位；将电极分别固定于局部皮肤 9. 松紧适宜地安放好各部位电极，并仔细检查导线有无接错 10. 连接好地线 11. 启动心电图机操作键，打出标准电压，观察有无干扰 12. 逐导联描记心电图 13. 撕下图纸 14. 撤去电极，擦净导电糊，帮助受检者下床	4. 连接肢体导联电极：红色-右上肢，黄色-左上肢，蓝或绿色-左下肢，黑色-右下肢 5. 连接胸前导联电极 V_1-胸骨右缘第 4 肋间；V_2-胸骨左缘第 4 肋间；V_3-V_2 与 V_4 连线中点；V_4-左锁骨中线第 5 肋间；V_5-左腋前线第 5 肋间；V_6-左腋中线第 5 肋间 6. 描记好的心电图纸要注明被评估者的姓名、性别、年龄、科别、床号、描记天期及时间和各导联名称 7. 注意事项 （1）女性受检者需要注意遮挡，以消除紧张不安情绪 （2）受检者勿携带手机、手表或金属饰品等 （3）常规情况下，每个导联描记 3~5 个完整的心动周期即可	3. 为重症患者描记心电图时应动作敏捷，力争短时间内结束操作，以免影响救治 4. 检查中需要患者配合动作时，应详细说明，必要时先做示范 5. 操作机器时击键宜轻，用毕盖好机罩

重要提示：①受检者心理紧张时会影响检查效果；②导联电极连接错误会影响描记的准确性；③启动心电图机前必须连接地线，以防干扰；④若遇期前收缩、传导阻滞等心电异常者，需要加强导联检查；⑤描图时注意被评估者的肢体勿接触铁床

实训物品：心电图机、一次性电极片、导电糊（或盐水）、热敏记录纸、纸巾、治疗碗、纱布、围屏

思考题：

1. 心电图机导联电极如何连接？

2. 心电图机操作的注意事项有哪些？

（朱孟霞）

实训三十七 心电图阅读和分析

操作步骤	知识要求	素质要求
1. 仔细浏览整份心电图，观察有无因操作失误而致图形失真 2. 测量并记录各导联 P 波电压、时间，观察其形态，确定 P 波与 QRS 波群的相关性以确定心律	1. 能说出心电图各导联各波段的正常值和正常形态 （1）P 波：振幅在肢体导联 <0.25mV，胸导联 <0.2mV；P 波时间 <0.12s	1. 要求仔细、认真、全面、客观地浏览和分析心电图报告 2. 测量精确，分析到位 3. 心电图诊断应客观准确 4. 紧急情况下（急救患者），

操作步骤	知识要求	素质要求
3. 测量并记录 PP 间期和 RR 间期,计算心率 4. 测量并记录 PR 间期值 5. 测量并记录 QRS 波群的时间、电压,观察其形态 6. 测量并记录 S-T 段的值 7. 测量并记录 T 波和 Q-T 间期值 8. 测定心电轴 9. 综合分析上述信息 10. 做出心电图诊断	(2) QRS 波:时间 0.06~0.10s (3) S-T 段:以 R 波为主的胸前导联中,S-T 段不应降低 0.05mV (4) T 波:T 波方向应与 QRS 波群主波方向一致,以 R 波为主波导联中,T 波应明显直立,其电压应高于 R 波的 1/10 2. 能描述分析心电图的程序 3. 说出心电图的诊断内容	应先口头向急诊医生报告心电图检测结果,以帮助临床医生及时处理
重要提示:熟记各年龄段心电图各波段的正常值、各导联 P 波、QRS 波、S-T 段和 T 波正常形态		**实训物品:**心电图机、心电图、心电图课件

思考题:

1. 何为窦性心律?

2. 何为文氏现象?

3. 心房颤动的心电图特征有哪些?

4. 急性心肌梗死的心电图特征性改变有哪些?

5. 如何进行前间壁、前壁、广泛前壁、下壁的心肌梗死的定位诊断?

(朱孟霞)

实训三十八　X 线照片阅读和分析(一)

操作步骤	知识要求	素质要求
1. 仔细阅读申请报告,以明确检查要求 2. 核对申请单与 X 线照片的编号及照片位置、张数 3. 全面观察 X 线照片,包括日期、片号、位置、清晰度、对比度、黑化度,然后按一定顺序观察整个 X 线照片 4. 遇有病变时应详细观察,首先确定病变的部位,然后进行定性观察(大小、数目、密度、动态、边缘等),最后结合临床进行影像学诊断 5. 书写报告要清楚,描述要全面、准确、客观,文字清晰,语言流畅。应用医学术语,诊断结果要与描述内容对应	1. 能说出 X 线诊断的基本原则 2. 呼吸系统 (1) 大叶性肺炎:早期(充血期),X 线检查可无阳性发现,或只表现为病变区肺纹理增多,肺透明度略低或呈密度稍高的模糊影;实变期(包括红肝样变期及灰肝样变期),X 线表现为呈叶段分布的密度均匀的致密影,内可见空气支气管征(透明的支气管影)。不同肺叶段的实变形状各不相同;消散期,X 线表现为实变区的边缘密度逐渐减低,渐为散在分布的斑片状致密影,病变多在 2 周内完全吸收 (2) 支气管肺炎:表现为沿肺纹理分	1. 读片要细致认真 2. 认真核对申请单与 X 线片的编号及照片位置,以免错误 3. 仔细阅读申请单,以满足报告要求 4. 认真、全面、具体观察分析 X 线表现以防误诊、漏诊 5. 遇有识别不清的情况时,应及时请上级医生会诊,尽快做出 X 线诊断 6. 报告要结合临床,必要时与主诊医生沟通

操作步骤	知识要求	素质要求
	布的斑片状模糊致密影,密度不均,多发生在两肺中、下野的内、中带。病变可融合或累及多个肺叶 (3)气胸:X线表现为肺向肺门方向压缩,其与胸壁间出现透明的含气区,其内不见肺纹理,纵隔向健侧移位,患侧膈下降,肋间隙增宽。健侧肺可有代偿性肺气肿	
重要提示:①阅片前需要认真校对申请单与X线片,以防差错;②读片时一定要按顺序全面、具体观察分析,以免漏诊、误诊;③报告书写要求规范、全面、准确、客观,诊断结果与描述内容相对应		**实训物品**:X线片、阅片灯、X线课件

思考题:

1. X线阅读技巧有哪些?

2. 正常X线胸片应有哪些条件?

3. 肺炎X线片特点有哪些?

(朱孟霞)

实训三十九　X线照片阅读和分析(二)

操作步骤	知识要求	素质要求
1. 仔细阅读申请报告,以明确检查要求 2. 核对申请单与X线照片的编号及照片位置、张数 3. 全面观察X线照片,包括日期、片号、位置、清晰度、对比度、黑化度,然后按一定顺序观察整个X线照片 4. 遇有病变时应详细观察,首先确定病变的部位,然后进行定性观察(大小、数目、密度、动态、边缘等),最后结合临床进行影像学诊断 5. 书写报告要清楚,描述要全面、准确、客观,文字清晰,语言流畅。应用医学术语,诊断结果要与描述内容对应	1. 能说出X线诊断的基本原则 2. 呼吸系统 (1)胸腔积液 1)少量积液:液体先积于后肋膈角,站立后前位胸片难以发现,液体量在300ml以上时,侧肋膈角变平、变钝 2)中等量积液:液体量较多时,站立后前位胸片表现为肋膈角消失,膈面不清,下肺野均匀致密,其上缘呈外高内低的弧形 3)大量积液:患侧大部分肺野均匀致密,纵隔向健侧移位,肋间隙增宽 (2)典型浸润型肺结核:X线表现可多种多样,既可表现为位于锁骨上、下区的中心密度较高而边缘模糊的致密影,也可表现为小片状、云絮状影,偶可呈肺段或肺叶性浸润。渗出、增生、播散、纤维和空洞等多种性质的病灶同时存在	1. 读片要细致认真 2. 认真核对申请单与X线片的编号及照片位置,以免错误 3. 仔细阅读申请单,以满足报告要求 4. 认真、全面、具体观察分析X线表现以防误诊、漏诊 5. 遇有识别不清的情况时,应及时请上级医生会诊,尽快做出X线诊断 6. 报告要结合临床,必要时与主诊医生沟通

操作步骤	知识要求	素质要求
	（3）中央型肺癌：肿瘤发生在肺段和段以上支气管。早期 X 线胸片可能没有任何异常表现，偶尔可有局限性肺气肿或阻塞性肺炎。中晚期主要表现为肺门肿块和支气管阻塞改变。肿块位于一侧肺门，突向肺野，呈分叶状或边缘不规则形	
重要提示：①阅片前需要认真校对申请单与 X 线片，以防差错；②读片时一定要按顺序全面、具体观察分析，以免漏诊、误诊；③报告书写要求规范、全面、准确、客观，诊断结果与描述内容相对应		**实训物品**：X 线片、阅片灯、X 线课件

思考题：

1. 胸腔积液的 X 线表现有哪些？

2. 肺癌的 X 线表现有哪些？

3. 原发性肺结核 X 线表现有哪些？

4. 什么是龛影？

5. 什么是充盈缺损？

6. 胃、十二指肠溃疡 X 线检查有何特点？

7. 急性胃肠穿孔 X 线检查有何特点？

8. 急性肠梗阻 X 线检查有何特点？

（朱孟霞）

实训四十　胸腔穿刺术

操作步骤	知识要求	素质要求
1. 穿戴白大衣、帽子、口罩，洗净双手	1. 能叙述胸腔穿刺术的适应证、禁忌证	1. 向患者解释清楚，说明操作必要性和简要过程，语气和蔼。未进食者应让其进少量食物后再开始操作
2. 向患者解释穿刺目的，对于过分精神紧张者，可于术前半小时给予地西泮 10mg 或可待因 0.03g 以镇静镇痛	2. 能描述胸腔穿刺术的操作方法	
3. 准备消毒器械及穿刺包	3. 能辨别临床常见异常胸腔积液的性质及临床意义	2. 房间温暖，充分暴露穿刺部位
4. 扶患者坐位，面向椅背，两前臂置于椅背上，前额伏于手臂上		
5. 一般选择肩胛下角线或腋后线 7~8 肋间作为穿刺点（必要时结合 X 线及超声检查确定，并在皮肤上做标志）	4. 叙述胸腔穿刺术并发症及处理	3. 操作手法准确，力度适宜，切忌粗暴
6. 常规消毒，戴无菌手套，覆盖消毒洞巾	5. 操作中患者如有头晕、面色苍白、出汗、心悸、胸部压迫感、剧痛、昏厥等，应立即停止操作，让患者	4. 穿刺中应询问患者有何不适，告诉患者避免深呼吸、咳嗽、活动等，以配合穿刺
7. 检查器械，注意穿刺针是否通畅、胶管有无漏气及破损		
8. 用 2% 利多卡因溶液局部逐层浸润麻醉（注意穿刺点应选在下一肋骨的上缘）		
9. 用血管钳夹住穿刺针后面的胶管，使之不漏气		5. 行局部麻醉时要先
10. 左手固定穿刺部位皮肤，右手持穿刺针沿麻醉部位经肋		

操作步骤	知识要求	素质要求
骨上缘垂直缓慢刺入,当有突破感时停止进针 11. 接上注射器后,再松开止血钳(此时助手用止血钳固定穿刺针,防止穿刺针摆动及刺入肺脏) 12. 注射器抽满后再次用血管钳夹闭胶管才能取下注射器 13. 将抽出液注入弯盘及专门准备的容器中 14. 抽液结束后拔出穿刺针,覆盖无菌纱布,稍用力压迫片刻,用胶布固定 15. 将抽出液送化验、记抽出液体量 16. 术后嘱患者静卧。告诉患者有不适立即通知医务人员 17. 整理物品	平卧。观察血压、脉搏,必要时给予0.1%肾上腺素溶液0.3~0.5ml皮下注射或进行其他处理	告知患者,进针前排空注射器的空气,进针后要先回抽,确定无血时再注药 6. 该操作是损伤性的,有一定的风险,操作者与助手都应高度集中精力 7. 穿刺结束主动扶患者回床休息,并告知有不适立即通知医务人员
重要提示:①严格无菌操作,始终保持胸腔负压,穿刺时或松开注射器时胶管一定夹闭;②避免在第9肋间以下穿刺,以免损伤腹腔内脏器;③一次抽液不应过多、过快,首次不超过600ml,以后每次不超过1 000ml;但如为脓胸,应尽量抽净		**实训物品:**胸腔穿刺模拟人、白大衣、帽子、口罩、无菌手套、消毒器械及胸腔穿刺包、2%利多卡因、5ml及50ml注射器、胶布、污物桶

思考题:

1. 胸腔穿刺时胸膜反应的主要表现有哪些?

2. 胸腔穿刺点进针时为什么沿着肋骨上缘进针?

3. 当诊断性胸腔穿刺时,通常应抽取多少胸腔积液?

4. 气胸患者的穿刺点应选择在胸部什么部位?

5. 胸腔穿刺抽液的穿刺点应选择在胸部什么部位?

(许有华)

实训四十一　腹腔穿刺术

操作步骤	知识要求	素质要求
1. 穿戴白大衣、帽子、口罩,洗手 2. 向患者说明穿刺目的 3. 准备消毒器械及穿刺包 4. 告诉患者先排尿,以免损伤膀胱 5. 患者取平卧、半卧、稍左侧卧位均可 6. 一般选择左下腹部脐与髂前上棘连线中外1/3交点为穿刺点。必要时超声定位穿刺 7. 常规消毒,戴无菌手套,铺消毒洞巾 8. 用2%利多卡因自皮肤至腹膜壁层逐层行局部麻醉	1. 能叙述腹腔穿刺术的适应证、禁忌证 2. 能叙述腹腔穿刺术的操作方法 3. 能描述穿刺途径的解剖层次 4. 辨别临床常见的异常腹水性质及临床意义	1. 向患者解释清楚穿刺目的,语气和蔼,消除患者紧张情绪 2. 房间温暖,充分暴露穿刺部位 3. 操作手法准确,力度适宜,严禁粗暴 4. 操作过程中询问患者有无异常症状及密

操作步骤	知识要求	素质要求
9. 检查穿刺针是否通畅后,左手固定穿刺部位皮肤,右手持针经麻醉点逐层刺入腹壁,待针尖抵抗感突然消失时停止进针 10. 用50ml注射器抽液或引流腹水,同时记录液体量 11. 术毕拔出穿刺针,覆盖无菌纱布,压迫数分钟,再用胶布固定(诊断性穿刺可直接用无菌的20ml或50ml注射器和7号针头进行穿刺抽液) 12. 必要时将抽出的腹水送检验 13. 询问患者有何不适,安置好患者 14. 整理物品 15. 记录穿刺过程	5. 能说出渗出液与漏出液鉴别要点	切观察有无异常反应 5. 如穿刺抽液不畅或腹水较少,可帮助患者变换体位抽吸 6. 放液前、后均应测量腹围、脉搏、血压,检查腹部体征,以观察病情变化 7. 穿刺结束整理好物品。抽出液和敷料按一次性污染垃圾处理
重要提示:①为防止腹水沿穿刺针线路外渗,当针尖通过皮肤到达皮下后,稍向周围移动一下针头,然后再刺向腹腔;②术中患者出现头晕、心悸、气短、面色苍白、脉搏明显增快时,应立即停止操作;③放液不能过快、过多,肝硬化患者一次放液一般不超过3 000ml		实训物品:腹腔穿刺模拟人、白大衣、帽子、口罩、无菌手套、消毒器械及腹腔穿刺包、2%利多卡因、5ml及50ml注射器、胶布、污物桶

思考题:

1. 大量腹水是否可以一次性把腹水抽干净?为什么?
2. 大量腹腔穿刺放液后,为什么要用腹带束紧腹部?
3. 腹腔穿刺常选用哪些部位?
4. 对于肝硬化患者,一次放液量不应超过多少毫升?为什么?
5. 诊断性腹腔穿刺抽出腹水,应需要进一步做哪些检查?

(许有华)

实训四十二　腰椎穿刺术

操作步骤	知识要求	素质要求
1. 操作者穿戴白大衣、帽子、口罩,洗手 2. 向患者说明穿刺目的 3. 准备消毒器械及穿刺包 4. 协助患者侧卧于硬板床上,背部与床面垂直 5. 使患者头向前胸部屈曲,两手抱膝紧贴腹部,使躯干呈弓形,脊柱尽量后凸以增宽椎间隙 6. 确定穿刺点,以髂后上棘连线与后正中线的交点处为穿刺点(相当于第3~4腰椎棘突间隙),也可在上一或下一腰椎间隙进行 7. 常规消毒皮肤后,戴无菌手套,覆盖消毒洞巾	1. 能说出腰椎穿刺术的禁忌证和适应证 2. 能叙述腰椎穿刺术操作方法 3. 能辨别临床常见的异常脑脊液性质及临床意义 4. 说出鉴别血性脑脊液与穿刺损伤脑脊液的方法	1. 向患者耐心解释采取腰椎穿刺术的必要性,并简要介绍穿刺方法,使患者知道如何配合 2. 在温暖、明亮的房间操作,充分暴露穿刺部位 3. 操作手法准确、力度适宜,切忌粗暴

操作步骤	知识要求	素质要求
8. 检查器械,注意穿刺针是否通畅,针芯是否配套 9. 用2%利多卡因溶液局部逐层浸润麻醉 10. 左手固定局部皮肤,右手持穿刺针以垂直背部的方向缓慢刺入,针尖可稍倾向头部方向,当感觉2次突破感后可将针芯慢慢抽出,即可见脑脊液流出。成人一般进针深度4~6cm,儿童2~4cm 11. 接上测压管测压,此时可嘱患者双腿慢慢伸直 12. 撤去测压管,收集脑脊液2~5ml送检(如需要做细菌培养,应用无菌培养管留标本) 13. 插入针芯后拔出穿刺针,覆盖无菌纱布,局部按压1~2min,用胶布固定 14. 患者保持去枕平卧体位4~6h 15. 记录穿刺过程 16. 严密观察患者4~6h	5. 正常人脑脊液压力为70~180mmH$_2$O或40~50滴/min。脑脊液检查对脑膜炎、脑炎、脑血管病变及脑瘤等的诊断有重要意义	4. 穿刺中应询问患者有何不适 5. 对躁动或患精神疾病者应先用镇静剂,患者安静后再行穿刺 6. 穿刺结束后要把物品收集好,按要求分类处理

重要提示:①严格掌握禁忌证,凡疑有颅内高压者穿刺应慎重,最好先做眼底检查证实无明显视乳头水肿及脑疝表现。休克、濒危状态、颅后窝有占位病变及穿刺局部有皮肤炎症者禁忌穿刺。②操作过程中密切观察患者反应,如出现呼吸、脉搏、面色异常者应停止操作,并做相应处理。③脑脊液流出不宜过快,应随时用针芯控制,脑压偏高时更应缓慢放出,否则易发生脑疝

实训物品:腰椎穿刺模拟人、白大衣、帽子、口罩、无菌手套、消毒器械及腰椎穿刺包、2%利多卡因溶液、5ml注射器、胶布、硬板床

思考题:

1. 当腰椎穿刺时患者感到一条腿放电样疼痛说明什么?
2. 腰椎穿刺术后去枕平卧的目的是什么?
3. 当腰椎穿刺时,为什么尽量让患者抱膝使后背弯曲?
4. 腰椎穿刺需要透过的层次有哪些?
5. 腰椎穿刺液一般需要抽取几管?
6. 腰椎穿刺术禁忌证有哪些情况?
7. 小儿腰椎穿刺术的深度是多少?
8. 正常脑脊液的压力是多少?

(许有华)

实训四十三　骨髓穿刺术

操作步骤	知识要求	素质要求
1. 操作者穿戴白大衣、戴帽子、口罩,洗手 2. 向患者说明穿刺目的	1. 能说出骨髓穿刺术的禁忌证和适应证	1. 术前,向患者耐心解释采取骨髓穿刺的

操作步骤	知识要求	素质要求
3. 准备消毒器械及穿刺包 4. 选择穿刺部位 （1）髂前上棘穿刺点：髂前上棘后 1~2cm（临床常用） （2）髂后上棘穿刺点：骶椎两侧，臀部上方突出的部位 （3）胸骨穿刺点：胸骨柄或胸骨体相当于第 1~2 肋间隙的位置（危险性大，不常选用） （4）腰椎棘突穿刺点 5. 协助患者采取正确的体位（行髂前上棘或胸骨穿刺时取仰卧位，行髂后上棘穿刺时应取侧卧位，行棘突穿刺时应取坐位或侧卧位） 6. 确定穿刺点后，常规消毒皮肤，戴无菌手套，覆盖消毒洞巾 7. 检查器械，注意穿刺针是否通畅，针芯是否配套 8. 用 2% 利多卡因溶液局部逐层浸润麻醉穿刺部位 9. 左手拇指和示指固定穿刺部位皮肤，右手持穿刺针（已调整好长度）向骨面垂直刺入，当针尖接触骨质后，则将穿刺针左右旋转，向深推进，当感觉阻力消失，且穿刺针已固定在骨内时，表示已进入骨髓腔 10. 拔出针芯，如针芯带有血迹，立即接上干燥的注射器，用适当的力量抽吸（此时患者会感到轻微锐痛），骨髓液吸取量以 0.1~0.2ml 为宜 11. 将抽取的骨髓液滴于载玻片上，并立即涂片，以备做形态学检查 12. 如未能抽出骨髓液，可能是由于针腔堵塞或干抽，此时应重新插上针芯，稍加旋转，钻入或抽出少许，拔出针芯，如针芯带有血迹，再行抽吸即可取得骨髓液 13. 抽吸完毕后，插入针芯拔出穿刺针，穿刺部位以无菌纱布覆盖，按压 1~2min，胶布固定 14. 术后，嘱患者平卧 30min 15. 整理物品并记录穿刺过程	2. 能叙述骨髓穿刺术的操作方法和注意事项 3. 能辨别临床常见的异常骨髓液的临床意义	必要性，并简要介绍穿刺方法，语气和蔼，消除患者紧张情绪 2. 在温暖、明亮的房间操作，充分暴露穿刺部位 3. 操作手法准确、力度适宜，切忌粗暴 4. 穿刺中应不时关注患者表现并询问患者有何不适 5. 如遇抽吸骨髓液困难，应适时安慰患者，消除恐惧和紧张 6. 抽吸出的骨髓液应尽快滴于载玻片，并及时涂片，以免骨髓液凝固 7. 穿刺结束后，按压穿刺部位并嘱患者平卧半小时，要把物品收集清洗好，按要求分类处理
重要提示：①穿刺前应做凝血时间检查，有出血倾向者于操作时应特别注意，对血友病患者禁止做骨髓穿刺；②操作过程中密切观察患者反应，如出现呼吸、脉搏、面色异常者应停止操作，并做相应处理；③当抽吸骨髓液时，避免用力过猛或抽吸过多，以防骨髓稀释；④若吸不出骨髓成分或仅吸出少许稀薄血液，则称为干抽，需要更换其他部位再穿		**实训物品：**白大衣、帽子、口罩、无菌手套、消毒器械及骨髓穿刺包、2% 利多卡因溶液、5ml 和 20ml 注射器、载玻片、胶布、骨髓穿刺模拟人

思考题：

1. 当骨髓穿刺针穿到骨质时一般有什么感觉？

2. 骨髓穿刺的适应证有哪些？

3. 骨髓穿刺常见部位有哪些？

4. 疑似血友病能不能做骨髓刺检查以明确诊断？

5. 骨髓培养时，需要抽取多少骨髓标本？

6. 当进行骨髓穿刺检查时，是否需要同时做外周血涂片检查？为什么？

（许有华）

第二部分

自测习题

第一章 | 常见症状

第一节 发热

（一）选择题

【A1 型题】

1. 下列关于体温变化的叙述**不正确**的是（　　）

    A. 妇女月经期体温较高   B. 青壮年体温较老年人高

    C. 剧烈运动体温可以升高   D. 进餐后体温升高

    E. 孕妇体温较高

2. 下列**不属于**感染性发热的是（　　）

    A. 大叶性肺炎   B. 肺脓肿   C. 中暑

    D. 伤寒   E. 流行性脑脊髓膜炎

3. 非感染性发热**不包括**下列选项中的（　　）

    A. 心肌梗死后低热   B. 白血病   C. 甲状腺功能亢进症

    D. 流行性出血热   E. 感染后低热

4. 下列关于弛张热的叙述中,正确的是（　　）

    A. 体温升至 39~40℃,持续数日,降至正常

    B. 体温升至 39℃以上,持续数小时,降至正常,后又升至 39℃以上

    C. 体温常至 39℃以上,24 小时波动范围大于 2℃,但都在正常以上

    D. 体温常至 39℃以上,24 小时波动范围小于 2℃,均在正常以上

    E. 体温常至 39℃以上,24 小时时波动范围小于 1℃

5. 发热最常见的病因是（　　）

    A. 无菌性物质坏死吸收   B. 抗原-抗体反应   C. 自主神经功能紊乱

    D. 内分泌与代谢疾病   E. 感染

6. 引起发热的病因甚多,临床上最为常见的疾病是（　　）

    A. 体温调节中枢功能失常性疾病

    B. 皮肤散热减少性疾病

    C. 感染性发热疾病

    D. 心脏、肺、脾等内脏梗死或肢体坏死

    E. 组织坏死与细胞破坏性疾病

7. 下列说法**错误**的是（   ）

    A. 弛张热是指体温恒定维持在 39~40℃ 水平，达数日或数周，24 小时内体温波动范围不超过 1℃

    B. 波状热是指体温逐渐上升到 39℃ 或以上数日后又逐渐下降至正常水平，持续数日后又逐渐升高，如此反复多次

    C. 间歇热是指体温升高达高峰后持续数小时，又迅速降至正常水平，无热期（间歇期）可持续 1 日至数日，如此高热期与无热期反复交替出现

    D. 稽留热是指体温常在 39℃ 以上，波动幅度大，24 小时内波动范围>2℃，且都在正常水平以上

    E. 不规则热是指发热体温曲线无一定规律性

8. 体温长期持续 39~40℃，可达数日或数周，每日温差在 1℃ 以内，该热型属于（   ）

    A. 间歇热   B. 波状热   C. 不规则热

    D. 弛张热   E. 稽留热

9. 临床表现为稽留热的疾病常见于（   ）

    A. 败血症   B. 大叶性肺炎   C. 布鲁氏菌病

    D. 风湿热   E. 疟疾

10. 弛张热型伴有寒战者常见于（   ）

    A. 败血症   B. 伤寒   C. 肝炎   D. 麻疹   E. 肺炎

11. 体温 39℃ 以上，日温差 2℃ 以上，波动度大，属于（   ）

    A. 间歇热   B. 稽留热   C. 弛张热   D. 回归热   E. 不规则热

12. 弛张热体温一日内波动范围是（   ）

    A. 不超过 1℃   B. 发热无一定规律   C. 差别达 2℃ 以上

    D. 在 3~5℃ 之间   E. 差别超过 10℃

13. 非感染性发热的原因**不包括**（   ）

    A. 甲状腺功能亢进症   B. 大叶性肺炎   C. 系统性红斑狼疮

    D. 大量失血   E. 无菌性坏死物质吸收

14. 下述属于感染性发热的体温升高情况的是（   ）

    A. 流行性感冒   B. 妇女妊娠期   C. 剧烈运动后

    D. 中暑   E. 妇女月经前期

15. 内源性致热原的作用部位是（   ）

    A. 汗腺   B. 下丘脑体温调节中枢   C. 骨骼肌

    D. 皮肤血管   E. 中性粒细胞

16. 体温上升期机体代谢特点是（   ）

    A. 产热减少，散热增加，体温恒定

    B. 产热减少，散热增加，体温升高

    C. 散热减少，产热增加，体温升高

    D. 散热减少，产热增加，体温保持高水平

    E. 产热与散热在高水平上相对平衡，体温保持高水平

17. 高热持续期机体代谢特点是（　　）

    A. 产热减少，散热增加，体温恒定

    B. 产热减少，散热增加，体温下降

    C. 散热减少，产热增加，体温升高

    D. 散热减少，产热增加，体温保持高水平

    E. 产热与散热在高水平上相对平衡，体温保持高水平

18. 体温下降期机体代谢特点是（　　）

    A. 产热减少，散热增加，体温下降

    B. 散热减少，产热增加，体温下降

    C. 散热减少，产热增加，体温保持高水平

    D. 产热减少，散热增加，体温恒定

    E. 产热与散热在高水平上相对平衡，体温保持高水平

19. 决定热型的因素是（　　）

    A. 体温的高低　　　　　　B. 体温的上升速度　　　　　　C. 体温的持续时间

    D. 体温的波动幅度　　　　E. 体温的曲线形态

20. 小儿高热易发生（　　）

    A. 昏迷　　　　　　　　　B. 惊厥　　　　　　　　　　　C. 消瘦

    D. 失水　　　　　　　　　E. 谵妄

【A2 型题】

21. 患者，女，29 岁。2 日前因野外活动后开始发热，体温 39.0~39.8℃，按中暑处理效果不佳；1 日前出现头痛、呕吐，逐渐意识不清。最可能的诊断是（　　）

    A. 中暑　　　　　　　　　B. 脑出血　　　　　　　　　　C. 乙型脑炎

    D. 脑梗死　　　　　　　　E. 败血症

22. 患者，女，25 岁。尿频、尿急、尿痛伴腰痛、发热、寒战 1 日，右侧肾区有压痛、叩击痛。其发热最可能原因是（　　）

    A. 急性膀胱炎　　　　　　B. 慢性肾盂肾炎　　　　　　　C. 急性肾盂肾炎

    D. 急性肾小球肾炎　　　　E. 慢性肾小球肾炎

23. 患者，男，32 岁。2 日前受凉后突然寒战、高热、胸痛、咳铁锈色痰。最可能的诊断是（　　）

    A. 克雷伯菌肺炎　　　　　B. 支原体肺炎　　　　　　　　C. 肺炎链球菌肺炎

    D. 金黄色葡萄球菌肺炎　　E. 铜绿假单胞菌肺炎

【B1 型题】

（24~28 题共用备选答案）

    A. 体温在 38.1~39℃　　　B. 体温在 41℃以上　　　　　C. 体温在 39.1~41℃

    D. 体温在 36.3~37.2℃　　E. 体温在 37.3~38℃

24. 低热（　　）

25. 中等热（　　）

26. 高热（　　）

27. 超高热（　　）

28. 正常体温（　　）

（二）名词解释

1. 稽留热 　　　　 2. 弛张热 　　　　 3. 间歇热 　　　　 4. 波状热 　　　　 5. 回归热

（三）简答题

1. 感染性发热的病原体有哪些？

2. 非感染性发热主要有哪几种原因？

3. 根据体温升高的程度，发热如何分度？

4. 以发热为主诉的患者问诊要点包括哪些？

（四）病史采集

1. 简要病史　患者，男，20岁。发热伴鼻塞2日。

按标准住院病历要求，围绕主诉，如何询问患者现病史及相关病史？

2. 简要病史　患者，2岁。高热2日，惊厥发作30分钟。

按标准住院病历要求，围绕主诉，如何询问患者现病史及相关病史？

（昌大平）

第二节　疼痛

（一）选择题

【A1 型题 】

1. 突然剧烈头痛伴呕吐、脑膜刺激征阳性，无发热，最常见于（　　）

    A. 脑梗死 　　　　　　　　 B. 高血压 　　　　　　　　 C. 化脓性脑膜炎

    D. 脑肿瘤 　　　　　　　　 E. 蛛网膜下腔出血

2. 突然剧烈胸痛伴呼吸困难和发绀常见于（　　）

    A. 肺炎链球菌肺炎 　　　　 B. 胸腔积液 　　　　　　　 C. 肺梗死

    D. 急性心肌梗死 　　　　　 E. 心绞痛

3. 胸骨后疼痛并向左肩和左臂内侧放射提示（　　）

    A. 纵隔肿瘤 　　　　　　　 B. 食管炎 　　　　　　　　 C. 急性心包炎

    D. 高血压 　　　　　　　　 E. 心绞痛

4. 下列选项中，可引起胸痛的胸壁疾病是（　　）

    A. 胸膜肿瘤 　　　　　　　 B. 肋间神经痛 　　　　　　 C. 肺肿瘤

    D. 胸膜炎 　　　　　　　　 E. 自发性气胸

5. 临床上鉴别心绞痛和心肌梗死的要点是（　　）

    A. 疼痛的部位 　　　　　　 B. 疼痛的诱因 　　　　　　 C. 对硝酸甘油的反应

    D. 疼痛的性质 　　　　　　 E. 诱发因素

6. 胆道疾病疼痛放射的部位常见于（　　）

    A. 右胸右肩 　　　　　　　 B. 左胸左肩 　　　　　　　 C. 胸骨后

    D. 上腹及脐周 　　　　　　 E. 右下腹部

7. 下列疾病中，表现为慢性腹痛的是（　　）

　　A. 胆囊炎　　　　　　　　B. 胰腺炎　　　　　　　　C. 胆囊结石

　　D. 肾结石　　　　　　　　E. 结核性腹膜炎

8. 进食油腻食物后右上腹剧痛常见于（　　）

　　A. 急性胃炎　　　　　　　B. 急性胆囊炎　　　　　　C. 急性胰腺炎

　　D. 肝脓肿　　　　　　　　E. 肠梗阻

9. 胃肠穿孔引起腹痛多呈（　　）

　　A. 绞痛　　　　　　　　　B. 钝痛　　　　　　　　　C. 刀割样痛

　　D. 钻顶样痛　　　　　　　E. 烧灼样痛

10. 呕吐伴右上腹痛、发热，可出现黄疸，常见于（　　）

　　A. 消化性溃疡　　　　　　B. 急性肠炎　　　　　　　C. 急性阑尾炎

　　D. 急性胆囊炎　　　　　　E. 胃肠穿孔

11. 呕吐后腹痛不减轻可出现肠麻痹见于（　　）

　　A. 反流性食管炎　　　　　B. 消化性溃疡　　　　　　C. 肠梗阻

　　D. 幽门梗阻　　　　　　　E. 急性胰腺炎

12. 慢性、周期性、节律性、局限性上腹疼痛见于（　　）

　　A. 慢性胆囊炎　　　　　　B. 消化性溃疡　　　　　　C. 胰腺炎

　　D. 肝炎　　　　　　　　　E. 急性阑尾炎

13. 腹部绞痛是因为（　　）

　　A. 胃肠穿孔　　　　　　　B. 空腔脏器痉挛或梗阻　　C. 胃及十二指肠溃疡

　　D. 胰腺炎　　　　　　　　E. 肝癌

14. 突发性腹痛、休克见于（　　）

　　A. 肾结石　　　　　　　　B. 急性胆囊炎　　　　　　C. 胆道蛔虫症

　　D. 肝或脾破裂　　　　　　E. 卵巢囊肿蒂扭转

15. 下列各种引起胸痛的疾病，属于胸壁疾病的是（　　）

　　A. 肺癌　　　　　　　　　B. 胸膜炎　　　　　　　　C. 自发性气胸

　　D. 胸膜肿瘤　　　　　　　E. 肋间神经痛

16. 下列**不是**疼痛的性质的是（　　）

　　A. 刺痛　　　　B. 刀割样痛　　　　C. 烧灼痛　　　　D. 牵涉痛　　　　E. 绞痛

17. 下列各种引起胸痛的疾病，**不属于**胸壁疾病的是（　　）

　　A. 带状疱疹　　　　　　　B. 肋间神经痛　　　　　　C. 肋间骨折

　　D. 非化脓性软骨炎　　　　E. 胸膜肿瘤

18. 呕吐伴上腹节律性、周期性痛，常见于的疾病是（　　）

　　A. 消化性溃疡　　　　　　B. 慢性胃炎　　　　　　　C. 急性胃炎

　　D. 胃癌　　　　　　　　　E. 胃泌素瘤

19. 下列是阑尾炎的疼痛特点的是（　　）

　　A. 转移性右下腹痛　　　　B. 下腹痛　　　　　　　　C. 左下腹痛

　　D. 右下腹痛　　　　　　　E. 上腹痛

【A2 型题】

20. 患者，女，26 岁。阵发性右侧头痛近 8 年，头痛在呕吐后可减轻，头痛发作常与月经周期有关，神经系统检查未见异常，且应用麦角胺后头痛可获缓解。最常见的诊断是（　　）

  A. 偏头痛　　　　　　　B. 三叉神经痛　　　　　C. 脑血管畸形

  D. 肌紧张性头痛　　　　E. 青光眼

21. 患者，男，68 岁。突然剧烈头痛伴恶心、呕吐，脑膜刺激征阳性，脑脊液检查为血性，压力增高。最可能的诊断是（　　）

  A. 偏头痛　　　　　　　B. 脑血栓形成　　　　　C. 颅内感染

  D. 蛛网膜下腔出血　　　E. 三叉神经痛

22. 患者，男，33 岁。进餐后右上腹痛，呈剧烈绞痛，查体见表情痛苦、不安。最可能的诊断是（　　）

  A. 急性胰腺炎　　　　　B. 急性心肌梗死　　　　C. 急性胃炎

  D. 急性胆囊炎　　　　　E. 急性阑尾炎

23. 患者，男，18 岁。阵发性剑突下钻顶样疼痛，辗转不安，缓解时无不适。体格检查：腹软，无压痛及反跳痛，墨菲征（－），肝区叩击痛（－），最可能的诊断是（　　）

  A. 急性胰腺炎　　　　　B. 消化性溃疡穿孔　　　C. 急性肠梗阻

  D. 胆道蛔虫症　　　　　E. 结核性腹膜炎

24. 患者，男，46 岁。因"感冒"后出现发热、咳嗽 1 周，右胸隐痛 1 日。体格检查：T 38.8℃，右肺呼吸音减弱。最可能的诊断是（　　）

  A. 心绞痛　　　　　　　B. 肺炎合并胸膜炎　　　C. 肝脓肿

  D. 带状疱疹　　　　　　E. 胸主动脉瘤

【B1 型题】

（25~27 题共用备选答案）

  A. 心绞痛　　　　　　　B. 胆石症　　　　　　　C. 肿瘤细胞的浸润

  D. 急性弥漫性腹膜炎　　E. 十二指肠溃疡

25. 急性腹痛伴黄疸可见于（　　）

26. 胸骨后和心前区疼痛，向左肩和左臂内侧放射可见于（　　）

27. 剧烈腹痛伴腹壁肌紧张或板样强直可见于（　　）

（二）简答题

1. 急性腹痛的常见原因有哪些？

2. 胃、十二指肠溃疡腹痛有何特点？

3. 头痛发生机制和常见原因有哪些？

4. 何谓牵涉痛？

（三）病史采集

1. 简要病史　患者，男，60 岁。间歇性左胸疼痛 1 个月。

按标准住院病历要求，围绕主诉，如何询问患者现病史及相关病史？

2. 简要病史　患者，男，32 岁。右下腹疼痛伴恶心 4 小时。

按标准住院病历要求，围绕主诉，如何询问患者现病史及相关病史？

3. 简要病史　患者，男，36 岁。胸痛 12 日，呼吸困难、水肿 5 日。

按标准住院病历要求，围绕主诉，如何询问患者现病史及相关病史？

（昌大平）

第三节　水肿

（一）选择题

【A1 型题】

1. 局限性水肿常见于（　　　）

  A. 肝硬化　　　　　　　　　B. 心力衰竭　　　　　　　　C. 局部静脉回流受阻

  D. 肾病综合征　　　　　　　E. 营养不良

2. 水肿及大量蛋白尿常见于（　　　）

  A. 甲状腺功能减退症　　　　B. 局部淋巴回流受阻　　　　C. 局部静脉血栓形成

  D. 肾性水肿　　　　　　　　E. 心源性水肿

3. 下列对心源性水肿的描述中，**不确切**的是（　　　）

  A. 常伴有低蛋白血症　　　　　B. 常伴有颈静脉怒张

  C. 常伴有肝大　　　　　　　　D. 严重者可出现胸腔积液、腹水

  E. 常伴有胃肠道淤血症状

4. 肾性水肿的特征为（　　　）

  A. 首先出现于身体下垂部位　　B. 主要表现为腹水

  C. 晨起有眼睑与颜面水肿　　　D. 为非凹陷性水肿

  E. 多见于月经前 1~2 周

5. 肾源性水肿常首先出现的部位是（　　　）

  A. 下肢　　　　B. 全身　　　　C. 腹腔　　　　D. 胸腔　　　　E. 眼睑

6. 心源性水肿常首先出现的部位是（　　　）

  A. 腹腔　　　　　　　　　　B. 眼睑　　　　　　　　　　C. 胸腔

  D. 全身　　　　　　　　　　E. 身体的低垂部位

7. 下列**不属于**全身性水肿的是（　　　）

  A. 心源性水肿　　　　　　　B. 过敏性水肿　　　　　　　C. 营养不良性水肿

  D. 肾源性水肿　　　　　　　E. 肝源性水肿

8. 全身水肿伴胸腹水，**不考虑**的疾病是（　　　）

  A. 肺心病心衰　　　　　　　B. 希恩综合征　　　　　　　C. 尿毒症

  D. 肾病综合征　　　　　　　E. 晚期肝硬化

9. 尿毒症引起的全身水肿，患者几乎**不出现**的体征是（　　　）

  A. 心脏收缩期杂音　　　　　　B. 肝-颈静脉回流征阳性

  C. 胸腔积液体征　　　　　　　D. 心包积液体征

  E. 肾区叩痛

10. 患者出现全身性水肿,**不考虑**的原因是( )
    A. 晚期肝硬化　　　　　　　　B. 慢性肾衰竭
    C. 急性心力衰竭　　　　　　　D. 甲状腺功能减退症
    E. 抗利尿激素分泌失调综合征

【A2 型题】

11. 患者,男,35 岁。近 5 年来经常反复出现四肢关节疼痛,近来感乏力、食欲缺乏、心悸、气促,肝在肋下 3cm 可触及,有轻触痛,双下肢轻度水肿。查血红蛋白 95g/L,尿蛋白(+)。最可能的病因为( )
    A. 肝硬化　　　　　　　　　　B. 急性肾炎
    C. 二尖瓣狭窄致右心衰竭　　　D. 主动脉瓣狭窄致左心衰竭
    E. 营养不良

12. 患者,女,50 岁。重度水肿。体格检查:颈静脉怒张,二尖瓣区可闻及收缩期杂音 3/6 级,肝区明显触痛,双下肢肿胀发亮。实验室检查:肝功能异常,血清蛋白 15.5g/L,尿蛋白(+)。该患者**不考虑**的诊断是( )
    A. 肾源性水肿　　　　B. 肝源性水肿　　　　C. 心源性水肿
    D. 上腔静脉阻塞　　　E. 下腔静脉阻塞

【B1 型题】

(13~15 题共用备选答案)
    A. 人体的最低部位　　B. 全身　　　　　　C. 眼睑
    D. 胸腔　　　　　　　E. 腹腔

13. 肾源性水肿常先出现于( )

14. 心源性水肿常先出现于( )

15. 肝源性水肿常先出现于( )

(二)简答题

1. 试述心源性水肿的发生机制。
2. 简述肾源性水肿的特点。
3. 请列表鉴别肾源性水肿与心源性水肿。

(三)病史采集

简要病史:患者,男,15 岁。颜面水肿、血尿 2 日。

按标准住院病历要求,围绕主诉,如何询问患者现病史及相关病史?

(昌大平)

第四节　皮肤黏膜出血

(一)选择题

【A1 型题】

1. 下列选项中,**不符合**血管壁功能异常的皮肤黏膜出血特点的是( )
    A. 多有家族史　　　　　　　　B. 关节痛

C. 皮肤黏膜的瘀点、瘀斑　　　　D. 血尿

E. 四肢对称性紫癜

2. 下列选项中，**不属于**血管壁功能异常引起的皮肤黏膜出血的是（　　）

A. 单纯性紫癜　　　　　　　　　B. 维生素 C 缺乏症

C. 过敏性紫癜　　　　　　　　　D. 遗传性出血性毛细血管扩张症

E. 脾切除后

3. 紫癜的皮下出血面积的直径为（　　）

A. >6mm　　　B. 5~6mm　　　C. 3~5mm　　　D. 2~3mm　　　E. <2mm

4. 慢性血小板减少性紫癜的出血特点是（　　）

A. 内脏及颅内出血常见　　　　　B. 常有脾大

C. 反复皮肤瘀点、瘀斑　　　　　D. 常有关节腔出血

E. 儿童多见，常呈自限性

5. 关于特发性血小板减少性紫癜说法，正确的是（　　）

A. 贫血和出血程度不一致　　　　B. 贫血和出血程度一致

C. 有贫血而无出血　　　　　　　D. 有出血而无贫血

E. 无出血亦无贫血

6. 遗传性凝血功能障碍常见的疾病是（　　）

A. 血小板无力症　　　　B. 维生素 K 缺乏症　　　　C. 血友病

D. 原发性血小板增多症　　E. 异常球蛋白血症

7. 能引起凝血功能障碍的疾病是（　　）

A. 再生障碍性贫血　　　　B. 单纯性紫癜　　　　C. 维生素 PP 缺乏症

D. 维生素 K 缺乏症　　　　E. 维生素 C 缺乏症

8. 血管壁功能异常所致的出血性疾病是（　　）

A. 过敏性紫癜　　　　　　　　　B. 血友病

C. 弥散性血管内凝血　　　　　　D. 特发性血小板减少性紫癜

E. 血小板增多症

9. 引起出血性疾病较常见的因素是（　　）

A. 血管外因素　　　　　B. 血小板因素　　　　C. 肝素或香豆类药物

D. 抗凝血物质活性增加　　E. 凝血因子缺乏

【B1 型题】

（10~11 题共用备选答案）

A. 四肢对称性紫癜　　　　B. 皮肤血肿　　　　C. 关节出血

D. 内脏出血　　　　　　　E. 手术时出血不止

10. 过敏性紫癜常表现为（　　）

11. 遗传性血小板无力症可表现为（　　）

（二）简答题

1. 皮肤黏膜出血的基本病因是什么？

2. 简述血小板异常的皮肤黏膜出血的特点。

（三）病史采集

简要病史：患者，男，15岁。因双下肢对称性出现皮肤紫癜1周。

请按标准住院病历要求，围绕主诉，如何询问患者现病史及相关病史？

（昌大平）

第五节　呼吸困难

（一）选择题

【A1 型题】

1. 吸气性呼吸困难的常见疾病是（　　　）

    A. 慢性支气管炎　　　　　B. 支气管异物　　　　　C. 支气管哮喘

    D. 肺炎球菌性肺炎　　　　E. 阻塞性肺气肿

2. 引起呼吸困难最常见的病因是（　　　）

    A. 呼吸系统疾病　　　　　B. 心血管疾病　　　　　C. 中毒

    D. 血液病　　　　　　　　E. 神经精神因素

3. 在呼吸系统疾病中，因突发呼吸困难（吸气或呼气）和/或哮鸣音，下列情况中最常见的是（　　　）

    A. 膈肌运动受限　　　　　B. 神经肌肉疾病　　　　C. 胸廓疾病

    D. 肺疾病　　　　　　　　E. 气道阻塞

4. 急性肺水肿咳痰的性状是（　　　）

    A. 脓性　　　　　　　　　B. 铁锈色　　　　　　　C. 棕红色

    D. 粉红色泡沫样　　　　　E. 巧克力样

5. 三凹征常见于（　　　）

    A. 吸气性呼吸困难　　　　B. 呼气性呼吸困难　　　C. 中毒性呼吸困难

    D. 心源性呼吸困难　　　　E. 神经精神性呼吸困难

6. 以下呼吸可见于严重代谢性酸中毒的是（　　　）

    A. 潮式呼吸　　　　　　　B. 比奥呼吸　　　　　　C. 库斯莫尔呼吸

    D. 叹息样呼吸　　　　　　E. 点头呼吸

7. 支气管哮喘患者呼吸困难的特点是（　　　）

    A. 间断性、吸气性呼吸困难　　　　B. 持续性吸气性呼吸困难

    C. 反复发作的呼气性呼吸困难　　　D. 间歇性叹息性呼吸困难

    E. 反复发作的混合性呼吸困难

8. 突发胸部剧烈刺痛伴呼吸困难和发绀，常见疾病是（　　　）

    A. 肺炎　　　　　　　　　B. 肺结核　　　　　　　C. 肺癌

    D. 肺梗死　　　　　　　　E. 渗出性胸膜炎

9. 严重吸气性呼吸困难最主要的特点是（　　　）

    A. 呼吸不规则　　　　　　B. 发绀明显　　　　　　C. 呼吸深而慢

    D. 出现三凹征　　　　　　E. 出现暂停呼吸

10. 下列选项中,引起混合性呼吸困难的疾病是( )
    A. 气胸   B. 喉痉挛   C. 气管异物
    D. 支气管哮喘   E. 慢性阻塞性肺疾病
11. 下列疾病中,可出现中毒性呼吸困难的是( )
    A. 癔症   B. 尿毒症   C. 脑出血
    D. 脑膜炎   E. 胸腔积液
12. 夜间阵发性呼吸困难最常见于( )
    A. 急性左心衰竭   B. 急性右心衰竭   C. 胸腔大量积液
    D. 慢性阻塞性肺疾病 E. 胸腔积液

【B1型题】
(13~17题共用备选答案)
    A. 气道阻塞   B. 心力衰竭   C. 尿毒症
    D. 重度贫血   E. 脑出血
13. 支气管哮喘所致呼吸困难的原因多为( )
14. 神经因素所致呼吸困难的原因多为( )
15. 血液病所致呼吸困难的原因多为( )
16. 心血管疾病所致呼吸困难的原因多为( )
17. 中毒性疾病所致呼吸困难的原因多为( )

(18~22题共用备选答案)
    A. 吸气性呼吸困难 B. 呼气性呼吸困难   C. 混合性呼吸困难
    D. 心源性呼吸困难 E. 中毒性呼吸困难
18. 喉部疾病或气管疾病导致的呼吸困难是( )
19. 肺部弹性减弱和/或小气管狭窄阻塞导致的呼吸困难是( )
20. 大面积肺不张导致的呼吸困难是( )
21. 急性左心衰竭导致的呼吸困难是( )
22. 急、慢性肾衰竭导致的呼吸困难是( )

(23~27题共用备选答案)
    A. 神经性呼吸困难 B. 血液性呼吸困难   C. 呼气性呼吸困难
    D. 心源性呼吸困难 E. 混合性呼吸困难
23. 颅脑重症疾病时导致的呼吸困难是( )
24. 大出血致重度贫血时导致的呼吸困难是( )
25. 心肌病所致的呼吸困难是( )
26. 弥漫性肺间质纤维化所致的呼吸困难是( )
27. 支气管哮喘导致的呼吸困难是( )

(28~32题共用备选答案)
    A. 糖尿病酮症酸中毒 B. 急性左心衰竭   C. 肺炎球菌性肺炎
    D. 气胸   E. 支气管哮喘
28. 发作性呼吸困难伴有哮鸣音多见于( )

29. 呼吸困难伴一侧胸痛多见于（　　　）

30. 呼吸困难伴大量泡沫痰多见于（　　　）

31. 呼吸困难伴昏迷多见于（　　　）

32. 呼吸困难伴发热、咳铁锈色痰多见于（　　　）

（二）简答题

1. 肺源性呼吸困难有哪些临床类型？各有何临床特点？

2. 简述左心衰竭发生呼吸困难的主要机制。

（三）病史采集

1. 简要病史　患者，男，36 岁。胸痛 12 日，呼吸困难、水肿 5 日。

请按标准住院病历要求，围绕主诉，询问患者现病史及相关病史。

2. 简要病史　患者，女，44 岁。右侧胸痛伴呼吸困难 1 周。

请按标准住院病历要求，围绕主诉，询问患者现病史及相关病史。

（马 杰）

第六节　咳嗽与咳痰

（一）选择题

【A1 型题】

1. 夜间咳嗽最常见的疾病是（　　　）

　　A. 百日咳　　　　　　　　B. 左心衰竭　　　　　　　C. 支气管扩张

　　D. 支气管肺癌　　　　　　E. 支气管内膜结核

2. 刺激性咳嗽最常见的疾病是（　　　）

　　A. 慢性支气管炎　　　　　B. 支气管扩张症　　　　　C. 支气管异物

　　D. 肺结核　　　　　　　　E. 肺气肿

3. 咳嗽声音嘶哑常见的疾病是（　　　）

　　A. 慢性支气管炎　　　　　B. 肺炎　　　　　　　　　C. 肺脓肿

　　D. 喉癌　　　　　　　　　E. 支气管扩张

4. 咳嗽、咳恶臭痰多见于疾病（　　　）

　　A. 慢性支气管炎　　　　　B. 肺炎　　　　　　　　　C. 肺脓肿

　　D. 肺结核　　　　　　　　E. 气胸

5. 咳嗽伴杵状指常见的疾病是（　　　）

　　A. 肺炎　　　　　　　　　B. 肺气肿　　　　　　　　C. 肺结核

　　D. 支气管扩张　　　　　　E. 支气管哮喘

6. 咳嗽伴哮鸣音常见于下列疾病中的（　　　）

　　A. 支气管哮喘　　　　　　B. 慢性支气管炎　　　　　C. 肺结核

　　D. 支气管内异物　　　　　E. 肺脓肿

7. 咳嗽声音呈金属调，常见于下列疾病中的（　　　）

　　A. 支气管扩张　　　　　　B. 纵隔肿瘤　　　　　　　C. 支气管内异物

D. 肺气肿　　　　　　　　　　E. 二尖瓣狭窄

8. 下列疾病中,可引起发作性咳嗽的疾病是(　　　)

    A. 肺结核　　　　　　　　B. 百日咳　　　　　　　　C. 支气管扩张

    D. 慢性支气管炎　　　　　E. 肺气肿

9. 可引起长期慢性咳嗽的常见疾病有(　　　)

    A. 百日咳　　　　　　　　B. 气管肿瘤　　　　　　　C. 急性咽喉炎

    D. 慢性支气管炎　　　　　E. 肺炎球菌性肺炎

10. 湿性咳嗽,常见于下列疾病中的(　　　)

    A. 胸膜炎　　　　　　　　B. 肺脓肿　　　　　　　　C. 急性喉炎

    D. 急性支气管炎初期　　　E. 肺结核初期

【A2 型题】

11. 患者,男,22岁。受凉后出现发热,最高达 T 39℃,伴有咳嗽、咳铁锈色痰伴胸痛 3 日就诊。最可能的诊断是(　　　)

    A. 肺炎球菌性肺炎　　　　B. 支气管肺癌　　　　　　C. 渗出性胸膜炎

    D. 自发性气胸　　　　　　E. 支气管扩张症

12. 患者,女,56岁。反复咳嗽、咳大量脓性痰,伴杵状指 4 年。最可能的诊断是(　　　)

    A. 二尖瓣狭窄　　　　　　B. 支气管肺癌　　　　　　C. 支气管扩张症

    D. 慢性支气管炎　　　　　E. 铜绿假单胞菌肺炎

13. 患者,男,43岁。发作性咳嗽、气喘 6 年,近日外出旅游后突发咳嗽、气喘。最可能的诊断是(　　　)

    A. 支气管肺癌　　　　　　B. 急性左心衰竭　　　　　C. 支气管哮喘

    D. 慢性支气管炎　　　　　E. 支气管内膜结核

14. 患者,男,47岁。反复咳嗽、咳痰、咯血 16 年,再发咯血 1 日,幼年时患过"麻疹并发肺炎"。体格检查:左下肺可闻及湿啰音,可见杵状指。最可能的诊断是(　　　)

    A. 肺结核　　　　　　　　B. 肺脓肿　　　　　　　　C. 支气管肺癌

    D. 支气管肺炎　　　　　　E. 支气管扩张

15. 患者,女,30岁。发热、咳嗽伴咳砖红色胶冻样痰 1 周。体格检查:T 37.8℃,双肺未闻及干湿啰音。最可能的诊断是(　　　)

    A. 肺结核　　　　　　　　B. 肺脓肿　　　　　　　　C. 支气管肺癌

    D. 肺炎克雷伯菌肺炎　　　E. 支气管扩张症

【B1 型题】

(16~18 题共用备选答案)

    A. 黄脓痰　　　　　　　　B. 草绿色痰　　　　　　　C. 粉红色泡沫样痰

    D. 铁锈色痰　　　　　　　E. 棕褐色痰

16. 呼吸道化脓性感染的痰色是(　　　)

17. 阿米巴肺脓肿的痰色是(　　　)

18. 急性肺水肿的痰色是(　　　)

（二）简答题

1. 引起咳嗽的常见原因有哪些？

2. 哪些原因可导致长期反复发作的湿性咳嗽？

（三）病史采集

简要病史：患者，男，23岁。发热、咳嗽1日。

请按标准住院病历要求，围绕主诉，询问患者现病史及相关病史。

（马　杰）

第七节　咯血

（一）选择题

【A1型题】

1. 咳嗽伴咯血最常见于（　　　）

    A. 支气管哮喘　　　　　　B. 肺结核　　　　　　C. 肺炎

    D. 肺脓肿　　　　　　　　E. 慢性支气管炎

2. 心血管疾病中引起咯血的最常见原因是（　　　）

    A. 左心衰竭　　　　　　　B. 先天性心脏病　　　　C. 高血压心脏病

    D. 冠心病　　　　　　　　E. 二尖瓣狭窄

3. 患者，男，35岁。咳嗽、咳痰伴低热3个月，痰中带血，X线胸片检查示右上肺淡片状阴影。最可能的诊断是（　　　）

    A. 肺炎　　　　　　　　　B. 支气管扩张症　　　　C. 肺结核

    D. 肺癌　　　　　　　　　E. 肺吸虫病

4. 患者，男，24岁。受凉后发热，体温最高39℃，阵发性咳嗽，咳铁锈色痰伴胸痛3日就诊。最先考虑的诊断是（　　　）

    A. 肺炎链球菌肺炎　　　　B. 支气管肺癌　　　　　C. 渗出性胸膜炎

    D. 自发性气胸　　　　　　E. 支气管扩张症

5. 少量咯血是指每日咯血量（　　　）

    A. <50ml　　　　　　　　B. <100ml　　　　　　C. <200ml

    D. <300ml　　　　　　　E. <500ml

6. 中等量咯血是指每日咯血量（　　　）

    A. >100ml　　　　　　　B. >500ml　　　　　　C. 100~500ml

    D. 500~800ml　　　　　E. 800~1 000ml

7. 下列选项中，大量咯血的血量是指（　　　）

    A. <50ml/24h　　　　　B. <100ml/24h　　　C. <200ml/24h

    D. <500ml/次　　　　　E. ≥300ml/次

8. 原发性支气管肺癌所致咯血的主要特点为（　　　）

    A. 咯大量鲜血　　　　　　B. 咯血伴大量脓痰　　　C. 持续或间断痰中带血

    D. 咯血伴发热　　　　　　E. 咯血伴皮肤黏膜出血

9. 大量咯血主要见于（　　　）

　　A. 慢性支气管炎　　　　　　　B. 肺癌

　　C. 慢性纤维空洞型肺结核　　　D. 风湿性心脏病伴二尖瓣狭窄

　　E. 肺脓肿

10. 引起咯血最常见的肺部疾病是（　　　）

　　A. 肺炎链球菌肺炎　　　B. 肺脓肿　　　　　　　C. 肺梗死

　　D. 肺结核　　　　　　　E. 肺癌

11. 咯血伴大量脓痰，最常见于下列疾病中的（　　　）

　　A. 慢性支气管炎　　　　　　　B. 肺癌

　　C. 肺炎　　　　　　　　　　　D. 慢性纤维空洞型肺结核合并感染

　　E. 风湿性心脏病二尖瓣狭窄

12. 咯血伴杵状指常见于（　　　）

　　A. 肺炎链球菌肺炎　　　B. 肺脓肿　　　　　　　C. 肺梗死

　　D. 肺结核　　　　　　　E. 胸腔积液

【B1 型题】

（13~14 题共用备选答案）

　　A. 肺结核　　　　　　　　　B. 支气管扩张症

　　C. 肺癌　　　　　　　　　　D. 风湿性心脏病二尖瓣狭窄

　　E. 肺梗死

13. 心血管疾病所致咯血的最常见原因是（　　　）

14. 呼吸系统疾病所致咯血的最常见原因是（　　　）

（15~18 题共用备选答案）

　　A. 大量咯血伴低热

　　B. 持续痰中带血伴霍纳综合征

　　C. 间断痰中带血

　　D. 间断咯血伴大量脓痰

　　E. 周期性咯血

15. 支气管子宫内膜异位症可见（　　　）

16. 支气管扩张症可见（　　　）

17. 肺结核空洞可见（　　　）

18. 支气管肺癌可见（　　　）

（二）简答题

1. 引起咯血的原因有哪些？

2. 简述咯血与呕血的鉴别要点。

（三）病史采集

简要病史：患者，男，28 岁。间断性咯血 1 周。

请按标准住院病历要求，围绕主诉，询问患者现病史及相关病史。

（马　杰）

第八节　发绀

（一）选择题

【A1 型题】

1. 血液中血红蛋白增多性发绀**不包括**（　　　）

　　A. 高铁血红蛋白血症　　　　　　B. 硫化血红蛋白血症

　　C. 先天性高铁血红蛋白血症　　　D. 高糖化血红蛋白血症

　　E. 高还原血红蛋白血症

2. 皮肤黏膜出现了发绀，是因为毛细血管内的还原血红蛋白超过了（　　　）

　　A. 20g/L　　　　　　　　B. 30g/L　　　　　　　　C. 40g/L

　　D. 50g/L　　　　　　　　E. 60g/L

3. 发绀主要是由于（　　　）

　　A. 还原血红蛋白增多　　　B. 氧合血红蛋白增多　　　C. 碳氧血红蛋白增多

　　D. 高铁血红蛋白增多　　　E. 糖化血红蛋白增多

4. 严重缺氧时**不会出现**发绀的疾病是（　　　）

　　A. 气胸　　　　　　　　B. 心力衰竭　　　　　　　C. 肺气肿

　　D. 严重贫血　　　　　　E. 呼吸道梗阻

5. 下列出现的发绀**不是**中心性发绀的疾病是（　　　）

　　A. 肺淤血　　　　　　　B. 肺水肿　　　　　　　　C. 阻塞性肺气肿

　　D. 发绀型先天性心脏病　E. 右心衰竭

6. 中心性发绀与周围性发绀的鉴别点在于（　　　）

　　A. 四肢与颜面发绀　　　B. 口腔黏膜发绀　　　　　C. 躯干发绀

　　D. 耳垂与鼻尖发绀　　　E. 皮肤温暖发绀可消失

7. 休克所致的发绀是（　　　）

　　A. 肺性发绀　　　　　　B. 中心性发绀　　　　　　C. 淤血性发绀

　　D. 缺血性发绀　　　　　E. 混合性发绀

8. 关于发绀，下列说法**不正确**的是（　　　）

　　A. 先天性心脏病可引起中心性发绀

　　B. 呼吸系统疾病可引起中心性发绀

　　C. 右心衰竭可引起中心性发绀

　　D. 严重休克时可引起周围性发绀

　　E. 加温后发绀消退为周围性发绀

【B1 型题】

（9~12 题共用备选答案）

　　A. 缺血性发绀　　　　　　B. 心性混血性发绀　　　　C. 肺性发绀

　　D. 淤血性发绀　　　　　　E. 混合性发绀

9. 法洛四联症出现的发绀属于（　　　）

10. 右心衰竭出现的发绀属于（　　　）

11. 阻塞性肺气肿出现的发绀属于（　　　）

12. 肺源性心脏病出现的发绀属于（　　　）

（二）简答题

1. 中心性发绀与周围性发绀有何区别？

2. 发绀的病因可分为哪两大类？

（三）病史采集

简要病史：患者，女，23岁。心悸、口唇发绀3年，再发1周。

请按标准住院病历要求，围绕主诉，如何询问患者现病史及相关病史？

（马　杰）

第九节　心悸

（一）选择题

【A1型题】

1. 关于心悸发作时临床表现的描述，**错误**的是（　　　）

    A. 心脏搏动可增强　　　　　　B. 心率可快可慢

    C. 心律可规则　　　　　　　　D. 常伴有血压降低或晕厥

    E. 心律可不规则

2. 生理性心悸的临床表现特点为（　　　）

    A. 持续时间长　　　　　　　　B. 反复发作

    C. 常伴有胸闷　　　　　　　　D. 一般不影响正常生活

    E. 常伴有血压降低或晕厥

3. 下列引起心悸的病因中**不是**病理性的是（　　　）

    A. 严重贫血　　　　B. 甲状腺功能亢进症　　　　C. 心脏扩大

    D. 服用阿托品　　　E. 情绪激动

4. 神经症所致心悸的常见伴随症状是（　　　）

    A. 头昏失明、耳鸣、疲乏、注意力不集中、记忆力减退

    B. 胸闷、气急、心前区疼痛、晕厥

    C. 血压降低、大汗

    D. 意识障碍，脉搏细速不能触及

    E. 脉搏短绌

5. 下面**不符合**病理性心悸的临床表现特点的是（　　　）

    A. 一般不影响正常生活　　　　B. 常伴有血压降低或晕厥

    C. 持续时间长　　　　　　　　D. 反复发作

    E. 常伴有胸闷

6. 病理性心脏搏动增强所致的心悸是（　　　）

    A. 左心室肥大　　　　B. 右心房肥大　　　　C. 房性期前收缩

    D. 左心房肥大　　　　E. 心房颤动

7. 引起心脏搏动增强的病理性原因是（　　　）

    A. 窦性心动过速　　　　　　　B. 精神过度紧张或情绪波动

    C. 病态窦房结综合征　　　　　D. 心血管神经症

    E. 甲状腺功能亢进症

【A2 型题】

8. 患者，女，36 岁。间断黑便 2 个月，乏力、活动后心慌 1 个月。体格检查：口唇及眼睑结膜苍白，心率 120 次/min，心尖区可闻及Ⅱ级收缩期杂音。化验检查示：Hb 55g/L。心率增快的原因是（　　　）

    A. 心肌炎　　　　B. 心瓣膜病　　　　C. 贫血　　　　D. 感染因素　　　　E. 风湿热

9. 患者，男，53 岁。心悸、胸闷 1 个月，突发胸痛 1 小时，呈持续性疼痛，伴呼吸困难，服用各种药物不能缓解。体格检查：心率 90 次/min，心音低，律不齐，未闻及期前收缩。最有可能的诊断是（　　　）

    A. 心肌梗死　　　　B. 心肌病　　　　C. 气胸　　　　D. 心包积液　　　　E. 心房颤动

【B1 型题】

（10~11 题共用备选答案）

    A. 应用阿托品后　　　　B. 应用甲状腺素后　　　　C. 心力衰竭

    D. 心脏神经症　　　　　E. 甲状腺功能亢进症

10. 心悸伴消瘦及出汗可见于（　　　）

11. 劳累后发生心悸可见于（　　　）

（二）简答题

1. 心悸伴有呼吸困难常见疾病有哪些？

2. 简述心悸的发生机制及临床表现。

（三）病史采集

简要病史：患者，男，28 岁。发作性心悸 3 年，再发 1 小时。

请按标准住院病历要求，围绕主诉，询问患者现病史及相关病史。

（马　杰）

第十节　恶心与呕吐

（一）选择题

【A1 型题】

1. 下列呕吐是由于刺激了化学感受器触发的病变是（　　　）

    A. 急性胃炎　　　　B. 肠梗阻　　　　C. 急性心肌梗死

    D. 泌尿系结石　　　E. 洋地黄中毒

2. 引起反射性呕吐的疾病是（　　　）

    A. 幽门梗阻　　　　B. 脑膜炎　　　　C. 脑炎　　　　D. 妊娠　　　　E. 尿毒症

3. 餐后 6 小时以上或数餐后呕吐，常见于（　　　）

    A. 神经症　　　　B. 颅内高压　　　　C. 妊娠呕吐　　　　D. 幽门梗阻　　　　E. 胃肠炎

4. 属于精神性呕吐的是（　　　）
    A. 迷路炎 　　　　　　　B. 妊娠呕吐 　　　　　　C. 尿毒症
    D. 癔症 　　　　　　　　E. 洋地黄中毒
5. 呕吐伴上腹痛、发热、黄疸常见于（　　　）
    A. 急性阑尾炎 　　　　　B. 急性胰腺炎 　　　　　C. 急性胆囊炎
    D. 急性胃炎 　　　　　　E. 肾结石
6. 呕吐伴上腹部节律性、周期性疼痛常见于（　　　）
    A. 幽门梗阻 　　　　　　B. 脑膜炎 　　　　　　　C. 消化性溃疡
    D. 妊娠 　　　　　　　　E. 尿毒症
7. 呕吐呈喷射状，伴头痛常见于（　　　）
    A. 食物中毒 　　　　　　B. 颅内高压 　　　　　　C. 胆石症
    D. 前庭器官病变 　　　　E. 幽门梗阻
8. 呕吐伴眩晕、眼球震颤提示（　　　）
    A. 急性胆囊炎 　　　　　B. 梅尼埃病 　　　　　　C. 脑瘤
    D. 幽门梗阻 　　　　　　E. 青光眼
9. 呕吐伴腹痛及肛门停止排便、排气常见于（　　　）
    A. 急性肠炎 　　　　　　B. 急性肠梗阻 　　　　　C. 急性胆囊炎
    D. 急性肝炎 　　　　　　E. 急性肾盂肾炎
10. 引起呕吐大量隔夜食物的疾病是（　　　）
    A. 幽门梗阻 　　　　　　B. 慢性胆囊炎 　　　　　C. 急性肝炎
    D. 胃、十二指肠溃疡 　　E. 急性糜烂性胃炎
11. 引起呕吐伴右上腹痛、发热、黄疸的疾病是（　　　）
    A. 急性肠炎 　　　　　　B. 急性胰腺炎 　　　　　C. 急性腹膜炎
    D. 急性肾盂肾炎 　　　　E. 急性化脓性胆管炎
12. 引起呕吐物多且有粪臭味的疾病是（　　　）
    A. 胃潴留 　　　　　　　B. 肠梗阻 　　　　　　　C. 十二指肠溃疡
    D. 幽门梗阻 　　　　　　E. 有机磷农药中毒
13. 餐后近期呕吐，伴腹泻，集体发病见于（　　　）
    A. 胃潴留 　　　　　　　B. 肠梗阻 　　　　　　　C. 十二指肠溃疡
    D. 幽门梗阻 　　　　　　E. 食物中毒

【A2 型题】

14. 患者，男，43 岁。因腹痛、呕吐 3 日就诊，呕吐大量酸臭食物。体检：可见胃型及蠕动波，有振水音。首先应考虑的诊断（　　　）
    A. 急性胃炎 　　　　　　B. 幽门梗阻 　　　　　　C. 机械性肠梗阻
    D. 麻痹性肠梗阻 　　　　E. 急性肠炎

【B1 型题】

（15~18 题共用备选答案）
    A. 迷路炎 　　　B. 肠梗阻 　　　C. 胆石症 　　　D. 幽门梗阻 　　　E. 食物中毒

15. 呕吐伴发热、寒战、黄疸及右上腹痛见于（　　）

16. 呕吐物量大有粪臭味见于（　　）

17. 呕吐大量隔夜宿食见于（　　）

18. 呕吐伴眩晕、眼球震颤见于（　　）

（二）简答题

1. 呕吐的常见病因有哪些？

2. 不同疾病引起的呕吐物各有何特点？

（三）病史采集

1. 简要病史　患者，男，15 岁。右上腹疼痛伴恶心 1 小时。

请按标准住院病历要求，围绕主诉，询问患者现病史及相关病史。

2. 简要病史　患者，男，42 岁。右上腹部隐痛不适 1 个月，呕吐 15 日。

请按标准住院病历要求，围绕主诉，询问患者现病史及相关病史。

（刘惠莲）

第十一节　呕血与便血

（一）选择题

【A1 型题】

1. 呕血最常见的病因是（　　）

  A. 胃炎   B. 肝胆疾病

  C. 胃、十二指肠溃疡   D. 血液病

  E. 肝硬化食管静脉曲张破裂

2. 关于呕血的颜色，说法正确的是（　　）

  A. 出血量大时咖啡色   B. 出血速度快时咖啡色

  C. 出血量小时鲜红   D. 出血量大出血速度快时鲜红

  E. 出血速度慢时鲜红

3. 呕血伴反复发作、周期性、节律性上腹疼痛，多见于（　　）

  A. 胃癌   B. 消化性溃疡   C. 胆囊炎

  D. 肝硬化   E. 胃炎

4. 黑便伴皮肤蜘蛛痣及肝掌，常见于（　　）

  A. 非特异性直肠炎   B. 直肠癌   C. 胆道疾患

  D. 肝硬化门静脉高压症   E. 肠道肿瘤

5. 上消化道出血所致便血的特点是（　　）

  A. 鲜血便   B. 洗肉水样粪便   C. 柏油样黑便

  D. 脓血便   E. 隐血便

6. 呕血伴黄疸的原因**不包括**（　　）

  A. 肝硬化   B. 胆管炎   C. 钩端螺旋体病

  D. 壶腹癌   E. 遗传性毛细血管扩张症

7. 中老年人呕血伴反复发作的、无明显规律的上腹痛,同时伴有厌食及进行性消瘦者,应考虑的疾病是（　　　）

    A. 慢性胃炎　　　　　　　　B. 消化性溃疡　　　　　　　C. 胃癌

    D. 幽门梗阻　　　　　　　　E. 慢性胰腺炎

8. 呕血伴黄疸常见于（　　　）

    A. 胃黏膜脱垂症　　　　　　B. 胆道疾病　　　　　　　　C. 幽门撕裂伤

    D. 消化性溃疡　　　　　　　E. 慢性胃炎

9. 引起便血的小肠疾病是（　　　）

    A. 结肠癌　　　　　　　　　　　B. 急性出血性坏死性肠炎

    C. 急性细菌性痢疾　　　　　　　D. 痔

    E. 非特异性溃疡性结肠炎

10. 便血伴皮肤黏膜出血常见于（　　　）

    A. 血液病　　　　　　　　　B. 消化性溃疡　　　　　　　C. 胃癌

    D. 幽门梗阻　　　　　　　　E. 慢性胰腺炎

11. 呕血伴脾大、腹壁静脉曲张、腹水,常提示（　　　）

    A. 消化性溃疡　　　　　　　　B. 直肠癌

    C. 胆道疾患　　　　　　　　　D. 肝硬化门静脉高压症

    E. 肠道肿瘤

12. 患者大便为洗肉水样血便,并有腥臭味,常见于（　　　）

    A. 急性细菌性痢疾　　　　　　B. 直肠癌

    C. 结肠癌　　　　　　　　　　D. 急性出血性坏死性肠炎

    E. 溃疡性结肠炎

13. 呕血伴肝区疼痛、肝大、质硬、表面凹凸不平或有结节,常提示（　　　）

    A. 肝癌　　　　　　　　　　B. 直肠癌　　　　　　　　　C. 肝硬化

    D. 慢性肝炎　　　　　　　　E. 溃疡性结肠炎

14. 呕血伴无规律性的慢性上腹痛,并有厌食、消瘦、贫血,常提示（　　　）

    A. 肝癌　　　　　　　　　　B. 直肠癌　　　　　　　　　C. 肝硬化

    D. 胃癌　　　　　　　　　　E. 溃疡性结肠炎

15. 关于呕血的描述,**不正确**的是（　　　）

    A. 病因最常见于消化性溃疡　　　B. 出血方式为呕出

    C. 血中混有食物残渣、胃液　　　D. 酸碱反应为碱性

    E. 出血前有上腹部不适、恶心、呕吐

16. 鲜血不与粪便混合,喷射出鲜血,常见于（　　　）

    A. 急性细菌性痢疾　　　　　B. 直肠癌　　　　　　　　　C. 痔

    D. 结肠癌　　　　　　　　　E. 溃疡性结肠炎

17. 急性感染性疾病引起的便血常伴有（　　　）

    A. 皮肤黏膜出血　　　　　　B. 呕血　　　　　　　　　　C. 腹部包块

    D. 慢性腹痛　　　　　　　　E. 腥臭味

18. 引起便血的小肠疾病是（　　）
    A. 溃疡性结肠炎　　　　　B. 急性细菌性痢疾　　　　C. 阿米巴痢疾
    D. 胃溃疡　　　　　　　　E. 急性出血性坏死性肠炎

19. 引起便血的结肠疾病是（　　）
    A. 克罗恩病　　　　　　　B. 急性细菌性痢疾　　　　C. 肠结核
    D. 十二指肠球部溃疡　　　E. 急性出血性坏死性肠炎

20. 上消化道出血的部位**不包括**（　　）
    A. 口、咽　　　　　　　　B. 食管　　　　　　　　　C. 胃、十二指肠
    D. 肝、胆　　　　　　　　E. 胰腺

21. 引起呕血的病因**不包括**（　　）
    A. 食管疾病　　　　　　　B. 胃、十二指肠溃疡　　　C. 胰腺疾病
    D. 肝胆疾病　　　　　　　E. 空回肠疾病

22. 脓血便**不见于**（　　）
    A. 急性细菌性痢疾　　　　B. 直肠癌　　　　　　　　C. 局限性肠炎
    D. 结肠癌　　　　　　　　E. 溃疡性结肠炎

23. 引起便血的全身性疾病**不包括**（　　）
    A. 白血病　　　　　　　　B. 重症肝炎　　　　　　　C. 尿毒症
    D. 消化性溃疡　　　　　　E. 流行性出血热

24. 便血伴腹部包块**不见于**（　　）
    A. 结肠癌　　　　　　　　B. 肠结核　　　　　　　　C. 小肠恶性淋巴瘤
    D. 肠套叠　　　　　　　　E. 消化性溃疡

25. 隐血便的出血量为（　　）
    A. <5ml　　　　B. ≤10ml　　　　C. ≤20ml　　　　D. ≤25ml　　　　E. 50ml

26. 便血、血色鲜红，不与粪便混合，仅黏附于粪便表面，常提示（　　）
    A. 上消化道出血　　　　　B. 十二指肠出血　　　　　C. 小肠出血
    D. 食管出血　　　　　　　E. 肛门或肛管疾病出血

27. 鲜血便常见于（　　）
    A. 十二指肠溃疡并发出血　　　B. 肛裂
    C. 急性胃炎　　　　　　　　　D. 肝硬化食管静脉破裂出血
    E. 胃出血

【A2 型题】

28. 患者，女，45 岁。排便疼痛伴鲜红色血便 3 日，出血最可能来自（　　）
    A. 胃　　　　B. 直肠　　　　C. 空肠　　　　D. 降结肠　　　　E. 十二指肠

29. 患者，男，35 岁。上腹灼痛 2 个月，柏油样大便 2 日。最可能的诊断是（　　）
    A. 痔出血　　　　　　　　B. 乙状结肠出血　　　　　C. 直肠癌出血
    D. 肛裂出血　　　　　　　E. 胃或十二指肠溃疡出血

30. 患者，女，65 岁。发现乙肝 10 余年，今日进食鱼汤后突然出现呕血。呕血的原因最有可能是（　　）

A. 胃癌　　　　　　　　　　　B. 胃溃疡出血

C. 急性胃黏膜病变　　　　　　D. 食管-胃底静脉曲张破裂出血

E. 反流性食管炎

【B1 型题】

（31~33 题共用备选答案）

A. 柏油样便　　　　　B. 果酱样脓血便　　　　C. 隐血便

D. 黏液脓性鲜血便　　E. 洗肉水样便

31. 胃溃疡见于（　　　　）

32. 急性出血性坏死性肠炎见于（　　　　）

33. 粪便颜色无改变,隐血试验阳性见于（　　　　）

（34~36 题共用备选答案）

A. 小肠疾病　　　　　B. 结肠疾病　　　　　　C. 肛门或直肠疾病

D. 直肠癌　　　　　　E. 血液系统疾病

34. 便血伴下腹部疼痛多见于 （　　　　）

35. 便血伴里急后重、肛门坠胀感提示 （　　　　）

36. 无痛性鲜血便应警惕（　　　　）

（二）简答题

1. 呕血的常见病因有哪些?

2. 呕血的临床表现有哪些?

3. 黑便或隐血试验假阳性见于哪些情况?

（三）病史采集

简要病史:患者,男,35 岁。反复上腹部疼痛 2 年,呕血 3 日。

请按标准住院病历要求,围绕主诉,询问患者现病史及相关病史。

（刘惠莲）

第十二节　腹泻

（一）选择题

【A1 型题】

1. 慢性腹泻是指腹泻病程超过（　　　　）

A. 3 个月　　　B. 2 个月　　　C. 1 个月　　　D. 3 周　　　E. 2 周

2. 腹泻伴重度脱水见于（　　　　）

A. 吸收不良综合征　　　　　B. 甲状腺危象

C. 霍乱　　　　　　　　　　D. 血吸虫病

E. 慢性非特异性溃疡性结肠炎

3. 霍乱引起的腹泻属于（　　　　）

A. 肠蠕动增强性腹泻　　　B. 吸收不良性腹泻　　　C. 分泌性腹泻

D. 渗透性腹泻　　　　　　E. 电解质吸收障碍性腹泻

4. 患者，男，24 岁。腹泻伴发热 10 日，腹部皮肤可见数个玫瑰疹。最可能的诊断是
（　　）
    A. 急性细菌性痢疾　　　　　　B. 伤寒或副伤寒　　　　　C. 肠结核
    D. 霍乱　　　　　　　　　　　E. 细菌性食物中毒
5. 腹泻伴脐周腹痛，粪便呈糊状或水样，不伴里急后重。最可能的诊断是（　　）
    A. 细菌性痢疾　　　　　　　　B. 溃疡性结肠炎　　　　　C. 小肠病变
    D. 直肠癌　　　　　　　　　　E. 胃泌素瘤
6. 腹泻伴里急后重者不常见于（　　）
    A. 急性胃炎　　　　　　　　　B. 细菌性痢疾
    C. 直肠癌　　　　　　　　　　D. 克罗恩病
    E. 肠易激综合征
7. 腹泻伴脓血便常见于（　　）
    A. 急性细菌性痢疾　　　　　　B. 急性出血性坏死性肠炎
    C. 局限性肠炎　　　　　　　　D. 细菌性食物中毒
    E. 克罗恩病
8. 腹泻伴腹部包块常提示（　　）
    A. 消化系统肿瘤　　　　　　　B. 胃泌素瘤
    C. 溃疡性结肠炎　　　　　　　D. 慢性细菌性痢疾
    E. 急性出血性坏死性肠炎
9. 腹痛位于左下腹部伴腹泻、脓血便，常提示（　　）
    A. 阿米巴痢疾　　　　　　　　B. 胃癌　　　　　　　　　C. 急性胰腺炎
    D. 病毒性肝炎　　　　　　　　E. 细菌性痢疾
10. 慢性腹泻最常见的病因是（　　）
    A. 肠源性腹泻　　　　　　　　B. 胃源性腹泻　　　　　　C. 胰源性腹泻
    D. 肝源性腹泻　　　　　　　　E. 胆源性腹泻
11. 粪便呈米泔样最可能的疾病是（　　）
    A. 细菌性食物中毒　　　　　　B. 霍乱或副霍乱　　　　　C. 阿米巴痢疾
    D. 胰腺炎　　　　　　　　　　E. 病毒性肠炎
12. 粪便呈脓血样伴发热，最可能的诊断是（　　）
    A. 食物中毒　　　　　　　　　B. 阿米巴痢疾　　　　　　C. 病毒性肠炎
    D. 急性胰腺炎　　　　　　　　E. 急性细菌性痢疾
13. 黏液血便伴里急后重常见于（　　）
    A. 败血症　　　　　　　　　　B. 结肠癌　　　　　　　　C. 放射性肠炎
    D. 肠结核　　　　　　　　　　E. 消化性溃疡
14. 霍乱排出大量水样便，主要是因为（　　）
    A. 吸收不良　　　　　　　　　B. 炎症引起的渗出性腹泻
    C. 肠蠕动加速　　　　　　　　D. 肠内渗透压过高
    E. 毒素作用使小肠分泌液增多

15. 长期腹泻,明显消瘦,腹部发现包块,常见于( )
    A. 结肠癌　　　　　　　B. 急性肠炎　　　　　　C. 肠易激综合征
    D. 细菌性食物中毒　　　E. 溃疡性结肠炎

16. 腹泻伴皮疹或皮下出血常见于( )
    A. 溃疡性结肠炎　　　　B. 败血症　　　　　　　C. 克罗恩病
    D. 霍乱　　　　　　　　E. 阿米巴痢疾

17. 属于渗透性腹泻的情况是( )
    A. 霍乱　　　　　　　　B. 甲状腺功能亢进症　　C. 口服甘露醇
    D. 肠结核　　　　　　　E. 急性胰腺炎

18. 下列疾病所致的腹泻**不属于**渗出性腹泻的是( )
    A. 细菌性痢疾　　　　　B. 溃疡性结肠炎　　　　C. 胃泌素瘤
    D. 肠结核　　　　　　　E. 克罗恩病

19. 下列引起腹泻的疾病中,属于肠道非感染性病变的是( )
    A. 溃疡性结肠炎　　　　B. 血吸虫病　　　　　　C. 伤寒
    D. 阿米巴痢疾　　　　　E. 肠结核

20. 下列可引起急性腹泻的疾病是( )
    A. 肠结核　　　　　　　B. 克罗恩病　　　　　　C. 血吸虫病
    D. 细菌性食物中毒　　　E. 糖尿病性肠病

21. 便秘与腹泻交替出现常见于( )
    A. 肠伤寒　　　　　　　B. 结肠癌　　　　　　　C. 溃疡性结肠炎
    D. 肠结核　　　　　　　E. 肠易激综合征

【A2 型题】

22. 患者,女,36 岁。近 2 周来经常腹痛、腹泻,粪便呈洗肉水样,伴有特殊腥臭味。最可能诊断是( )
    A. 阿米巴痢疾　　　　　B. 细菌性痢疾　　　　　C. 溃疡性结肠炎
    D. 肠伤寒　　　　　　　E. 急性出血坏死性肠炎

23. 患者,女,32 岁。患甲状腺功能亢进症 2 年,近日排便次数增多,每日 4~6 次不等,粪质稀薄,粪内有未消化的食物,其余无异常。该腹泻的主要机制是( )
    A. 分泌性腹泻　　　　　B. 渗透性腹泻　　　　　C. 渗出性腹泻
    D. 动力性腹泻　　　　　E. 吸收不良性腹泻

24. 患者,男,32 岁。腹泻与便秘交替 4 个月,伴有发热,体温多在午后升高,夜间有盗汗,3 年前曾患肺结核。体检:轻度贫血,心肺(-),腹平软,右下腹轻度压痛,粪便检查(-)。最可能的诊断是( )
    A. 肠结核　　　　　　　B. 溃疡性结肠炎　　　　C. 肠易激综合征
    D. 肠伤寒　　　　　　　E. 结肠癌

25. 患者,男,30 岁。2 日前出现发热、腹痛腹泻,伴有脓血便,里急后重,左下腹压痛。最可能的诊断是( )
    A. 急性细菌性痢疾　　　B. 急性胰腺炎　　　　　C. 急性阑尾炎
    D. 急性食物中毒　　　　E. 阿米巴痢疾

26. 患者，女，58 岁。近 1 个月来经常腹痛腹泻，粪便呈果酱样伴腥臭味，右下腹压痛明显。最可能的诊断是（　　　）

    A. 细菌性痢疾　　　　　B. 阿米巴痢疾　　　　　C. 阑尾炎

    D. 食物中毒　　　　　　E. 胰腺炎

【B1 型题】

（27~29 题共用备选答案）

    A. 洗肉水样便　　　　　B. 暗红色果酱样脓血便　　　C. 柏油样便

    D. 黏液脓血便　　　　　E. 米泔水样便

27. 阿米巴痢疾腹泻时粪便呈（　　　）

28. 急性出血坏死性肠炎腹泻时粪便呈（　　　）

29. 急性细菌性痢疾腹泻时粪便呈（　　　）

（30~32 题共用备选答案）

    A. 分泌性腹泻　　　　　B. 渗透性腹泻　　　　　C. 渗出性腹泻

    D. 动力性腹泻　　　　　E. 吸收不良性腹泻

30. 霍乱属于（　　　）

31. 小肠大部分切除属于（　　　）

32. 口服硫酸镁属于（　　　）

（33~35 题共用备选答案）

    A. 便后滴血　　　　　　B. 柏油样便　　　　　　C. 洗肉水样便

    D. 果酱样脓血便　　　　E. 伴里急后重

33. 结肠癌可见（　　　）

34. 十二指肠球部溃疡可见（　　　）

35. 痔可见（　　　）

（二）简答题

1. 腹泻伴发热者常见疾病有哪些？

2. 渗出性腹泻和动力性腹泻有哪些区别？

3. 简述急性腹泻的病因。

（三）病史采集

简要病史：患者，女，65 岁。发热伴腹泻 5 日。

请按标准住院病历要求，围绕主诉，询问患者现病史及相关病史。

（刘惠莲）

第十三节　便秘

（一）选择题

【A1 型题】

1. 引起器质性便秘的病因是（　　　）

    A. 滥用泻药　　　　　　B. 进食量过少　　　　　C. 长期卧床

D. 先天性巨结肠　　　　E. 肠易激综合征

2. 引起功能性便秘的病因是（　　　）

　　A. 结肠冗长　　　　　B. 先天性巨结肠　　　　C. 肠粘连

　　D. 肠梗阻　　　　　　E. 结肠肿瘤

3. 便秘与腹泻交替出现常见于（　　　）

　　A. 肠伤寒　　　　　　B. 结肠癌　　　　　　　C. 溃疡性结肠炎

　　D. 肠结核　　　　　　E. 肠易激综合征

4. 急性便秘多见于（　　　）

　　A. 结肠肿瘤　　　　　B. 痔　　　　　　　　　C. 肠梗阻

　　D. 肠易激综合征　　　E. 溃疡性结肠炎

5. 慢性习惯性便秘多发生于（　　　）

　　A. 结肠肿瘤　　　　　B. 经产妇女　　　　　　C. 肠梗阻

　　D. 肠易激综合征　　　E. 溃疡性结肠炎

【B1 型题】

（6~8 题共用备选答案）

　　A. 结肠肿瘤　　　　　B. 老年体弱　　　　　　C. 铅中毒

　　D. 肠易激综合征　　　E. 溃疡性结肠炎

6. 结肠运动功能紊乱引起的便秘是（　　　）

7. 结肠机械梗阻引起的便秘是（　　　）

8. 代谢及内分泌疾病引起的便秘是（　　　）

（二）简答题

1. 功能性便秘的症状特点有哪些？

2. 便秘的病因有哪些？

（三）病史采集

简要病史：患者，男，65 岁。腹痛、便秘 3 个月。

请按标准住院病历要求，围绕主诉，询问患者现病史及相关病史。

（刘惠莲）

第十四节　黄疸

（一）选择题

【A1 型题】

1. 出现肉眼可见的黄疸，血液中胆红素浓度应是（　　　）

　　A. >1.7μmol/L　　　　B. >6.8μmol/L　　　　　C. >17.1μmol/L

　　D. >34.2μmol/L　　　 E. >68μmol/L

2. 血清中胆红素的主要来源于（　　　）

　　A. 血红蛋白　　　　　B. 肌红蛋白　　　　　　C. 细胞色素酶

　　D. 过氧化物酶　　　　E. 过氧化氢酶

3. 可引起胆汁淤积性黄疸的疾病是（　　）
　　A. 胆总管结石　　　　　　　B. 败血症　　　　　　　　C. 地中海贫血
　　D. 蚕豆病　　　　　　　　　E. 肝硬化

4. 可发生肝细胞性黄疸的疾病是（　　）
　　A. 自身免疫性溶血性贫血　　　　B. 肝细胞广泛损害的疾病
　　C. 杜-约综合征　　　　　　　　D. 原发性胆汁性肝硬化
　　E. 胆总管结石

5. 旁路胆红素**不包括**（　　）
　　A. 过氧化物酶　　　　　　B. 细胞色素氧化酶　　　　C. 幼稚红细胞
　　D. 肌红蛋白　　　　　　　E. 衰老红细胞

6. **不属于**后天获得性溶血性黄疸的是（　　）
　　A. 自身免疫性溶血性贫血　　　　B. 地中海贫血
　　C. 新生儿溶血　　　　　　　　　D. 伯氨喹引起的溶血
　　E. 蛇毒引起的贫血

7. **不属于**胆汁淤积性黄疸的是（　　）
　　A. 肝内胆管结石　　　　　　　B. 长期服用甲睾酮所致黄疸
　　C. 肝硬化　　　　　　　　　　D. 妊娠复发性黄疸
　　E. 淤胆型肝炎

8. 可引起肝细胞性黄疸的疾病是（　　）
　　A. 蚕豆病　　　　　　　　　　B. 原发性胆汁性肝硬化
　　C. 胆总管结石　　　　　　　　D. 中毒性肝炎
　　E. 淤胆型肝炎

9. 区别肝外或肝内胆管阻塞部位的最佳检查是（　　）
　　A. X线检查　　　　　　　　　B. CT
　　C. B型超声波　　　　　　　　D. 经内镜逆行胆胰管成像
　　E. 经皮穿刺肝胆道成像

10. **不属于**先天性非溶血性黄疸的是（　　）
　　A. 吉尔伯特综合征　　　　B. 克-纳综合征　　　　C. 米里齐综合征
　　D. 罗托综合征　　　　　　E. 杜-约综合征

11. 全身黄疸粪便呈白陶土色常见于（　　）
　　A. 胰头癌　　　　　　　　B. 溶血性贫血　　　　　C. 钩端螺旋体病
　　D. 肝硬化　　　　　　　　E. 重症肝炎

12. 血总胆红素和非结合胆红素增高、结合胆红素下降、粪便颜色加深常提示（　　）
　　A. 溶血性黄疸　　　　　　　B. 肝细胞性黄疸　　　　　C. 胆汁淤积性黄疸
　　D. 罗托综合征　　　　　　　E. 核黄疸

13. 下列易出现溶血性黄疸的药物是（　　）
　　A. 氯丙嗪　　　　　　　　B. 卡铂　　　　　　　　　C. 伯氨喹
　　D. 甲睾酮　　　　　　　　E. 甲基硫氧嘧啶片

14. 下列有助于鉴别肝细胞性黄疸和胆汁淤积性黄疸的是（　　）

    A. 尿胆原定性和定量检查　　　　B. 有无血红蛋白尿

    C. 尿胆红素阳性　　　　　　　　D. 血中结合胆红素增高

    E. 皮肤黏膜颜色

15. 查科三联征常提示（　　）

    A. 肝脓肿　　　　　　　　B. 急性化脓性胆管炎　　　　C. 胆道蛔虫症

    D. 原发性肝癌　　　　　　E. 钩端螺旋体病

16. 尿中胆红素阴性可见于（　　）

    A. 急性胆囊炎　　　　　　B. 溶血性贫血　　　　　　　C. 胆道蛔虫症

    D. 肝硬化　　　　　　　　E. 钩端螺旋体病

17. 黄疸伴腹水多见于（　　）

    A. 肝炎　　　　　　　　　B. 急性胆管炎　　　　　　　C. 胰头癌

    D. 败血症　　　　　　　　E. 肝硬化失代偿期

18. 下列引起的黄疸主要为肝细胞性黄疸的疾病是（　　）

    A. 胆总管结石　　　　　　B. 病毒性肝炎　　　　　　　C. 蚕豆病

    D. 原发性胆汁性肝硬化　　E. 胆道蛔虫症

19. 能引起脂溶性维生素缺乏的疾病是（　　）

    A. 溶血性黄疸　　　　　　B. 肝细胞性黄疸　　　　　　C. 胆汁淤积性黄疸

    D. 先天性黄疸　　　　　　E. 假性黄疸

【A2 型题】

20. 患者，男，5 岁。因进食蚕豆而出现寒战、高热、头痛、呕吐，皮肤黏膜发黄，尿呈酱油色。此患者的黄疸属于（　　）

    A. 溶血性黄疸　　　　　　B. 肝细胞性黄疸　　　　　　C. 胆汁淤积性黄疸

    D. 假性黄疸　　　　　　　E. 先天性非溶血性黄疸

21. 患者，男，58 岁。1 个月前出现巩膜黄染伴皮肤瘙痒，呈进行性加重，消瘦明显，尿色深，粪便颜色浅。该患者最可能的诊断是（　　）

    A. 肝硬化　　　　　　　　B. 胆道蛔虫症　　　　　　　C. 胆总管结石

    D. 胰头癌　　　　　　　　E. 败血症

22. 患者，男，67 岁。2 个月前出现巩膜黄染，呈进行性加深，右上腹持续胀痛，消瘦明显。该患者最可能的诊断是（　　）

    A. 病毒性肝炎　　　　　　B. 肝硬化　　　　　　　　　C. 原发性肝癌

    D. 胆道蛔虫症　　　　　　E. 胆石症

【B1 型题】

（23~24 题共用备选答案）

    A. 溶血性黄疸　　　　　　B. 肝细胞性黄疸　　　　　　C. 胆汁淤积性黄疸

    D. 假性黄疸　　　　　　　E. 先天性非溶血性黄疸

23. 排出酱油或浓茶色尿液的黄疸是（　　）

24. 有皮肤瘙痒，并排出白陶土色粪便的黄疸是（　　）

（25~29题共用备选答案）

    A. 溶血性黄疸　　　　　　B. 肝细胞性黄疸　　　　　　C. 胆汁淤积性黄疸

    D. 克-纳综合征　　　　　　E. 罗托综合征

25. 血清中非结合胆红素增高故可产生核黄疸（见于新生儿）（　　　）

26. 血清中结合胆红素增加（　　　）

27. 血清中结合胆红素与非结合胆红素均增加（　　　）

28. 血清中总胆红素增加以非结合胆红素为主（　　　）

29. 血清中胆红素增加（　　　）

（二）简答题

1. 黄疸的概念是什么？

2. 简述黄疸的分类及病因。

3. 溶血性黄疸的发生机制是什么？

4. 简述肝细胞性黄疸的临床表现。

（三）病史采集

简要病史：患者，女，45岁。右上腹疼痛伴巩膜、皮肤黄染5日。

请按标准住院病历要求，围绕主诉，如何询问患者现病史及相关病史？

（刘惠莲）

第十五节　血尿

（一）选择题

【A1 型题】

1. **不会**引起血尿的疾病是（　　　）

    A. 肾小球疾病　　　　　　B. 泌尿系结石　　　　　　C. 血液病

    D. 化学品或药品　　　　　E. 代谢性疾病

2. 下列关于血尿的描述，**不正确**的是（　　　）

    A. 血尿伴肾绞痛是肾结石的特征

    B. 伴排尿困难不可能见于尿道结石

    C. 尿频、尿急、尿痛见于膀胱炎

    D. 伴水肿、高血压、蛋白尿见于肾小球肾炎

    E. 伴单侧肾肿块见于肿瘤、肾积水和肾囊肿

3. 血尿最常见的原因是（　　　）

    A. 钩端螺旋体病　　　　　B. 盆腔炎　　　　　　　　C. 运动后血尿

    D. 泌尿系结石　　　　　　E. 泌尿系外伤

【B1 型题】

（4~8题共用备选答案）

    A. 血尿伴肾绞痛　　　　　　　B. 血尿伴膀胱刺激征

    C. 血尿伴肾肿块　　　　　　　D. 血尿伴排尿困难、尿流中断

    E. 血尿合并乳糜尿

4. 膀胱结石可见（　　　　）

5. 膀胱肿瘤可见（　　　　）

6. 先天性多囊肾可见（　　　　）

7. 丝虫病可见（　　　　）

8. 输尿管结石可见（　　　　）

（二）简答题

1. 血尿伴膀胱刺激征（尿频、尿急、尿痛）常见疾病有哪些？

2. 血尿的原因有哪几类？

（三）病史采集

1. 简要病史　患者，男，21 岁。肉眼血尿伴双下肢水肿 5 日门诊就诊。

请按标准住院病历要求，围绕主诉，如何询问患者现病史及相关病史？

2. 简要病史　患者，男，48 岁。左侧腰痛伴血尿 3 月门诊入院。

请按标准住院病历要求，围绕主诉，询问患者现病史及相关病史。

（吴晓华）

第十六节　尿频、尿急、尿痛

（一）选择题

【A1 型题】

1. 肉眼全程血尿，伴有尿频、尿急、尿痛，尿流中断，常见于疾病（　　　　）

  A. 急性膀胱炎　　　　　　B. 膀胱结石　　　　　　C. 膀胱癌

  D. 前列腺炎　　　　　　　E. 尿道肉阜

2. 尿路感染诊断的最重要依据是（　　　　）

  A. 有尿频、尿急、尿痛症状　　　B. 腰痛和肾区叩痛

  C. 有真性细菌尿　　　　　　　　D. 有白细胞尿

  E. 有蛋白管型

3. 膀胱刺激征是指（　　　　）

  A. 尿急、尿痛、血尿　　　　　　B. 尿频、尿痛、排尿困难

  C. 尿频、尿急、排尿困难　　　　D. 尿频、尿急、尿痛

  E. 尿痛、血尿、排尿困难

【A2 型题】

4. 患者，女，23 岁。右腰痛伴发热、尿频、尿急、尿痛 3 日住院，6 年前有类似病史。尿常规示白细胞 20~30 个/HP，红细胞 6 个/HP，蛋白（++），血常规白细胞总数升高。泌尿系 B 超检查及静脉肾盂造影未见异常。最可能的诊断是（　　　　）

  A. 急性膀胱炎　　　　　　B. 慢性膀胱炎　　　　　　C. 急性肾盂肾炎

  D. 慢性肾盂肾炎　　　　　E. 慢性肾盂肾炎急性发作

5. 患者，女，28 岁。突然寒战，高热，伴腰痛，尿频尿急尿痛 2 日就诊。体格检查：肾区有叩击痛。尿常规：尿蛋白（++++），镜检白细胞满视野，白细胞管型 1~2 个/HP。最可

能的诊断是（　　）

    A. 急性肾小球肾炎   B. 急性肾盂肾炎

    C. 慢性肾小球肾炎急性发作   D. 慢性肾盂肾炎，隐匿性

    E. 急性膀胱炎

【B1 型题】

（6~10 题共用备选答案）

    A. 膀胱刺激征并发热、脓尿

    B. 膀胱刺激征并发血尿

    C. 膀胱刺激征并发排尿终末疼痛

    D. 膀胱刺激征并发耻骨上隐痛放射到腹股沟

    E. 50 岁以上男性尿频并发进行性排尿困难

6. 急性前列腺炎可见（　　）

7. 膀胱结核可见（　　）

8. 急性膀胱炎可见（　　）

9. 前列腺增生可见（　　）

10. 输尿管末端结石可见（　　）

（二）简答题

1. 何为膀胱刺激征？

2. 病理性尿频有哪几种情况？

（三）病史采集

简要病史：患者，女，38 岁。因尿频、尿急、尿痛 1 周门诊就诊。

请按标准住院病历要求，围绕主诉。询问患者现病史及相关病史？

（吴晓华）

第十七节　眩晕

（一）选择题

【A1 型题】

1. 下列疾病可能引起周围性眩晕的是（　　）

    A. 脑动脉粥样硬化   B. 高血压脑病   C. 延髓空洞症

    D. 梅尼埃病   E. 小脑肿瘤

2. 临床表现为多在发热或上呼吸道感染后突然出现眩晕，伴恶心、呕吐，一般无耳鸣及听力减退的疾病是（　　）

    A. 前庭神经元炎   B. 梅尼埃病   C. 迷路炎

    D. 链霉素中毒   E. 晕动病

【A2 型题】

3. 患者，男，38 岁。3 日前感冒发热后出现眩晕，伴恶心、呕吐，无耳鸣及听力减退，持续近 7 周痊愈，以后未再复发。最可能的诊断是（　　）

A. 梅尼埃病   B. 迷路炎   C. 前庭神经元炎

D. 位置性眩晕   E. 晕动病

4. 患者，女，38 岁。近 2 年时有发作性眩晕，伴耳鸣、听力减退、恶心、呕吐及眼球震颤，每次发作持续 3~5 日。最可能的诊断是（   ）

A. 迷路炎   B. 前庭神经元炎   C. 小脑肿瘤

D. 梅尼埃病   E. 位置性眩晕

【B1 型题】

（5~9 题共用备选答案）

A. 见于晕船、晕车等，常伴恶心、呕吐、面色苍白、出冷汗

B. 患者头部处在一定位置时出现眩晕和眼球震颤

C. 以发作性眩晕伴耳鸣、听力减退及眼球震颤为主要特点

D. 有不同程度眩晕，一般不伴听力减退、眼球震颤，少有耳鸣

E. 多为渐进性眩晕伴耳鸣、听力减退，常伴有口周及四肢发麻等

5. 位置性眩晕（   ）

6. 梅尼埃病（   ）

7. 内耳药物中毒（   ）

8. 高血压（   ）

9. 晕动病（   ）

（二）简答题

1. 梅尼埃病所致眩晕有何特点？

2. 椎-基底动脉供血不足引起的眩晕属于周围性眩晕还是中枢性眩晕？其发生机制有哪些？

（三）病史采集

简要病史：患者，女，23 岁。阵发性头晕伴耳鸣、呕吐 5 年，加重 2 小时门诊就诊。

请按标准住院病历要求，围绕主诉，询问患者现病史及相关病史。

（吴晓华）

第十八节　晕厥

（一）选择题

【A1 型题】

1. 各种刺激通过迷走神经反射，引起短暂的血管床扩张，回心血量减少、心排血量减少、血压下降致脑供血不足导致晕厥的是（   ）

A. 直立性低血压   B. 单纯性晕厥   C. 排尿性晕厥

D. 心源性晕厥   E. 脑源性晕厥

2. 心源性晕厥最严重的疾病是（   ）

A. 阿-斯综合征   B. 心力衰竭   C. 心绞痛

D. 心肌病   E. 心脏瓣膜病

3. **不属于**血管舒缩障碍导致的晕厥是（　　　）

    A. 咳嗽性晕厥　　　　　　B. 疼痛性晕厥　　　　　　C. 颈动脉窦综合征

    D. 排尿性晕厥　　　　　　E. 高原晕厥

4. 下列情况在体位骤变时易引起晕厥的是（　　　）

    A. 慢性肺部疾病　　　　　B. 下腔静脉综合征　　　　C. 长期卧床者

    D. 食管与纵隔疾病　　　　E. 局部动脉硬化

【A2 型题】

5. 患者，女，65 岁。4 年前无明显诱因出现心悸、气短，诊断为冠心病、心力衰竭，经治疗缓解，后多次发作；近 2 个月上述症状加重，有发作性意识不清，心电图提示三度房室传导阻滞。该患者晕厥的原因可能是（　　　）

    A. 血管舒缩障碍　　　　　　B. 单纯性晕厥

    C. 血液成分异常　　　　　　D. 心源性晕厥

    E. 脑源性晕厥

【B1 型题】

（6~10 题共用备选答案）

    A. 低血糖性晕厥　　　　　　B. 心源性晕厥

    C. 中枢神经系统疾病　　　　D. 心肺疾病

    E. 癔症

6. 晕厥伴发热、水肿、杵状指提示（　　　）

7. 晕厥伴呼吸深快、手足发麻、抽搐见于（　　　）

8. 晕厥伴头痛、呕吐、视听障碍提示（　　　）

9. 晕厥伴明显自主神经功能障碍（如面色苍白、出冷汗等）多见于（　　　）

10. 晕厥伴心率和心律明显改变见于（　　　）

（二）简答题

1. 排尿性晕厥的特点和发生机制是什么？

2. 简述心源性晕厥。

3. 简述脑源性晕厥。

（三）病史采集

简要病史：患者，男，72 岁。突然晕厥 1 次，伴四肢无力半小时急诊入院。

请按标准住院病历要求，围绕主诉，如何询问患者现病史及相关病史？

（吴晓华）

第十九节　意识障碍

（一）选择题

【A1 型题】

1. 兴奋性增高的意识障碍是（　　　）

    A. 嗜睡　　　　B. 昏睡　　　　C. 意识模糊　　　　D. 谵妄　　　　E. 昏迷

2. 引起意识障碍的疾病中，属于颅内感染的是（　　　）

　　A. 高血压脑病　　　　　　B. 脑梗死　　　　　　C. 脑血栓形成

　　D. 脑型疟疾　　　　　　　E. 癫痫

3. 意识障碍伴瞳孔散大常见于（　　　）

　　A. 颠茄类中毒　　　　　　B. 吗啡类中毒　　　　C. 巴比妥类中毒

　　D. 有机磷农药中毒　　　　E. 毒蕈类中毒

4. 意识障碍伴瞳孔缩小常见于（　　　）

　　A. 颠茄类中毒　　　　　　B. 有机磷农药中毒　　C. 酒精中毒

　　D. 氰化物中毒　　　　　　E. 癫痫

5. 中度昏迷与深昏迷最有价值的鉴别是（　　　）

　　A. 各种刺激无反应　　　　B. 不能唤醒　　　　　C. 无自主运动

　　D. 深浅反射均消失　　　　E. 大小便失禁

6. 某患者对任何刺激均无反应，呼吸不规则，大小便失禁，两侧瞳孔扩大，角膜反射消失。其意识状态是（　　　）

　　A. 嗜睡　　　　　　　　　B. 意识模糊　　　　　C. 昏睡

　　D. 浅昏迷　　　　　　　　E. 深昏迷

7. 先发热后昏迷可能**不是**（　　　）

　　A. 脑出血　　　　　　　　　　B. 中暑

　　C. 中毒性痢疾　　　　　　　　D. 流行性脑脊髓膜炎

　　E. 结核性脑炎

【B1 型题】

（8~12 题共用备选答案）

　　A. 高血压脑病　　　　　　　　B. 颅内高压症

　　C. 吗啡、巴比妥类中毒　　　　D. 流行性脑膜炎

　　E. 重度休克

8. 意识障碍伴发热可见于（　　　）

9. 意识障碍伴呼吸缓慢可见于（　　　）

10. 意识障碍伴心动过缓可见于（　　　）

11. 意识障碍伴高血压可见于（　　　）

12. 意识障碍伴低血压可见于（　　　）

（二）简答题

1. 意识障碍的定义是什么？

2. 意识障碍中嗜睡的临床表现是怎样的？

（三）病史采集

简要病史：患者，女，31 岁。被发现意识障碍、呕吐 1 小时急诊入院，呕吐物有大蒜气味。

请按标准住院病历要求，围绕主诉，如何询问患者现病史及相关病史？

（吴晓华）

第二十节　精神症状

（一）选择题

【A1 型题】

1. 焦虑症患者感到一种深切的悲伤,痛苦难熬,愁眉苦脸。其临床特点为（　　）
   A. 情绪低落　　　　　　　B. 兴趣缺乏　　　　　　　C. 快感缺失
   D. 思维迟缓　　　　　　　E. 自责自罪

2. 与抑郁有关的神经递质,**不包括**（　　）
   A. 5-羟色胺　　　　　　　B. 去甲肾上腺素　　　　　C. 多巴胺
   D. 赖氨酸　　　　　　　　E. P 物质

3. **不属于**抑郁症患者主要的临床特点是（　　）
   A. 自杀观念　　　　　　　B. 兴趣缺乏　　　　　　　C. 快感缺失
   D. 惶恐不安　　　　　　　E. 自责自罪

4. 精神检查的方法除了面谈外,主要是（　　）
   A. 体检　　　　　　　　　B. 实验室检查　　　　　　C. 观察
   D. 问卷　　　　　　　　　E. 调研

5. 女性在以下几个时期发生抑郁的概率会增加,除了（　　）
   A. 青春期　　　　　　　　B. 更年期　　　　　　　　C. 产后
   D. 月经前　　　　　　　　E. 月经期间

6. 抑郁患者的躯体症状**不包括**（　　）
   A. 睡眠障碍　　　　　　　B. 疲惫乏力　　　　　　　C. 食欲减退
   D. 躯体疼痛　　　　　　　E. 体重增加

7. 以下属于正常的焦虑者特点的是（　　）
   A. 焦虑者所担心的事物不会构成伤害
   B. 焦虑者的恐惧感与可能发生的危害不成比例
   C. 威胁消失后,焦虑者的担忧仍然会继续存在
   D. 焦虑者所担心的问题真实存在
   E. 焦虑者所担心的事物不太可能发生

8. 以下**不属于**焦虑患者临床表现的是（　　）
   A. 担心和烦恼的程度与现实不相称
   B. 不能明确意识到自己担心的对象
   C. 对外界刺激不敏感,警觉性降低
   D. 行为方面可表现为肌肉紧张、运动不安
   E. 可有自主神经功能紊乱的表现

9. 惊恐障碍患者的临床特点主要为（　　）
   A. 顾虑重重　　　　　　　　B. 体验到濒死感、失控感
   C. 担忧、不安　　　　　　　D. 敏感多疑
   E. 易激动,注意力难以集中

10. 以下属于焦虑患者临床特点的是（　　　）

    A. 快感缺失   B. 兴趣缺乏   C. 紧张不安

    D. 自责自罪   E. 思维迟缓

（二）简答题

1. 情感症状中抑郁患者的临床表现有哪些？

2. 正常的焦虑反应和病理性的焦虑之间存在哪些差异？

（三）病史采集

简要病史：患者，女，44岁。兴趣下降、情绪低落、伤感易哭2月，加重1周。

请按标准住院病历要求，围绕主诉，询问患者现病史及相关病史。

（吴晓华）

第二章 | 问 诊

（一）选择题

【A1 型题】

1. 问诊的主体部分是（　　）
   A. 一般项目　　　　　　　　B. 主诉　　　　　　　　C. 现病史
   D. 既往史　　　　　　　　　E. 个人史

2. 下列选项中，属于暗示性提问的是（　　）
   A. 您哪儿不舒服　　　　　　B. 您腹痛有多久
   C. 您什么时候开始起病的　　D. 您曾经有过类似的腹痛吗
   E. 您的胸痛向左肩放射吗

3. **不属于**一般项目的是（　　）
   A. 姓名、性别　　　　　　　B. 年龄、籍贯　　　　　　C. 出生地、住址
   D. 习惯、嗜好　　　　　　　E. 民族、婚姻

4. 下列关于主诉的叙述，**不正确**的是（　　）
   A. 患者感受最主要的痛苦　　B. 最明显的症状或体征
   C. 本次就诊最主要的原因　　D. 主要症状及其持续时间
   E. 医生对患者的诊断用语

5. 下列关于主诉的叙述中，正确的是（　　）
   A. 咽痛、发热
   B. 活动后心悸、气促 10 日，下肢水肿 2 日
   C. 头昏头痛数年
   D. 患糖尿病 1 年
   E. 畏寒、发热、右胸痛、咳嗽、食欲减退、头昏、乏力 3 日

6. 下列关于主诉的叙述中，**不正确**的是（　　）
   A. 发热伴咳嗽、咳痰 2 日　　B. 全身抽搐发作 3 次
   C. 多饮、多尿、多食伴消瘦 1 年　D. 右下腹痛 1 日
   E. 呕血、黑便 1 日

7. 属于现病史的是（　　）
   A. 生育史　　　　　　　　　B. 社会经历　　　　　　　C. 诊疗经过
   D. 生活习惯　　　　　　　　E. 职业及工作条件

8. 关于主要症状特点的叙述，**不正确**的是（　　　）

    A. 主要症状出现的部位

    B. 主要症状的性质

    C. 主要症状出现的持续时间和程度

    D. 主要症状的加重和缓解因素

    E. 包括伴随症状

9. **不属于**既往史的是（　　　）

    A. 过敏史　　　　　　　　B. 外伤手术史　　　　　　C. 化学药品接触史

    D. 传染病病史　　　　　　E. 预防接种史

10. **不属于**个人史的是（　　　）

    A. 受教育程度　　　　　　B. 居住地区及时间　　　　C. 传染病病史

    D. 职业情况　　　　　　　E. 不洁性交史

11. **不属于**生育史的是（　　　）

    A. 妊娠与生育次数　　　　　　B. 流产次数

    C. 避孕措施　　　　　　　　　D. 有无不洁性交史

    E. 手术产、有无围生期感染

12. 属于特定意义的医学术语是（　　　）

    A. 咳嗽　　　　B. 心悸　　　　C. 头痛　　　　D. 咯血　　　　E. 腹泻

13. 下列选项中，问诊时应避免的是（　　　）

    A. 一般由主诉开始　　　　　　B. 先由简易问题开始

    C. 先进行过渡性交流　　　　　D. 医生的态度要诚恳友善

    E. 使用特定意义的医学术语

14. 问诊时，下列叙述**欠妥**的是（　　　）

    A. 您病了多久　　　　　　　　B. 您什么情况下疼痛加重

    C. 您的大便发黑吗　　　　　　D. 您感到哪里不舒服

    E. 您患病后用过什么药物治疗

15. 问诊时，表述恰当的是（　　　）

    A. 您觉得心悸吗

    B. 您有里急后重吗

    C. 您除了腹痛还有哪里不舒服

    D. 您上腹痛时向右肩放射吗

    E. 您发热是不是经常出现在下午

【B1 型题】

（16~20题共用备选答案）

    A. 现病史　　　B. 既往史　　　C. 个人史　　　D. 婚姻史　　　E. 家族史

16. 过敏史属于（　　　）

17. 配偶健康情况属于（　　　）

18. 遗传病史属于（　　　）

19. 疫水接触史属于（   ）

20. 烟酒嗜好属于（   ）

（二）名词解释

1. 问诊

2. 现病史

3. 主诉

（三）简答题

1. 简述问诊的重要性。

2. 简述问诊的内容。

3. 现病史包括哪些内容？

4. 归纳个人主诉时应注意哪些问题？

5. 询问主要症状的特点应包括哪些内容。

（四）病史采集

简要病史：患者，男，24岁。发热伴咳嗽、咳痰5日。

请按标准住院病历要求，围绕主诉。询问患者现病史及相关病史？

（朱孟霞）

第三章 | 检体诊断

第一节　基本检查法

（一）选择题

【A1 型题】

1. 下列选项中,适用于浅部触诊法的是（　　）

    A. 胆囊压痛点　　　　　　　B. 肝、脾触诊　　　　　　　C. 腹部反跳痛

    D. 阑尾压痛点　　　　　　　E. 腹部压痛及腹肌紧张度

2. 下列选项中,属于局部视诊内容的是（　　）

    A. 营养状态　　　　　　　　B. 面容、表情　　　　　　　C. 步态、姿势

    D. 胸腹形态　　　　　　　　E. 意识状态

3. 触诊在对下列部位的检查中起重要作用的是（　　）

    A. 胸部　　　　B. 腹部　　　　C. 皮肤　　　　D. 神经系统　　　　E. 头颈部

4. 患者,男,66 岁。患肺气肿 20 余年。其胸部叩诊音为（　　）

    A. 鼓音　　　　B. 清音　　　　C. 过清音　　　　D. 浊音　　　　E. 实音

5. 急诊左侧胸痛的患者坐位时左下胸部叩鼓音。最可能的诊断是（　　）

    A. 左侧气胸　　　　　　　　B. 肺气肿　　　　　　　　　C. 正常胃泡音

    D. 胸腔积液　　　　　　　　E. 肺内空洞

【B1 型题】

（6~10 题共用备选答案）

    A. 呕吐物呈酸腐味　　　　　B. 痰液具有恶臭味　　　　　C. 呼出气为腥臭味

    D. 呼出气为烂苹果味　　　　E. 呼出气为刺激性蒜味

6. 幽门梗阻可见（　　）

7. 肝昏迷可见（　　）

8. 糖尿病酮症酸中毒可见（　　）

9. 有机磷农药中毒可见（　　）

10. 肺脓肿可见（　　）

（二）简答题

触诊的方法有哪些? 分别适用于什么检查?

（娜日娜）

第二节 一般检查

（一）选择题

【A1 型题】

1. 患者**不能**自己调整肢体位置称为（　　）

    A. 被动体位　　　　　　B. 强迫体位　　　　　　C. 自动体位

    D. 辗转体位　　　　　　E. 强迫停立位

2. 二尖瓣面容表现为（　　）

    A. 面色晦暗，双颊紫红，口唇轻度发绀

    B. 面容憔悴，色晦暗

    C. 面色潮红，兴奋不安，表情痛苦

    D. 面色晦暗，憔悴，双目无神

    E. 面色苍白，双睑、颜面浮肿

3. 蹒跚步态常见于（　　）

    A. 佝偻病　　　B. 酒精中毒　　　C. 帕金森病　　　D. 脑性瘫痪　　　E. 小脑损伤

4. 起步后小步急速趋行，身体前倾，有难于止步之势，常见于（　　）

    A. 小脑疾病　　　　　　B. 脊髓痨　　　　　　C. 帕金森病

    D. 腓总神经麻痹　　　　E. 脑卒中

5. 皮肤黏膜下出血，直径 3~5mm 之间为（　　）

    A. 瘀斑　　　B. 出血点　　　C. 紫癜　　　D. 血肿　　　E. 皮疹

6. 皮肤呈樱桃红色常见于（　　）

    A. 饮酒　　　　　　B. 日晒　　　　　　C. 一氧化碳中毒

    D. 发热　　　　　　E. 药物反应

7. 皮肤黏膜呈青紫色常见于（　　）

    A. 毛细血管扩张　　　　　　B. 血中还原血红蛋白增多

    C. 血流加速　　　　　　　　D. 血中胆红素增加

    E. 红细胞和血红蛋白减少

【A2 型题】

8. 患者，男，60 岁。咳嗽、咳痰 20 年，气促 5 年，下肢水肿半个月就诊，诊断为慢性支气管炎、阻塞性肺气肿、肺源性心脏病、心功能Ⅲ级。该患者多采取的体位是（　　）

    A. 自主体位　　　　　　B. 被动体位　　　　　　C. 强迫仰卧位

    D. 强迫坐位　　　　　　E. 强迫侧卧位

9. 患者，女，30 岁。因患肾病长期用药物治疗，检查面圆如满月，皮肤发红，伴痤疮。该患者的面容是（　　）

    A. 肾病面容　　　　　　B. 满月面容　　　　　　C. 急性病容

    D. 肢端肥大症面容　　　E. 慢性病容

10. 患者，女，25 岁。主诉 2 年前患过急性肝炎，现妊娠 8 个月，颈部皮肤见 1 个直径为 4mm 大小的红色斑块，呈辐射状血管网，中央有 1 个小红点，压迫此处血管网褪色。应

诊断为（　　）

　　　　A. 紫癜　　　　B. 蜘蛛痣　　　　C. 斑丘疹　　　　D. 斑疹　　　　E. 玫瑰疹

　　11. 患者,女,15 岁。左颈部有 3 个肿大的淋巴结,中等硬度,其中 1 个坏死并破溃形成瘘管。最可能的诊断是（　　）

　　　　A. 慢性淋巴结炎　　　　　　　　B. 恶性肿瘤淋巴结转移

　　　　C. 急性淋巴结炎　　　　　　　　D. 淋巴结结核

　　　　E. 淋巴瘤

　　12. 患者,女,28 岁。妊娠 8 个月,查体前胸皮肤见 1 个直径为 3mm 大小的红点,周围有辐射状血管网;用棉签压迫其中心见血管网消退,去除压力后又复见。应判断为（　　）

　　　　A. 紫癜　　　　B. 瘀斑　　　　C. 斑丘疹　　　　D. 蜘蛛痣　　　　E. 玫瑰疹

　　13. 患者,女,60 岁。体检发现左侧锁骨上有 1 个花生米大小淋巴结,质硬,固定,无压痛;有胃溃疡病史 6 年,近 6 个月体重明显减轻。最可能的疾病是（　　）

　　　　A. 慢性淋巴结炎　　　　B. 肿瘤淋巴结转移　　　　C. 急性淋巴结炎

　　　　D. 淋巴结结核　　　　　E. 淋巴瘤

【B1 型题】

（14~17 题共用备选答案）

　　　　A. 巨人症　　　　　　　　B. 呆小病　　　　　　　　C. 无睾症

　　　　D. 垂体性侏儒症　　　　　E. 佝偻病

14. 婴幼儿生长发育期出现甲状腺功能减退症,可导致（　　）

15. 生长发育期出现垂体功能亢进,生长激素分泌过多,可导致（　　）

16. 生长发育期出现缺钙,可导致（　　）

17. 婴幼儿生长发育期出现垂体功能减退,生长激素分泌减少,可导致（　　）

（二）名词解释

1. 生命体征　　　　　　　2. 肥胖　　　　　　　3. 二尖瓣面容

4. 角弓反张位　　　　　　5. 共济失调步态　　　6. 间歇性跛行

7. 玫瑰疹　　　　　　　　8. 发绀　　　　　　　9. 蜘蛛痣

10. 肝掌

（三）简答题

1. 局部和全身淋巴结肿大的常见原因有哪些?

2. 生命体征包括哪几项?

3. 成人发育正常的指标有哪些?

4. 常见的典型异常步态有哪几种?

5. 黄疸引起皮肤黏膜黄染的特点有哪些?

6. 临床上常见的皮疹有哪些?

7. 水肿分几度?如何分类?

8. 头颈部淋巴结的检查顺序如何?

（娜日娜）

第三节　头颈部检查

（一）选择题

【A1 型题】

1. 前额左右突出，头顶平坦呈方形常见于（　　）
   A. 智力发育障碍　　　　　B. 脑积水　　　　　　　C. 脑肿瘤
   D. 佝偻病　　　　　　　　E. 佩吉特病

2. 眼睑水肿常见于（　　）
   A. 肾炎　　　　　　　　　B. 贫血　　　　　　　　C. 肝炎
   D. 营养不良　　　　　　　E. 心功能不全

3. 瞳孔散大常见于（　　）
   A. 毒蕈中毒　　　　　　　B. 虹膜炎症　　　　　　C. 阿托品作用
   D. 注射吗啡后　　　　　　E. 氯丙嗪反应

4. 瞳孔缩小常见于（　　）
   A. 濒死状态　　　　　　　B. 视神经萎缩　　　　　C. 绝对期青光眼
   D. 阿托品作用　　　　　　E. 有机磷农药中毒

5. 颅内高压患者突发瞳孔大小不等，多提示（　　）
   A. 脑出血　　　　　　　　B. 脑疝　　　　　　　　C. 脑栓塞
   D. 脑缺血　　　　　　　　E. 脑血栓形成

6. 地图舌常见于（　　）
   A. 伤寒　　　　　　　　　B. 猩红热　　　　　　　C. 糙皮病
   D. 恶性贫血　　　　　　　E. 维生素 B_2 缺乏

7. 麻疹早期的特征性体征是（　　）
   A. 眼结膜充血　　　　　　B. 鼻黏膜充血　　　　　C. 咽部充血
   D. 麻疹黏膜斑　　　　　　E. 体温升高

8. 扁桃体超过腭咽弓，未达正中线为（　　）
   A. Ⅰ度肿大　　　　　　　B. Ⅱ度肿大　　　　　　C. Ⅲ度肿大
   D. 正常大小　　　　　　　E. Ⅳ度肿大

9. 引起尖颅的主要原因是（　　）
   A. 囟门过早闭合　　　　　　　　B. 矢状缝与冠状缝过早闭合
   C. 缺钙所致　　　　　　　　　　D. 脑积水
   E. 垂体瘤

10. 瞳孔正常直径为（　　）
    A. 2~5mm　　　B. 1~2mm　　　C. 3~4mm　　　D. 5~6mm　　　E. 3~5mm

11. 蝶窦的物理检查方法是（　　）
    A. 紧压双眼内眦处　　　　　　　B. 压按两眉之间
    C. 深压眼眶上缘内侧　　　　　　D. 拇指置于左右颧部向后按压
    E. 不能进行体表检查

12. 见于慢性萎缩性胃炎患者的镜面舌特点为（　　　）

    A. 舌乳突肿胀，发红类似草莓　　　B. 舌头萎缩，舌面光滑，舌体较小

    C. 舌体比正常人增大　　　　　　　D. 舌面上出现横向裂纹

    E. 舌面绛红，如牛肉状

13. 颈前 1 个包块随吞咽而上下移动多为（　　　）

    A. 颈部纤维瘤　　　　　　B. 淋巴肉瘤　　　　　　C. 淋巴结核

    D. 颈动脉瘤　　　　　　　E. 甲状腺肿大

14. 触及甲状腺肿大伴有血管杂音，见于（　　　）

    A. 甲状腺腺瘤　　　　　　B. 甲状腺囊肿　　　　　C. 甲状腺功能亢进症

    D. 慢性甲状腺炎　　　　　E. 单纯性甲状腺肿

15. 颈静脉怒张**不见于**（　　　）

    A. 左心衰竭　　　　　　　B. 右心衰竭　　　　　　C. 心包积液

    D. 纵隔肿瘤　　　　　　　E. 缩窄性心包炎

16. 使气管向左侧移位的是（　　　）

    A. 左侧气胸　　　　　　　B. 左侧肺不张　　　　　C. 心包积液

    D. 左侧胸腔积液　　　　　E. 右侧胸膜粘连

17. 甲状腺肿大分为 3 度，Ⅲ度指（　　　）

    A. 不能看到仅能触及　　　B. 能看到又能触及　　　C. 超过胸锁乳突肌内缘

    D. 甲状腺上有结节　　　　E. 超过胸锁乳突肌外缘

18. 患者平卧时可见颈外静脉充盈，30° 半卧位时充盈水平限于锁骨上缘至下颌角距离的下 2/3 内。最可能的诊断是（　　　）

    A. 右心衰竭　　　　　　　B. 缩窄性心包炎　　　　C. 心包积液

    D. 上腔静脉阻塞综合征　　E. 正常状态

19. 某患者查体发现甲状腺Ⅱ度弥漫性肿大，听诊有血管杂音，触诊有震颤。最可能的诊断是（　　　）

    A. 单纯性甲状腺肿　　　　B. 甲状腺功能亢进症　　C. 甲状腺瘤

    D. 桥本甲状腺炎　　　　　E. 结节性甲状腺肿

20. 患者头部体检有阳性体征：上眼睑挛缩，呈凝视征，伴轻度突眼，伸舌有细震颤。最可能的诊断是（　　　）

    A. 严重脱水　　　　　　　B. 甲状腺功能亢进症　　C. 麻痹性斜视

    D. 霍纳综合征　　　　　　E. 阿托品中毒

【A2 型题】

21. 患者，男，56 岁。外伤后出现昏迷，查体发现球结膜水肿，双侧瞳孔不等大，对光反射迟钝，多见于（　　　）

    A. 颅内压升高　　　　　　B. 枕骨大孔疝　　　　　C. 小脑幕切迹疝

    D. 脑缺氧　　　　　　　　E. 脑震荡

22. 患者，男，3 岁。额、顶、颞、枕部突出膨大呈圆形，颈部静脉充盈，对比之下颜面很小，双目下视，巩膜外露。最可能的疾病是（　　　）

A. 呆小病   B. 佝偻病   C. 先天性梅毒

D. 唐氏综合征   E. 脑积水

23. 患者，男，13 岁。检查发现角膜边缘出现黄色或棕褐色的色素环（凯-弗环）。最可能的原因是（　　）

A. 先天性因素   B. 类脂质沉着

C. 急性有机磷农药中毒   D. 铜代谢障碍

E. 维生素 A 缺乏

24. 患者，男，30 岁。曾患肺结核，体检发现口腔黏膜出现蓝黑色素沉着斑片，指缝、乳晕等处也有色素沉着。最可能的病因是（　　）

A. 肾上腺皮质功能减退症   B. 甲状腺功能亢进症

C. 甲状腺功能减退症   D. 肢端肥大症

E. 库欣综合征

25. 患者，女，56 岁。口唇黏膜与皮肤交界处发生的成簇的小水疱，半透明，初发时有痒或刺感，疼痛，7 日后即结棕色痂，愈后不留瘢痕。引起该口唇疱疹的主要原因是（　　）

A. 多为单纯疱疹病毒感染   B. 人乳头瘤病毒感染

C. 维生素 B 缺乏   D. 风疹病毒

E. 多为血管神经性水肿

26. 患者，男，40 岁。低热、烦躁、消瘦 2 年。体格检查：可触及左侧肿大的甲状腺，质地柔软，随吞咽上下移动，且可听到血管杂音。最可能的诊断是（　　）

A. 单纯性甲状腺肿大   B. 甲状腺功能亢进症

C. 桥本甲状腺炎   D. 甲状旁腺腺瘤

E. 甲状腺癌

27. 患者，女，38 岁。全身皮肤色泽逐渐加深 2 年就诊。全身色素沉着，以腋窝、乳头为主，口腔黏膜可见蓝黑色色素沉着斑片。最可能的诊断是（　　）

A. 慢性肾上腺皮质功能减退症

B. 肾上腺皮质功能亢进症

C. 系统性红斑狼疮

D. 真性红细胞增多症

E. 甲状腺功能减退症

28. 患者，男，69 岁。面色暗褐，额部、鼻背、双颊有色素沉着，颈部、胸部、手背等处可见数个蜘蛛痣。最可能的诊断是（　　）

A. 慢性肝炎   B. 慢性肾上腺皮质功能减退症

C. 结核病   D. 红斑狼疮

E. 甲状腺功能减退症

29. 患者，女，27 岁。食蚕蛹后出现皮肤严重瘙痒，可见躯干及四肢皮肤多处片状隆起皮肤表面的红色局限性水肿，平素健康。最可能的诊断是（　　）

A. 血肿   B. 丘疹   C. 斑疹   D. 荨麻疹   E. 玫瑰疹

【B1 型题】

（30~31 题共用备选答案）

    A. 双侧睑下垂   B. 双侧眼球下陷   C. 双侧眼睑闭合障碍

    D. 双眼睑水肿   E. 双侧眼球突出

30. 重症肌无力可见（   ）

31. 肾炎可见（   ）

（32~33 题共用备选答案）

    A. 口唇疱疹   B. 口唇肥厚增大   C. 口唇发绀

    D. 口角歪斜   E. 口角糜烂

32. 肺炎球菌性肺炎、流行性脑脊髓膜炎、疟疾等见于（   ）

33. 呆小病、黏液性水肿及肢端肥大症等见于（   ）

（34~36 题共用备选答案）

    A. 肾上腺皮质功能减退   B. 麻疹

    C. 复发性阿弗他溃疡   D. 长期使用广谱抗生素

    E. 猩红热

34. 黏膜疹多见于（   ）

35. 黏膜溃疡多见于（   ）

36. 鹅口疮多见于（   ）

（37~38 题共用备选答案）

    A. 斑釉牙   B. 四环素牙   C. 哈钦森牙

    D. 铅线   E. 牙龈水肿

37. 长期饮用含氟量过高的水可见（   ）

38. 慢性牙周炎可见（   ）

（39~41 题共用备选答案）

    A. 牛肉舌   B. 裂纹舌   C. 草莓舌   D. 镜面舌   E. 伸舌偏斜

39. 糙皮病可见（   ）

40. 缺铁性贫血可见（   ）

41. 舌下神经麻痹可见（   ）

（42~43 题共用备选答案）

    A. 颈静脉怒张   B. 亚当斯-奥利弗综合征   C. 颈强直

    D. 斜颈   E. 颈动脉的明显搏动

42. 右心衰竭可见（   ）

43. 脑膜刺激征可见（   ）

（44~45 题共用备选答案）

    A. 非特异性淋巴结炎   B. 恶性肿瘤淋巴结转移   C. 血液系统疾病

    D. 淋巴结结核   E. 免疫系统疾病

44. 淋巴结肿大、质地不硬、轻度压痛时，可能是（   ）

45. 全身性、无痛性淋巴结肿大，可能是（   ）

（二）名词解释

1. 小颅　　　　　　　　　2. 尖颅　　　　　　　　　3. 方颅

4. 巨颅　　　　　　　　　5. 鼻翼扇动　　　　　　　6. 颈静脉怒张

7. 镜面舌

（三）简答题

1. 写出鼻旁窦名称和部位。

2. 试述牙齿疾患记录格式。

3. 简述扁桃体肿大分度及其假膜的临床意义。

4. 当检查乳突时，若压迫乳突致患者疼痛，要考虑可能引起哪些疾病？

5. 简述霍纳综合征的临床表现及意义。

6. 简述麻痹性斜视的定义和临床意义。

7. 简述颈静脉充盈的检查方法及临床意义。

8. 甲状腺肿大原因有哪些？体格检查时如何鉴别？

（戴小丽）

第四节　胸壁、胸廓与乳房及肺与胸膜

（一）选择题

【A1 型题】

1. 慢性阻塞性肺疾病最主要的发病危险因素是（　　　）

A. 空气污染　　　　　　B. 吸烟　　　　　　　　C. 呼吸道感染

D. 过敏　　　　　　　　E. 寒冷气候

2. 肩胛下区是指（　　　）

A. 肩胛上区之下

B. 肩胛冈之下，肩胛下角水平以上的区域

C. 肩胛下角水平以下至肺底的区域

D. 肩胛下角水平至第 12 肋之间

E. 肩胛下角水平以下至双髂后上棘连线的区域

3. 计数肋骨和肋间隙顺序的主要标志是（　　　）

A. 胸骨柄　　　B. 胸骨体　　　C. 胸骨角　　　D. 锁骨　　　E. 剑突

4. 用来计数胸椎的骨骼标志是（　　　）

A. 第 1 胸椎棘突　　　　　　　　B. 第 4 颈椎棘突

C. 第 5 颈椎棘突　　　　　　　　D. 第 6 颈椎棘突

E. 第 7 颈椎棘突

5. 判断患者肺结核具有活动性最有价值的检查结果是（　　　）

A. 血清结核抗体阳性　　　　　　B. 胸部 X 线片示肺部空洞性病变

C. 痰涂片抗酸杆菌染色阳性　　　D. 结核菌素试验强阳性

E. 血沉显著增快

6. 胸廓前后径明显增大见于（　　　）

    A. 胸腔积液   B. 胸膜增厚   C. 纵隔肿瘤   D. 肺气肿   E. 气胸

7. 正常成人胸廓的前后径与左右径比值为（　　　）

    A. 1∶1   B. 1∶2   C. 1.5∶1   D. 1∶1.5   E. 3∶2

8. 触诊乳房应开始于（　　　）

    A. 内上象限   B. 外上象限   C. 内下象限   D. 外下象限   E. 乳头

9. 乳房局部皮肤回缩现象常见于（　　　）

    A. 乳腺囊性增生   B. 乳腺小叶增生   C. 乳腺纤维瘤

    D. 乳腺癌   E. 乳腺导管内乳头状瘤

10. 乳头血性分泌物最常见于（　　　）

    A. 乳腺癌   B. 急性乳腺炎   C. 乳腺导管内乳头状瘤

    D. 乳腺小叶增生   E. 乳腺纤维瘤

11. 扁平胸可见于（　　　）

    A. 小儿   B. 老年人   C. 肥胖者

    D. 瘦长体型者   E. 妇女

12. 双侧肺下界分别位于锁骨中线、腋中线、肩胛线上（　　　）

    A. 第 7、9、11 肋间隙   B. 第 6、8、10 肋间隙   C. 第 5、7、9 肋间隙

    D. 第 8、10、12 肋间隙   E. 第 8、9、10 肋间隙

13. 三凹征是指（　　　）

    A. 吸气时,胸骨上窝、锁骨上窝、肋间隙凹陷

    B. 呼气时,胸骨上窝、锁骨上窝、肋间隙凹陷

    C. 吸气时,胸骨上窝、腹上角、肋间隙凹陷

    D. 呼气时,胸骨上窝、腹上角、肋间隙凹陷

    E. 吸气时,腹部、胸骨上窝、肋间隙凹陷

14. 某患者胸廓前后径与横径之比为 1∶1,肋骨与脊柱夹角大于 45°,应考虑为（　　　）

    A. 鸡胸   B. 桶状胸   C. 扁平胸   D. 漏斗胸   E. 正常胸廓

15. 关于皮下气肿,**错误**的是（　　　）

    A. 胸部皮下组织有气体积存

    B. 只见于肺、气管或胸膜受损

    C. 触诊可出现握雪感或捻发感

    D. 严重时可向颈部、腹部蔓延

    E. 偶见于局部产气杆菌感染

16. 引起严重三凹征的主要原因是（　　　）

    A. 上呼吸道阻塞   B. 下呼吸道阻塞   C. 混合性呼吸道阻塞

    D. 弥漫性肺部病变   E. 肺不张

17. 下列**不会**出现浊音的病变是（　　　）

    A. 肺气肿   B. 肺炎   C. 肺脓肿   D. 肺结核   E. 肺肿瘤

18. 引起气管向患侧移位的病变是（　　）

    A. 大叶性肺炎　　　　　　B. 气胸　　　　　　　　C. 胸腔积液

    D. 肺不张　　　　　　　　E. 肺气肿

19. 气胸时**不会**出现的体征是（　　）

    A. 患侧呼吸运动减弱　　　B. 气管移向对侧　　　　C. 患侧语颤增强

    D. 病变侧呼吸音消失　　　E. 病变侧变为鼓音

20. 影响语音震颤强弱的主要因素是（　　）

    A. 支气管距胸壁的距离　　　B. 胸壁厚薄

    C. 患者体质状况　　　　　　D. 性别

    E. 气管、支气管是否畅通，胸壁传导是否良好

21. 成人呼吸频率低于 12 次/min，称为（　　）

    A. 潮式呼吸　　　　　　　B. 呼吸过缓　　　　　　C. 叹息样呼吸

    D. 深长呼吸　　　　　　　E. 间停呼吸

22. 潮式呼吸常见于（　　）

    A. 呼吸运动的异常　　　　　B. 呼吸频率的改变

    C. 呼吸深度的改变　　　　　D. 可见于老年人熟睡时

    E. 与叹息样呼吸的临床意义相同

23. 患者表现为明显的吸气性呼吸困难，伴有三凹征，常见于（　　）

    A. 支气管肺炎　　　　　　B. 支气管哮喘　　　　　C. 气管异物

    D. 阻塞性肺气肿　　　　　E. 肺结核

24. 正常成人静息状态下，呼吸频率为（　　）

    A. 16~18 次/min　　　　　B. 20~24 次/min　　　　C. 44 次/min

    D. 12~20 次/min　　　　　E. 24~28 次/min

25. 呼吸过速是指（　　）

    A. 呼吸频率>18 次/min　　B. 呼吸频率>20 次/min　C. 呼吸频率>26 次/min

    D. 呼吸频率>22 次/min　　E. 呼吸频率>24 次/min

26. 支气管哮喘呼吸困难的最典型特征是（　　）

    A. 日间呼吸困难　　　　　B. 休息时呼吸困难　　　C. 发作性呼吸困难

    D. 夜间阵发性呼吸困难　　E. 劳力性呼吸困难

27. 异常支气管呼吸音最常见于（　　）

    A. 大叶性肺炎消散期　　　B. 大叶性肺炎充血期　　C. 大叶性肺炎实变期

    D. 支气管肺炎　　　　　　E. 阻塞性肺不张

28. 肺泡呼吸音减弱并呼气延长最常见于（　　）

    A. 气管异物　　　　　　　B. 慢性支气管　　　　　C. 肺结核

    D. 支气管哮喘　　　　　　E. 肺炎

29. 双侧肺底闻及细湿啰音最常见于（　　）

    A. 浸润型肺结核　　　　　B. 急性肺水肿　　　　　C. 左心衰竭

    D. 右心衰竭　　　　　　　E. 阻塞性肺气肿

30. 下列触觉语颤增强的疾病是（　　　）
    A. 阻塞性肺不张　　　　　B. 阻塞性肺气肿　　　　　C. 支气管炎
    D. 大叶性肺炎　　　　　　E. 自发性气胸

31. 肺气肿最有诊断价值的体征是（　　　）
    A. 桶状胸　　　　　　　　B. 语颤减弱　　　　　　　C. 过清音
    D. 呼吸音减弱　　　　　　E. 语音共振减弱

32. 健康成人社区获得性肺炎最常见的病原体是（　　　）
    A. 肺炎链球菌　　　　　　B. 流感嗜血杆菌　　　　　C. 嗜肺军团菌
    D. 铜绿假单胞菌　　　　　E. 肺炎支原体

33. 有关干啰音的特点，说法正确的是（　　　）
    A. 部位多恒定不变
    B. 只在呼气时听到
    C. 断续而短暂
    D. 不会出现咳嗽后啰音消失
    E. 高调、低调干啰音可在同一部位出现

34. 胸膜摩擦音听诊最清楚的部位是（　　　）
    A. 双肺尖　　　　　　　　B. 双侧腋中线　　　　　　C. 前下侧胸壁
    D. 双下背部　　　　　　　E. 双上前胸

35. 胸膜增厚粘连的体征**不包括**（　　　）
    A. 胸廓塌陷，肋间隙变窄　　　B. 呼吸运动减弱
    C. 语颤增强　　　　　　　　　D. 叩诊呈浊音或实音
    E. 呼吸音减弱

36. 正常人体的基本叩诊音**不包括**（　　　）
    A. 鼓音　　　B. 清音　　　C. 浊音　　　D. 过清音　　　E. 实音

37. 胸膜摩擦音与心包摩擦音的鉴别要点为（　　　）
    A. 有无心脏病史　　　　　　　B. 摩擦音的强度与大小
    C. 屏气时摩擦音是否消失　　　D. 咳嗽后摩擦音是否消失
    E. 变动体位摩擦音是否消失

38. 呼吸音以外的附加音均见于病理状况，但**不包括**（　　　）
    A. 捻发音　　　B. 干啰音　　　C. 中湿啰音　　　D. 哮鸣音　　　E. 细湿啰音

39. 克勒尼希峡变宽常见于（　　　）
    A. 肺炎　　　B. 肺结核　　　C. 肺气肿　　　D. 胸腔积液　　　E. 胸膜增厚

40. 潮式呼吸和间停呼吸最主要的原因是（　　　）
    A. 各种原因致呼吸中枢兴奋性降低
    B. 胸腔积液呼吸受抑制
    C. 胸部外伤呼吸受抑制
    D. 严重代谢性酸中毒
    E. 严重神经衰弱

41. 呼气性呼吸困难常见于（　　）

　　A. 肺不张　　　　　　　　B. 大叶性肺炎　　　　　　　C. 胸腔积液

　　D. 支气管哮喘　　　　　　E. 气胸

42. 正常人语音震颤最强的部位是（　　）

　　A. 左前胸上部　　　　　　B. 右前胸上部　　　　　　　C. 乳房下部

　　D. 右前胸下部　　　　　　E. 肩胛下区

43. 下列病变中，可表现为一侧胸廓膨隆且呼吸音消失的是（　　）

　　A. 肺气肿　　　B. 胸膜肥厚　　　C. 肺炎　　　D. 气胸　　　E. 胸椎畸形

44. 胸膜摩擦感最明显的部位是（　　）

　　A. 双下背部　　　　　　　B. 双上前胸　　　　　　　　C. 腋前线下部

　　D. 锁骨中线下部　　　　　E. 腋中线中下部

45. 下列描述**不符合**急性乳腺炎临床特点的是（　　）

　　A. 乳房有红、肿、热、痛　　　　B. 触诊有硬结包块

　　C. 局部皮肤呈橘皮样　　　　　　D. 有寒战、发热等全身中毒症状

　　E. 常发生于哺乳期妇女

46. 关于支气管哮喘呼吸困难，说法**不正确**的是（　　）

　　A. 好发于儿童　　　　　　　　　B. 一般有过敏性疾病史

　　C. 发作性呼吸困难　　　　　　　D. 夜间阵发性呼吸困难

　　E. 易受季节和环境的影响

47. 某患者查体见右下胸呼吸运动减弱，语音震颤增强，叩诊呈浊音，肺泡呼吸音减弱，可闻及支气管呼吸音。此体征符合（　　）

　　A. 右侧肺不张　　　　　　B. 右侧气胸　　　　　　　　C. 右侧代偿性肺气肿

　　D. 右胸腔积液　　　　　　E. 右下大叶性肺炎

48. 关于左侧胸腔积液的体征，下列**错误**的是（　　）

　　A. 气管向右侧移位　　　　B. 叩诊左侧呈鼓音　　　　　C. 左侧语颤减弱

　　D. 左侧胸廓饱满　　　　　E. 左侧呼吸音减弱或消失

49. 下列胸部叩诊时呈鼓音的疾病是（　　）

　　A. 气胸　　　　　　　　　B. 肺气肿　　　　　　　　　C. 大叶性肺炎

　　D. 胸腔积液　　　　　　　E. 胸膜增厚、粘连

50. 关于右侧气胸的体征，下列**错误**的是（　　）

　　A. 气管向左侧移位　　　　B. 右侧胸廓饱满　　　　　　C. 右侧语颤消失

　　D. 叩诊右侧呈过清音　　　E. 右侧呼吸音减弱或消失

51. 两肺底湿啰音见于（　　）

　　A. 支气管炎　　　　　　　B. 肺脓肿　　　　　　　　　C. 大叶性肺炎

　　D. 肺淤血　　　　　　　　E. 濒死状态

52. 见于酸中毒的呼吸是（　　）

　　A. 潮式呼吸　　　　　　　B. 库斯莫尔呼吸　　　　　　C. 比奥呼吸

　　D. 叹息样呼吸　　　　　　E. 点头呼吸

53. 胸膜增厚粘连的体征**不包括**（　　）

    A. 胸廓塌陷，肋间隙变窄　　　　B. 呼吸运动减弱

    C. 语颤增强　　　　　　　　　　D. 叩诊呈浊音或实音

    E. 呼吸音减弱

54. 以下**不符合**肺气肿的体征是（　　）

    A. 桶状胸

    B. 叩诊呈过清音

    C. 心浊音界缩小、肝浊音界下移

    D. 肺泡呼吸音减弱

    E. 双肺底可听到湿啰音

55. 以下**不属于**佝偻病的胸廓改变的是（　　）

    A. 扁平胸　　　B. 鸡胸　　　C. 漏斗胸　　　D. 串珠胸　　　E. 肋膈沟

56. 可导致胸廓外形改变的疾病有（　　）

    A. 肺癌　　　　　　　　B. 大叶性肺炎　　　　　　C. 支气管炎

    D. 浸润型肺结核　　　　E. 气胸

57. 慢性阻塞性肺疾病急性发作最常见的原因是（　　）

    A. 感染　　　　　　　　B. 接触过敏原　　　　　　C. 接触香烟烟雾

    D. 空气污染　　　　　　E. 气候变化

58. 发生于双侧肺部的干啰音常见于（　　）

    A. 大叶性肺炎　　　　　B. 支气管结核　　　　　　C. 支气管哮喘

    D. 支气管扩张　　　　　E. 肺部肿瘤

59. 下列**不会**使肺泡呼吸音减弱的情况是（　　）

    A. 慢性支气管炎　　　　B. 贫血　　　　　　　　　C. 肺气肿

    D. 胸腔积液　　　　　　E. 酸中毒

60. 以下**不符合**湿啰音听诊特点的是（　　）

    A. 部位较恒定　　　　　　　　　B. 性质易变性大

    C. 咳嗽时可多可少　　　　　　　D. 吸气时明显

    E. 中、细啰音可同时存在

【A2 型题】

61. 患者，男，26 岁。间断喘息 3 个月，发作时以吸气性呼吸困难为主。体格检查：可见三凹征，吸气相延长，双肺未闻及哮鸣音及湿啰音。该患者发生呼吸困难最可能的原因是（　　）

    A. 阻塞性肺炎　　　　　B. 慢性心力衰竭　　　　　C. 上气道阻塞

    D. 支气管哮喘　　　　　E. 慢性阻塞性肺疾病

62. 患者，男，60 岁。长期吸烟史，近 1 个月频繁出现刺激性咳嗽并咳血丝痰。体格检查：右上肺有局限性哮鸣音，余未见异常。最可能的诊断为（　　）

    A. 右上肺癌　　　　　　B. 急性左心衰竭　　　　　C. 慢性支气管炎

    D. 支气管扩张　　　　　E. 支气管哮喘

63. 患者,男,32岁。因右侧胸痛伴发热1周就诊,既往体健。体格检查:右侧第8后肋以下叩诊实音,呼吸音消失。胸部X线片检查示右下肺大片致密影,上缘呈外高内低弧形。为明确诊断应首选的检查措施是（　　）

  A. 胸腔穿刺   B. 胸部CT   C. 结核菌素试验

  D. 胸腔镜   E. 支气管镜

64. 患者,女,63岁。因外伤后进行性呼吸困难1小时入院。体格检查:一侧胸廓饱满、肋间隙变宽,叩诊呈鼓音,气管向对侧偏移。最可能的诊断是（　　）

  A. 肺不张   B. 肺气肿   C. 胸腔积液

  D. 气胸   E. 肋骨骨折

65. 患者,男,69岁。慢性咳嗽、咳白色黏液痰10年入院,有长期吸烟史。体格检查:胸廓前后径明显增宽,肋间隙饱满,腹上角增大,叩诊呈过清音,双肺呼吸音减弱,有散在干啰音。首先应考虑的诊断是（　　）

  A. 支气管哮喘   B. 肺癌   C. 支气管扩张

  D. 肺结核   E. 肺气肿

66. 患者,女,35岁。既往体健,2日前受凉后突起畏寒发热,右胸痛,气促,咳少量铁锈色痰。体格检查:右前胸第3肋以下叩诊呈浊音,有支气管呼吸音。最可能的诊断是（　　）

  A. 急性支气管炎   B. 大叶性肺炎   C. 急性胸膜炎

  D. 浸润型肺结核   E. 支气管肺炎

67. 患者,女,26岁。现系哺乳期,近2日来出现发热、出汗、寒战,右侧乳房有红、肿、热、痛,触诊有硬性包块。最可能的诊断是（　　）

  A. 乳腺囊肿   B. 淋巴结炎   C. 转移病灶

  D. 乳腺癌   E. 急性乳腺炎

68. 患者,男,30岁。因胸痛气促1日入院。体格检查:气管向左侧移位,右侧胸廓饱满,右下胸语音震颤减弱,叩诊呈浊音。最可能的诊断是（　　）

  A. 气胸   B. 胸腔积液   C. 肺水肿

  D. 大叶性肺炎   E. 胸部肿瘤

69. 患者,男,3岁。突起咳嗽、呼吸困难1小时入院,伴高调吸气性喉鸣。体格检查:吸气时胸骨上窝、锁骨上窝和肋间隙明显凹陷。最可能的诊断是（　　）

  A. 急性胸膜炎   B. 气管异物   C. 小儿肺炎

  D. 支气管哮喘发作   E. 小儿支气管炎

【A3型题】

（70~72题共用题干）

  患者,男,24岁。既往体健,2日前淋雨后突发畏寒、寒战、高热,伴全身酸痛,次日出现右侧胸痛、咳嗽、咳痰,胸部X线胸片检查显示右上肺大片实变。

70. 体格检查会出现的体征是（　　）

  A. 右胸膨隆   B. 右胸语颤增强   C. 右胸语颤减弱

  D. 右胸有干啰音   E. 右胸叩诊为清音

71. 体格检查**不会**出现的体征是（　　）
  A. 急性病容   B. 脉率增快   C. 右上胸叩诊浊音
  D. 右上胸呼吸音减弱 E. 气管向左侧偏移

72. 最可能的诊断是（　　）
  A. 大叶性肺炎   B. 肺结核   C. 肺脓肿
  D. 肺梗死   E. 胸膜增厚

（73~76题共用题干）

患者，男，75岁。反复咳嗽、咳痰15年，冬春季加重，咳痰以白色黏痰为主，偶尔痰中带血丝，有吸烟史40年。

73. 最可能的诊断是（　　）
  A. 支气管扩张   B. 肺癌   C. 肺脓肿
  D. 慢性支气管炎 E. 肺结核

74. 患者入院前数小时感觉胸闷、气促，并进行性加重，一侧胸部叩诊出现鼓音，应首先考虑（　　）
  A. 肺气肿   B. 肺炎   C. 气胸
  D. 胸腔积液   E. 肺结核空洞

75. 患者胸廓呈桶状，触觉语颤减弱、叩诊过清音、呼吸音减弱，应诊断为（　　）
  A. 气胸   B. 肺炎   C. 胸腔积液
  D. 呼吸衰竭   E. 肺气肿

76. 为了进一步明确诊断，应首选的检查是（　　）
  A. X线胸片   B. 血常规   C. 动脉血气分析
  D. 纤维支气管镜 E. 胸部CT

【B1型题】

（77~79题共用备选答案）
  A. 实音 B. 鼓音   C. 清音   D. 浊音   E. 过清音

77. 气胸叩诊呈（　　）

78. 肺气肿叩诊呈（　　）

79. 肺脓肿叩诊呈（　　）

（80~82题共用备选答案）
  A. 局限性湿啰音   B. 两肺广泛湿啰音 C. 两肺广泛干啰音
  D. 两肺底湿啰音   E. 局限性干啰音

80. 急性肺水肿可闻及（　　）

81. 支气管哮喘可闻及（　　）

82. 支气管扩张可闻及（　　）

（83~85题共用备选答案）
  A. 潮式呼吸   B. 断续呼吸   C. 叹息样呼吸
  D. 呼吸停止   E. 双吸气呼吸

83. 神经衰弱可见（　　）

84. 巴比妥类中毒可见（　　）

85. 急性胸膜炎可见（　　）

（86~88题共用备选答案）

    A. 前正中线　　B. 胸骨线　　　　C. 锁骨中线　　　D. 肩胛线　　　E. 腋中线

86. 临床上用于衡量心界增大与否及其程度的常用的垂直线标志为（　　）

87. 临床上常用于胸腔穿刺定位的垂直线标志是（　　）

88. 正常情况下气管位于（　　）

（89~92题共用备选答案）

    A. 扁平胸　　　　　　　　B. 漏斗胸　　　　　　　　C. 桶状胸

    D. 胸廓局部膨隆　　　　　E. 胸廓下陷

89. 严重肺气肿可见（　　）

90. 肺结核可见（　　）

91. 佝偻病可见（　　）

92. 肺纤维化可见（　　）

（93~96题共用备选答案）

    A. 吸气性呼吸困难　　　　B. 呼气性呼吸困难　　　　C. 库斯莫尔呼吸

    D. 叹息样呼吸　　　　　　E. 断续呼吸

93. 糖尿病酮症酸中毒可见（　　）

94. 气管异物可见（　　）

95. 急性胸膜炎可见（　　）

96. 支气管哮喘可见（　　）

（97~100题共用备选答案）

    A. 胸部前后径与横径之比为1∶1、肋间隙增宽、叩诊呈过清音

    B. 患侧胸廓饱满，叩诊呈浊、实音

    C. 患侧胸廓饱满，叩诊呈鼓音

    D. 患侧胸部下陷，叩诊呈浊音

    E. 胸廓形态正常，患侧叩诊呈浊音

97. 气胸可见（　　）

98. 胸腔积液可见（　　）

99. 胸膜增厚可见（　　）

100. 大叶性肺炎可见（　　）

（二）名词解释

1. 胸骨角　　　　　　　　2. 锁骨中线　　　　　　　3. 桶状胸

4. 三凹征　　　　　　　　5. 潮式呼吸　　　　　　　6. 语音震颤

7. 支气管呼吸音　　　　　8. 湿啰音　　　　　　　　9. 干啰音

10. 语音共振

（三）简答题

1. 肺与胸膜体格检查应注意哪几点？

2. 试述胸骨角的临床意义。

3. 试述桶状胸的临床特征及其意义。

4. 气胸患者的胸部有哪些体征？

5. 干啰音形成的机制是什么？有哪些听诊特点？

6. 湿啰音形成的机制是什么？有哪些听诊特点？

7. 异常呼吸音有几种？异常支气管呼吸音由哪些因素引起？

8. 肺泡呼吸音减弱或消失的原因有哪些？

9. 简述语音震颤增强和减弱的临床意义。

10. 正常胸部可出现几种叩诊音，分别在何处可叩得？鼓音、过清音、浊音及实音在病理情况下各见于哪些疾病？

11. 正常肺下界的位置？改变的临床意义是什么？

（张秀峰）

第五节　心脏及血管检查

（一）选择题

【A1 型题】

1. 正常成人心尖搏动的范围为（　　　）

　　A. 1.0~1.5cm　　　　　　　B. 1.5~2.0cm　　　　　　C. 2.0~2.5cm

　　D. 2.5~3.0cm　　　　　　　E. 3.0~3.5cm

2. 心尖抬举性搏动常见于（　　　）

　　A. 左心房肥大　　　　　　　B. 左心室肥大　　　　　　C. 右心房肥大

　　D. 右心室肥大　　　　　　　E. 左、右心房肥大

3. 下列疾病中，一般**不出现**震颤的是（　　　）

　　A. 室间隔缺损　　　　　　　B. 二尖瓣狭窄　　　　　　C. 主动脉瓣关闭不全

　　D. 主动脉瓣狭窄　　　　　　E. 动脉导管未闭

4. 气胸患者，心尖搏动位置改变可能是（　　　）

　　A. 向上移位　　　　　　　　B. 向下移位　　　　　　　C. 向患侧移位

　　D. 向健侧移位　　　　　　　E. 不能确定

5. 下列情况中，可出现胸骨左缘第2肋间收缩期搏动的是（　　　）

　　A. 右心室肥大　　　　　　　B. 肺动脉高压　　　　　　C. 升主动脉瘤

　　D. 主动脉弓动脉瘤　　　　　E. 大动脉炎

6. 下列关于心脏瓣膜听诊区的部位，说法**不正确**的是（　　　）

　　A. 三尖瓣区位于胸骨体下端左缘

　　B. 主动脉瓣第二听诊区位于胸骨左缘第3肋间

　　C. 主动脉瓣区位于胸骨左缘第2肋间

　　D. 二尖瓣区位于心尖部

　　E. 肺动脉瓣区位于胸骨左缘第2肋间

7. 心脏听诊的规范顺序是（　　　）

　　A. 二尖瓣区开始→主动脉瓣第二听诊区→主动脉瓣区→肺动脉瓣区→三尖瓣区

　　B. 三尖瓣区开始→主动脉瓣区→肺动脉瓣区→主动脉瓣第二听诊区→二尖瓣区

　　C. 主动脉瓣区开始→肺动脉瓣区→主动脉瓣第二听诊区→二尖瓣区→三尖瓣区

　　D. 二尖瓣区开始→肺动脉瓣区→主动脉瓣区→主动脉瓣第二听诊区→三尖瓣区

　　E. 二尖瓣区开始→三尖瓣区→主动脉瓣第二听诊区→肺动脉瓣区→主动脉瓣区

8. 下列情况中**不出现** A_2 减弱的是（　　　）

　　A. 低血压　　　　　　　　B. 主动脉粥样硬化　　　　　C. 主动脉瓣粘连或钙化

　　D. 主动脉瓣关闭不全　　　E. 主动脉瓣狭窄

9. 下列情况中，与 S_1 的产生有主要关系的是（　　　）

　　A. 心房收缩　　　　　　　B. 半月瓣的开放　　　　　　C. 二、三尖瓣的关闭

　　D. 心室舒张　　　　　　　E. 血流加速

10. 剑突下搏动常见于（　　　）

　　A. 左心室肥大　　　　　　B. 右心室肥大　　　　　　　C. 右位心

　　D. 胸腔积液　　　　　　　E. 腹水

11. S_2 固定分裂的常见原因是（　　　）

　　A. 房间隔缺损　　　　　　　　B. 主动脉瓣狭窄

　　C. 完全性右束支传导阻滞　　　D. 完全性左束支传导阻滞

　　E. 室间隔缺损

12. 大量心包积液患者，坐位时心浊音界呈（　　　）

　　A. 靴形　　　　　　　　　B. 烧瓶形　　　　　　　　　C. 梨形

　　D. 普大型　　　　　　　　E. 心底部增宽

13. 听到开瓣音常提示（　　　）

　　A. 二尖瓣狭窄伴二尖瓣关闭不全

　　B. 二尖瓣轻、中度狭窄，瓣膜弹性和活动性较好

　　C. 二尖瓣严重狭窄，瓣膜钙化

　　D. 二尖瓣狭窄伴左心衰竭

　　E. 二尖瓣狭窄分离术的禁忌证

14. 关于杂音的形成机制，下列选项正确的是（　　　）

　　A. 血黏稠度显著增加，发生杂音的倾向亦增加

　　B. 乳头肌或腱索断裂，断端在心腔内摆动，使血流加速而产生杂音

　　C. 心脏内发生异常通道，产生分流，使血流加速而产生杂音

　　D. 血流通过狭窄或关闭不全部位产生漩涡可出现杂音

　　E. 血流速度越快，漩涡越易产生，杂音越弱

15. 关于心脏震颤，说法**错误**的是（　　　）

　　A. 有震颤一定能听到杂音，反之亦然

　　B. 其常见于某些先天性心脏病及心脏瓣膜狭窄时

　　C. 其产生机制与心脏杂音相似

D. 触到震颤可肯定有器质性心脏病

E. 在一定条件下,杂音越响,震颤越强

16. 二尖瓣狭窄患者叩诊心界呈梨形,是由于(　　)

A. 左、右心室均增大　　　　　　B. 左心房及肺动脉段扩大

C. 右心房与右心室增大　　　　　D. 左心房与右心室增大

E. 右心房及肺动脉段扩大

17. 关于心脏杂音传导方向的叙述,**错误**的是(　　)

A. 主动脉瓣关闭不全舒张期杂音沿胸骨左缘下传可达心尖

B. 二尖瓣狭窄舒张期杂音向胸骨左缘上传导

C. 二尖瓣关闭不全收缩期杂音向左腋下左肩胛下区传导

D. 三尖瓣关闭不全收缩期杂音可传至心尖部

E. 主动脉瓣狭窄收缩期杂音向颈部、胸骨上窝传导

18. 关于心脏杂音的叙述,**错误**的是(　　)

A. 杂音在某瓣膜听诊区最响,提示病变在该区相应的瓣膜

B. 杂音的性质是指由于振动的频率不同而表现为音色和音调的不同

C. 目前普遍采用的心脏各种杂音分级法为莱温(Levine)6级分级法

D. 不同时期出现的杂音,常反映不同的病变

E. 根据杂音最响部位及其传导方向,可判断杂音来源及其病理性质

19. 心前区隆起最常见于(　　)

A. 先天性心脏病　　　　B. 大量心包积液　　　　C. 肥厚型心肌病

D. 肺源性心脏病　　　　E. 高血压心脏病

20. 心尖区收缩期喀喇音和收缩晚期递增型杂音,常见于(　　)

A. 二尖瓣关闭不全　　　B. 二尖瓣狭窄　　　　　C. 主动脉瓣关闭不全

D. 二尖瓣脱垂　　　　　E. 左房黏液瘤

21. 当右心室肥大时,心尖搏动的位置为(　　)

A. 向右下移位　　　　　B. 向左下移位　　　　　C. 向右移位

D. 向左移位　　　　　　E. 向上移位

22. 连续性震颤常见于下列情况中的(　　)

A. 二尖瓣关闭不全并狭窄　　　B. 三尖瓣关闭不全并狭窄

C. 主动脉瓣关闭不全并狭窄　　D. 动脉导管未闭

E. 肺动脉瓣关闭不全并狭窄

23. 负性心尖搏动常见于(　　)

A. 肺气肿　　　　　　　B. 右心室肥大　　　　　C. 左心室肥大

D. 粘连性心包炎　　　　E. 大量心包积液

24. 正常人心尖搏动于第5肋间(　　)

A. 左腋前线内 0.5~1.0cm　　　B. 左锁骨中线外 0.5~1.0cm

C. 左锁骨中线内 0.5~1.0cm　　D. 左腋前线外 0.5~1.0cm

E. 左腋前线外 0.5~2.0cm

25. 诊断二尖瓣狭窄最重要的体征是（　　　）

    A. 二尖瓣面容 　　　　　　　　B. 心尖部舒张期隆隆样杂音

    C. 梨形心 　　　　　　　　　　D. 心尖搏动向左移位

    E. 心尖部心缩期吹风样杂音

26. 动脉舒张压的高低主要反映（　　　）

    A. 每搏输出量的多少 　　　　　B. 外周阻力的大小

    C. 大动脉弹性的好坏 　　　　　D. 心脏泵血功能的好坏

    E. 血管充盈的程度

27. 严重贫血时可发生（　　　）

    A. 奇脉 　　　　　　　B. 重搏脉 　　　　　　　C. 交替脉

    D. 短绌脉 　　　　　　E. 水冲脉

28. 右心衰竭时引起淤血的主要器官是（　　　）

    A. 肺、肝、肾及胃肠道 　　　B. 肝、脾及胃肠道 　　　C. 肾、肺及胃肠道

    D. 肺、脑、肝、脾等 　　　　E. 脑、肺及胃肠道

29. 风湿性心脏病时最易受侵犯的瓣膜是（　　　）

    A. 二尖瓣及三尖瓣 　　　　B. 三尖瓣及肺动脉瓣 　　　C. 主动脉瓣及肺动脉瓣

    D. 二尖瓣及肺动脉瓣 　　　E. 二尖瓣及主动脉瓣

30. 心尖搏动向左移位常见于下列情况中的（　　　）

    A. 二尖瓣关闭不全 　　　　B. 主动脉瓣关闭不全 　　　C. 二尖瓣狭窄

    D. 主动脉瓣狭窄 　　　　　E. 高血压

31. 可出现奇脉的疾病是（　　　）

    A. 心包积液 　　　　　　　B. 肥厚性梗阻型心肌病 　　　C. 扩张型心肌病

    D. 病毒性心肌炎 　　　　　E. 二尖瓣狭窄

32. 急性左心衰竭时脉搏特点是（　　　）

    A. 交替脉 　　　　　　　　B. 重搏脉 　　　　　　　C. 奇脉

    D. 水冲脉 　　　　　　　　E. 短绌脉

33. 下列情况中，左心衰竭的临床表现是（　　　）

    A. 身体下垂部位水肿 　　　B. 胸腔积液 　　　　　　C. 肝脏静脉性充血

    D. 肺水肿 　　　　　　　　E. 颈静脉怒张

34. 第二心音的组成主要是由于（　　　）

    A. 房室瓣开放 　　　　　　B. 心房收缩 　　　　　　C. 半月瓣关闭

    D. 乳头肌收缩 　　　　　　E. 血流冲击大血管

35. 引起第一心音增强的疾病是（　　　）

    A. 二尖瓣狭窄 　　　　　　B. 二尖瓣关闭不全 　　　C. 主动脉瓣关闭不全

    D. 高血压 　　　　　　　　E. 主动脉瓣狭窄

36. 水冲脉的发生机制是（　　　）

    A. 脉压变小 　　　　　　　B. 脉压变大 　　　　　　C. 脉压正常

    D. 收缩压变小 　　　　　　E. 舒张压变大

37. 下列关于主动脉瓣关闭不全的叙述，**错误**的是（　　）

    A. 左心室肥大、扩张

    B. 右心室肥大、扩张

    C. 主动脉瓣区收缩期杂音

    D. 脉压大、毛细血管搏动

    E. 单纯性主动脉瓣关闭不全多见于梅毒性主动脉炎

38. 引起右心衰竭常见的原因是（　　）

    A. 主动脉口狭窄　　　　　　　B. 主动脉瓣关闭不全

    C. 二尖瓣狭窄　　　　　　　　D. 冠状动脉粥样硬化性心脏病

    E. 右位心

39. 下列疾病中，可出现心尖部舒张期隆隆样杂音，并且于卧位时消失的是（　　）

    A. 二尖瓣关闭不全　　　B. 二尖瓣狭窄　　　　C. 主动脉瓣关闭不全

    D. 二尖瓣脱垂　　　　　E. 左房黏液瘤

40. 周围血管体征**不包括**（　　）

    A. 颈动脉搏动明显　　　　　　B. 杜罗济埃（Duroziez）双重杂音

    C. 枪击音　　　　　　　　　　D. 毛细血管搏动

    E. 交替脉

41. 下列心血管疾病中，最容易并发脑血管栓塞的是（　　）

    A. 二尖瓣关闭不全　　　B. 主动脉瓣狭窄　　　　C. 高血压

    D. 心力衰竭　　　　　　E. 二尖瓣狭窄伴心房颤动

42. 以下器质性心脏病中，可触及震颤的是（　　）

    A. 冠状动脉粥样硬化性心脏病

    B. 主动脉瓣关闭不全

    C. 二尖瓣狭窄

    D. 二尖瓣关闭不全

    E. 高血压心脏病

43. 风湿性心脏病二尖瓣狭窄最常合并的心律失常是（　　）

    A. 房室传导阻滞　　　　B. 室性期前收缩　　　　C. 心房颤动

    D. 心室颤动　　　　　　E. 阵发性室上性心动过速

44. 主动脉瓣狭窄时，下列表现中**不常见**的是（　　）

    A. 主动脉瓣区喷射性收缩期杂音

    B. 主动脉瓣区第二心音增强

    C. 脉压小、脉搏细弱

    D. 左心室明显扩张

    E. 左心室肥厚

45. 急性纤维蛋白性心包炎最具特征的体征是（　　）

    A. 心尖搏动减弱　　　　B. 心包叩击音　　　　C. 心包摩擦音

    D. 颈静脉怒张　　　　　E. 腹水

46. 某患者于心尖区闻及舒张期隆隆样杂音，心率 86 次/min。以下体征中与本病**不符合**的是（　　　）

    A. 二尖瓣面容　　　　　　B. 心尖区舒张期奔马律　　　C. 开瓣音

    D. 肺动脉瓣第二音分裂　　E. 颈静脉充盈并肝大

47. 二尖瓣狭窄患者，为确认其杂音存在，最好选择以下情况中的（　　　）

    A. 选用膜型体件　　　　　B. 安静状态　　　　　　　　C. 深吸气

    D. 前倾位　　　　　　　　E. 左侧卧位

48. 关于心音听诊与呼吸、体位的关系，下列情况**错误**的是（　　　）

    A. 二尖瓣狭窄杂音——左侧卧位清楚

    B. 三尖瓣关闭不全杂音——吸气后清楚

    C. 主动脉瓣关闭不全杂音——前倾位，呼气末清楚

    D. 肺动脉瓣喷射性收缩期杂音——呼气末清楚

    E. 心包叩击音—呼气时加强

49. 下列病变时，心界叩诊变化正确的是（　　　）

    A. 左室增大——心浊音界向左扩大

    B. 右室增大——浊音界向右扩大

    C. 心包积液——心浊音界缩小

    D. 心包积液——心浊音界向两侧扩大，且随体位改变

    E. 主动脉瓣关闭不全——心浊音界呈梨形

50. 叩诊心脏呈烧瓶形常见于（　　　）

    A. 左心室增大　　　　　　B. 右心室增大　　　　　　　C. 左、右心室增大

    D. 心包积液　　　　　　　E. 心肌炎

51. 引起肺动脉瓣第二音亢进的疾病是（　　　）

    A. 主动脉瓣狭窄　　　　　B. 肺动脉瓣狭窄　　　　　　C. 主动脉瓣关闭不全

    D. 二尖瓣狭窄　　　　　　E. 肺动脉瓣关闭不全

52. 下列选项中，**不属于**生理性第三心音特点的是（　　　）

    A. 只见于部分儿童及青少年　　B. 多于心率不快时发现

    C. S_3、S_2 间距离近于 S_1、S_2　　D. 卧位可消失

    E. 轻而低调

53. 第二心音固定分裂常见于（　　　）

    A. 肺动脉瓣狭窄　　　　　B. 主动脉瓣关闭不全　　　　C. 主动脉瓣狭窄

    D. 肺动脉瓣关闭不全　　　E. 房间隔缺损

54. 左心功能不全时出现第二心音逆分裂的原因是（　　　）

    A. 吸气时，右室射血期延长

    B. 吸气时，左室射血期延长

    C. 呼气时，右室射血期延长

    D. 呼气时，左室射血期延长

    E. 呼气、吸气时，左室射血期均延长

55. 最容易出现舒张期奔马律的疾病是（　　　）
    A. 主动脉瓣狭窄 　　　　B. 肺动脉瓣狭窄 　　　　C. 主动脉瓣关闭不全
    D. 二尖瓣狭窄 　　　　　E. 心功能不全

56. 毛细血管搏动常见于（　　　）
    A. 甲状腺功能减退症 　　B. 二尖瓣狭窄 　　　　　C. 主动脉瓣关闭不全
    D. 二尖瓣关闭不全 　　　E. 主动脉瓣狭窄

57. 奥斯汀·弗林特杂音（Austin Flint murmur）最常见于（　　　）
    A. 主动脉瓣狭窄 　　　　B. 肺动脉瓣狭窄 　　　　C. 二尖瓣狭窄
    D. 主动脉瓣关闭不全 　　E. 二尖瓣关闭不全

58. 杂音的产生机制**不包括**是（　　　）
    A. 血流加速 　　　　　　B. 瓣膜狭窄、关闭不全 　C. 异常血流通道
    D. 心腔结构异常 　　　　E. 血流减慢

59. 胸骨右缘第2肋间的收缩期搏动常见于（　　　）
    A. 肺动脉高压 　　　　　B. 升主动脉瘤 　　　　　C. 肺动脉瓣狭窄
    D. 主动脉瓣狭窄 　　　　E. 右心房增大

60. 剑突下收缩期搏动常见于（　　　）
    A. 右心室增大 　　　　　B. 心包积液 　　　　　　C. 升主动脉瘤
    D. 左心室增大 　　　　　E. 左心房增大

61. 检查心脏震颤常用（　　　）
    A. 全手掌 　　　　　　　B. 2~4指指腹 　　　　　C. 手掌尺侧
    D. 手掌桡侧 　　　　　　E. 2~5指指端

62. 右心室增大时体检可发现（　　　）
    A. 靴形心 　　　　　　　　　　B. 心尖搏动呈抬举性搏动
    C. 心尖搏动向左移位 　　　　　D. 心尖搏动增强
    E. 心腰部饱满

63. 叩诊心浊音界如梨形者常见于（　　　）
    A. 二尖瓣关闭不全 　　　B. 二尖瓣狭窄 　　　　　C. 心包积液
    D. 主动脉瓣关闭不全 　　E. 主动脉瓣狭窄

64. 叩诊心浊音界呈靴形者常见于（　　　）
    A. 二尖瓣关闭不全 　　　B. 二尖瓣狭窄 　　　　　C. 心包积液
    D. 主动脉瓣关闭不全 　　E. 主动脉瓣狭窄

65. 叩诊心浊音界呈烧瓶形者常见于（　　　）
    A. 二尖瓣关闭不全 　　　B. 二尖瓣狭窄 　　　　　C. 心包积液
    D. 主动脉瓣关闭不全 　　E. 主动脉瓣狭窄

66. 与房室瓣关闭有关的心音和/或附加音为（　　　）
    A. 第一心音 　　B. 第二心音 　　C. 第三心音 　　　D. 第四心音 　　　E. 喀喇音

67. 与大动脉瓣关闭有关的心音或附加音是（　　　）
    A. 第一心音 　　B. 第二心音 　　C. 第三心音 　　　D. 第四心音 　　　E. 喷射音

68. 第三心音产生的机制为（　　　）

　　A. 心室舒张时二尖瓣急剧开放产生振动

　　B. 舒张晚期心房收缩引起

　　C. 心室舒张时肺动脉瓣急剧关闭

　　D. 舒张早期血液自心房急速流入心室引起心室壁振动

　　E. 心包病变时舒张期心室快速充盈受限，产生振动

69. 与大血管壁的振动有关的心音或附加音是（　　　）

　　A. 第一心音　　　　　　　B. 第二心音　　　　　　　C. 第三心音

　　D. 第四心音　　　　　　　E. 喷射音

70. 引起第二心音固定分裂的常见疾病是（　　　）

　　A. 二尖瓣狭窄　　　　　　B. 缩窄性心包炎　　　　　C. 二尖瓣关闭不全

　　D. 房间隔缺损　　　　　　E. 室间隔缺损

71. 第二心音逆分裂的听诊特点是（　　　）

　　A. 呼气时分裂，吸气时分裂加宽

　　B. 呼气时分裂加宽，吸气时分裂变窄或消失

　　C. 呼气时分裂，屏气时分裂消失

　　D. 呼气和吸气时均有分裂，程度相同

　　E. 运动后分裂明显

72. 二尖瓣狭窄患者心脏听诊时提示二尖瓣弹性尚好的体征是听到（　　　）

　　A. 二尖瓣开瓣音　　　　　　B. 三尖瓣关闭不全

　　C. 心尖部第二心音亢进　　　D. 心底部第二心音亢进

　　E. 心底部第二心音分裂

73. 舒张早期奔马律的产生机制是（　　　）

　　A. 舒张期血流自心房入心室撞击二尖瓣产生振动

　　B. 心室快速充盈时引起已过度充盈的心室壁产生振动

　　C. 与舒张期心房收缩有关

　　D. 舒张期二尖瓣有力地开放产生振动

　　E. 心包缩窄时与心室快速充盈时心室舒张突然受限产生振动

74. 深吸气时，下列病变引起的杂音增强的是（　　　）

　　A. 主动脉瓣关闭不全　　　　B. 三尖瓣关闭不全

　　C. 二尖瓣狭窄　　　　　　　D. 二尖瓣关闭不全

　　E. 主动脉瓣狭窄

75. 舒张期杂音常见于（　　　）

　　A. 三尖瓣关闭不全　　　　B. 二尖瓣狭窄　　　　　C. 主动脉瓣狭窄

　　D. 二尖瓣关闭不全　　　　E. 肺动脉瓣狭窄

76. 大动脉瓣狭窄的杂音出现于（　　　）

　　A. 舒张早期　　　　　　　B. 收缩中期　　　　　　C. 舒张中晚期

　　D. 全收缩期　　　　　　　E. 收缩晚期

77. 全收缩期杂音常见于（　　　）

  A. 主动脉瓣狭窄   B. 肺动脉狭窄   C. 二尖瓣脱垂

  D. 二尖瓣关闭不全   E. 房间隔缺损

78. 心尖搏动在第6肋间左锁骨中线外2.0cm处，其原因是（　　　）

  A. 左心室增大   B. 右心室增大   C. 右位心

  D. 正常人左侧卧位   E. 前倾位

79. 舒张中晚期杂音常见于（　　　）

  A. 主动脉瓣狭窄   B. 主动脉瓣关闭不全   C. 肺动脉瓣狭窄

  D. 二尖瓣狭窄   E. 肺动脉瓣关闭不全

80. 舒张早期反流性杂音常见于（　　　）

  A. 二尖瓣狭窄   B. 主动脉瓣关闭不全

  C. 肺动脉瓣狭窄   D. 室间隔缺损

  E. 二尖瓣关闭不全

81. 下列病变中，可出现奥斯汀·弗林特（Austin Flint）杂音的是（　　　）

  A. 相对性三尖瓣关闭不全   B. 相对性二尖瓣关闭不全

  C. 相对性肺动脉瓣关闭不全 D. 相对性二尖瓣狭窄

  E. 相对性主动脉瓣狭窄

82. 主动脉瓣关闭不全的听诊表现中最有诊断价值的是（　　　）

  A. 心尖部舒张期隆隆样杂音

  B. 主动脉瓣第二听诊区舒张期叹气样杂音

  C. 主动脉瓣区第二心音减弱

  D. 主动脉瓣区出现收缩期喷射性杂音

  E. 心尖区第一心音减弱

83. 下列脉搏表现中，提示缩窄性心包炎的是（　　　）

  A. 交替脉   B. 二联脉   C. 奇脉

  D. 水冲脉   E. 重搏脉

84. 下列疾病中，重要体征出现水冲脉的是（　　　）

  A. 二尖瓣狭窄   B. 大量心包积液   C. 主动脉瓣狭窄

  D. 主动脉瓣关闭不全   E. 二尖瓣关闭不全

85. 交替脉主要见于（　　　）

  A. 二尖瓣关闭不全   B. 主动脉瓣关闭不全   C. 左心功能不全

  D. 二尖瓣狭窄   E. 主动脉瓣狭窄

86. 枪击音常见于（　　　）

  A. 心包积液   B. 二尖瓣狭窄   C. 主动脉瓣关闭不全

  D. 二尖瓣关闭不全   E. 主动脉瓣狭窄

87. 毛细血管搏动**不见于**（　　　）

  A. 严重贫血   B. 三尖瓣关闭不全   C. 主动脉瓣关闭不全

  D. 高血压   E. 甲状腺功能亢进症

88. 心浊音界呈普大型者**不包括**下列疾病中的（　　）
    A. 二尖瓣狭窄　　　　　B. 扩张型心肌病　　　　　C. 全心衰竭
    D. 重症心肌炎　　　　　E. 心肌病

89. 第一心音减弱出现于（　　）
    A. 二尖瓣狭窄　　　　　B. 心动过速　　　　　C. 甲状腺功能亢进症
    D. 二尖瓣关闭不全　　　E. 发热

90. 下列疾病中**不出现**第二心音分裂的是（　　）
    A. 二尖瓣狭窄　　　　　　　B. 心包积液
    C. 房间隔缺损　　　　　　　D. 完全性右束支传导阻滞
    E. 室间隔缺损

91. 下列疾病中**不出现**肺动脉瓣区第二心音亢进的是（　　）
    A. 肺源性心脏病　　　　B. 二尖瓣狭窄　　　　　C. 肺动脉瓣关闭不全
    D. 房间隔缺损　　　　　E. 室间隔缺损

92. 连续性杂音常见于（　　）
    A. 二尖瓣关闭不全　　　B. 房间隔缺损　　　　　C. 动脉导管未闭
    D. 三尖瓣关闭不全　　　E. 室间隔缺损

93. 舒张期杂音**不出现**于下列情况中的（　　）
    A. 二尖瓣狭窄　　　　　B. 主动脉瓣狭窄　　　　C. 主动脉瓣关闭不全
    D. 肺动脉瓣关闭不全　　E. 三尖瓣狭窄

94. 二尖瓣狭窄体征中**不包括**（　　）
    A. 心尖部舒张期杂音　　B. 开瓣音　　　　　　　C. 心尖部舒张期震颤
    D. 右心室增大　　　　　E. 心尖部第一心音减弱

95. 主动脉瓣关闭不全的周围血管体征**不包括**（　　）
    A. 枪击音　　　　　　　B. 奇脉　　　　　　　　C. 毛细血管搏动
    D. 水冲脉　　　　　　　E. 颈动脉搏动

96. 诊断器质性心脏病最可靠的体征是（　　）
    A. 心率加快　　　　　　B. 心音亢进　　　　　　C. 心音减弱
    D. 舒张期杂音　　　　　E. 心率减慢

97. 胸骨左缘第 2 肋间听到 2 级收缩期柔和的杂音，伴有 P_2 亢进、固定分裂。最可能的诊断是（　　）
    A. 室间隔缺损　　　　　B. 功能性杂音　　　　　C. 房间隔缺损
    D. 动脉导管未闭　　　　E. 先天性肺动脉瓣狭窄

98. 三度房室传导阻滞的患者可听到的心脏体征为（　　）
    A. 收缩中晚期喀喇音　　B. 舒张晚期奔马律　　　C. 心包叩击音
    D. 大炮音　　　　　　　E. 第四心音

99. 关于杂音传导的描述，正确的是（　　）
    A. 舒张期杂音均不易传导
    B. 当杂音传导时，其性质可发生改变

C. 杂音的传导与病情的程度有关

D. 杂音往往顺着产生杂音的血流方向传导

E. 收缩期杂音均可传导

100. 诊断主动脉瓣关闭不全的最重要的体征是（　　　）

A. 周围血管征

B. 抬举性心尖搏动

C. 主动脉瓣区第二心音减弱或消失

D. 主动脉瓣第二听诊区舒张期哈气样杂音向心尖部传导

E. 主动脉瓣区收缩期吹风样杂音向颈部传导

101. **不属于**二尖瓣狭窄的症状有（　　　）

A. 劳力性呼吸困难　　　　B. 咳嗽、咳痰　　　　　　C. 咯血

D. 心绞痛　　　　　　　　E. 声音嘶哑

102. 急性心包炎与急性心肌梗死最重要的鉴别是（　　　）

A. 心前区疼痛

B. 白细胞计数增高

C. 发热

D. 心包摩擦音

E. 心电图上普遍导联（aVR 除外）S-T 段弓背向下型的抬高

103. 格雷厄姆·斯蒂尔杂音（Graham Steell murmur）是由于（　　　）

A. 三尖瓣相对关闭不全　　　　　B. 主动脉瓣相对关闭不全

C. 二尖瓣相对关闭不全　　　　　D. 肺动脉瓣相对关闭不全

E. 肺动脉瓣狭窄

【A2 型题】

104. 患者，女，67 岁。有原发性高血压病史 20 余年；7 日前感冒后出现咳嗽、咳痰，痰中带血丝，昨晚突然出现呼吸困难，双肺可闻及湿啰音及哮鸣音。最可能的诊断是（　　　）

A. 急性支气管炎　　　　B. 支气管肺炎　　　　　　C. 支气管哮喘

D. 慢性支气管炎　　　　E. 急性左心衰竭

105. 患者，男，58 岁。有原发性高血压病史 17 年，血压控制不佳。该患者心脏在体检时**不可能**出现下列改变中的（　　　）

A. 主动脉瓣区第二心音亢进　　　B. 靴形心

C. 抬举性心尖搏动　　　　　　　D. 心尖搏动向左移位

E. 第一心音增强

106. 患者，男，25 岁。胸部隐痛 6 日，伴低热、咳嗽、气促。体格检查：心界明显扩大，未见心尖搏动，心音遥远，颈静脉怒张。最可能的诊断是（　　　）

A. 扩张型心肌病　　　　　　　B. 慢性缩窄性心包炎

C. 肺部感染　　　　　　　　　D. 病毒性心肌炎

E. 急性心包炎伴心包积液

107. 患者，女，56 岁。突然出现夜间阵发性呼吸困难，呼吸可达 40 次/min，端坐呼吸，心率 130 次/min，频繁咳嗽、咳痰，双肺可闻及湿啰音和哮鸣音，患者烦躁不安、口唇青紫。最可能的诊断是（　　）

    A. 气道阻塞　　　　　　　B. 支气管哮喘　　　　　　C. 气管异物

    D. 右心衰竭　　　　　　　E. 心源性哮喘

108. 患者，男，59 岁。急性心肌梗死患者，入院后次日在心尖部闻及收缩中晚期喀喇音。诊断考虑为（　　）

    A. 主动脉关闭不全　　　　B. 二尖瓣狭窄　　　　　　C. 二尖瓣脱垂

    D. 室间隔穿孔　　　　　　E. 心室壁瘤形成

109. 急性广泛前壁心肌梗死患者，突然出现气促、大汗淋漓、神志模糊，心率 140 次/min，第一心音低钝，两肺布满干湿性啰音。最可能的诊断是（　　）

    A. 合并二尖瓣脱垂　　　　B. 合并室间隔穿孔　　　　C. 心脏破裂

    D. 急性左心衰竭　　　　　E. 急性右心衰竭

110. 某患者体检时发现心尖部舒张期杂音，胸骨左缘第 3 肋间与胸骨左缘第 2 肋间舒张期递减性杂音，血压 130/60mmHg。其病变最可能为（　　）

    A. 二尖瓣狭窄并主动脉关闭不全

    B. 二尖瓣狭窄并肺动脉高压，肺动脉瓣相对关闭不全

    C. 主动脉瓣关闭不全

    D. 严重的二尖瓣狭窄

    E. 肺动脉瓣关闭不全

【A3 型题】

（111~113 题共用题干）

患者，男，45 岁。原有风湿性心瓣膜病，近 5 日来因劳累后感呼吸困难。体格检查：心脏向左下扩大，胸骨左缘 3~4 肋间可闻及递减性舒张期叹气样杂音下传至心尖部。

111. 该患者最可能的诊断是（　　）

    A. 房间隔缺损　　　　　　B. 室间隔缺损　　　　　　C. 主动脉瓣狭窄

    D. 主动脉瓣关闭不全　　　E. 肺动脉瓣关闭不全

112. 该患者心脏体检时，心尖搏动（　　）

    A. 向右移位　　　　　　　B. 向左移位　　　　　　　C. 向左下移位

    D. 剑突下搏动　　　　　　E. 向右下移位

113. 该患者还可听到的杂音是（　　）

    A. 格雷厄姆·斯蒂尔杂音

    B. 奥斯汀·弗林特杂音

    C. 杜罗济埃双重杂音

    D. 相对性主动脉狭窄的杂音

    E. 相对性二尖瓣关闭不全的杂音

（114~116 题共用题干）

患者，女，30 岁。心悸、气促 8 年，伴反复咯血。体格检查：心尖部可闻及舒张中、晚

期隆隆样杂音,S_1亢进,可闻及开瓣音,P_2亢进。

114. 本病例最可能的诊断是(　　)

    A. 二尖瓣狭窄　　　　　B. 主动脉瓣狭窄　　　　C. 肺动脉瓣狭窄

    D. 二尖瓣关闭不全　　　E. 主动脉瓣关闭不全

115. 该患者最易并发的心律失常是(　　)

    A. 心动过速　　　　　　B. 房室传导阻滞　　　　C. 窦性心律不齐

    D. 心房颤动　　　　　　E. 心浊音界向右侧扩大

116. 该患者心脏叩诊,最可能的体征是(　　)

    A. 靴形心　　　　　　　B. 烧瓶形心　　　　　　C. 梨形心

    D. 普大心　　　　　　　E. 心浊音界向右侧扩大

（117~119题共用题干）

患者,男,45岁。因发热伴胸部持续性疼痛3日就诊,胸骨左缘第3、4肋间在收缩期和舒张期均可听到粗糙呈搔抓样3/6级的杂音,2日后杂音消失,心音变得弱而遥远。

117. 此杂音最可能的是(　　)

    A. 格雷厄姆·斯蒂尔杂音　　　B. 心包胸膜摩擦音

    C. 胸膜摩擦音　　　　　　　　D. 心包摩擦音

    E. 奥斯汀·弗林特杂音

118. 杂音消失,心音变得弱而遥远考虑(　　)

    A. 病情好转　　　　　　B. 胸腔积液　　　　　　C. 心包积液

    D. 心脏扩大　　　　　　E. 心肌梗死

119. 为了进一步确定病情应首选(　　)

    A. X线胸片　　　　　　B. 超声心动图　　　　　C. 心电图

    D. 心功能测定　　　　　E. MRI

（120~122题共用题干）

患者,女,65岁。反复发作心前区疼痛4年,近2周来心绞痛次数增多,并有夜间阵发性呼吸困难,不能平卧。

120. 该患者体检最可能出现的是(　　)

    A. 下肢水肿　　　　　　B. 颈静脉怒张　　　　　C. 交替脉

    D. 肝大、压痛　　　　　E. 心尖部收缩期吹风样杂音

121. 该患者最合适的实验室检查是(　　)

    A. 心脏彩超检查　　　　B. 血脂检查　　　　　　C. 甲状腺功能检查

    D. 心电图检查　　　　　E. 胸部X线检查

122. 该患者最可能的诊断是(　　)

    A. 支气管哮喘　　　　　B. 慢性支气管炎　　　　C. 左心衰竭

    D. 心肌梗死　　　　　　E. 右心衰竭

（123~127题共用题干）

患者,男,56岁。有原发性高血压病史15余年,3日前受凉感冒,今晚突然出现呼吸困难,双肺可闻及湿啰音和哮鸣音。

123. 该患者最可能的诊断是（　　）
     A. 急性支气管炎　　　　B. 支气管肺炎　　　　　C. 支气管哮喘
     D. 哮喘性支气管炎　　　E. 急性左心衰竭
124. 该患者最可能出现的脉搏是（　　）
     A. 奇脉　　　　　　　　B. 交替脉　　　　　　　C. 重搏脉
     D. 迟脉　　　　　　　　E. 水冲脉
125. 该患者心尖搏动的位置改变为（　　　）
     A. 向左下移位　　　　　B. 向右移位　　　　　　C. 向左上移位
     D. 向左移位　　　　　　E. 剑突下心脏搏动
126. 该患者最可能出现的体征是（　　　）
     A. 第一心音减弱　　　　B. 出现第三心音　　　　C. 开瓣音
     D. 舒张早期奔马律　　　E. 脉搏短绌
127. 该患者最可能出现的杂音是（　　　）
     A. 心尖部有舒张中晚期隆隆样杂音
     B. 心尖部收缩期 3 级以上吹风样的粗糙杂音
     C. 心尖部收缩期 2 级以下的柔和杂音
     D. 肺动脉瓣区喷射样的杂音
     E. 胸骨左缘第 3~4 肋间舒张期哈气样的杂音

（128~131 题共用题干）

患者，女，26 岁。胸部隐痛 5 日，伴低热、咳嗽、气促。体格检查：心界明显增大，心尖搏动隐约可见，位于心浊音界内 4cm，肝肋下 5cm。心电图：窦性心动过速，低电压，广泛性 T 波低平。

128. 该患者最可能的诊断是（　　　）
     A. 病毒性心肌炎　　　　B. 缩窄性心包炎　　　　C. 扩张型心肌病
     D. 肺炎　　　　　　　　E. 急性心包炎伴心包积液
129. 该患者可能出现的体征是（　　　）
     A. 交替脉　　B. 奇脉　　　C. 水冲脉　　　D. 重搏脉　　　E. 无脉
130. 该患者**不可能**出现下列选项中的（　　　）
     A. 心包叩击音　　　　　　　　B. 奇脉
     C. 尤尔特征　　　　　　　　　D. 心浊音界随体位改变
     E. 颈静脉扩张
131. 该患者心电图上可能出现（　　　）
     A. S-T 段弓背向上行抬高　　　B. S-T 段水平型下移
     C. S-T 段弓背向下型抬高　　　D. ST-T 波呈鱼钩样改变
     E. S-T 段下斜型下移

（132~134 题共用题干）

患者，女，47 岁。劳累后心慌、气促 2 年余入院。体格检查：S₁ 亢进，二尖瓣开放拍击音，心尖部可闻及舒张中、晚期隆隆样杂音。

132. 该患者诊断首先考虑是（　　　）
    A. 左房黏液瘤　　　　　　B. 二尖瓣狭窄　　　　　　C. 二尖瓣脱垂
    D. 二尖瓣关闭不全　　　　E. 主动脉瓣关闭不全
133. 患者心尖搏动的位置是（　　　）
    A. 向左移位　　　　　　　B. 向左下移位　　　　　　C. 向右移位
    D. 向右下移位　　　　　　E. 正常或向左移位
134. 如患者近日来出现阵发性心悸，体检时心律绝对不齐，脉搏短绌。最可能的诊断是（　　　）
    A. 窦性心律不齐　　　　　B. 心房扑动　　　　　　　C. 心房颤动
    D. 期前收缩　　　　　　　E. 阵发性心动过速

【B1 型题】
（135~139 题共用备选答案）
    A. 梨形　　　　B. 靴形　　　　C. 烧瓶形　　　　D. 普大形　　　　E. 缩窄形
135. 扩张型心肌病心浊音界改变是（　　　）
136. 二尖瓣狭窄心浊音界改变是（　　　）
137. 心包积液心浊音界改变是（　　　）
138. 主动脉瓣关闭不全心浊音界改变是（　　　）
139. 高血压心脏病心浊音界改变是（　　　）
（140~142 题共用备选答案）
    A. 奇脉　　　　B. 交替脉　　　　C. 重搏脉　　　　D. 迟脉　　　　E. 水冲脉
140. 提示动脉导管未闭的是（　　　）
141. 提示左心衰竭的是（　　　）
142. 提示大量心包积液的是（　　　）
（143~147 题共用备选答案）
    A. 收缩中期喷射性杂音　　　　B. 全收缩期反流性杂音
    C. 舒张早期反流性杂音　　　　D. 舒张中、晚期隆隆样杂音
    E. 连续性杂音
143. 二尖瓣狭窄的杂音是（　　　）
144. 二尖瓣关闭不全的杂音是（　　　）
145. 主动脉瓣狭窄的杂音是（　　　）
146. 主动脉瓣关闭不全的杂音是（　　　）
147. 三尖瓣关闭不全的杂音是（　　　）
（148~152 题共用备选答案）
    A. 右室增大　　　　　　　B. 交替脉
    C. 毛细血管搏动　　　　　D. 心前区收缩期震颤
    E. 肺底湿啰音
148. 二尖瓣狭窄可见（　　　）
149. 左心衰竭可见（　　　）

150. 主动脉瓣关闭不全可见（　　）

151. 室间隔缺损可见（　　）

152. 重度贫血可见（　　）

（153~155 题共用备选答案）

    A. 心尖搏动向右下移位   B. 心前区隆起

    C. 抬举性心尖搏动   D. 心尖搏动减弱或消失

    E. 搏动向左上移位

153. 右心室肥大可出现（　　）

154. 左心室肥厚的体征有（　　）

155. 大量心包积液的体征有（　　）

（156~159 题共用备选答案）

    A. 抬举性心尖搏动   B. 心尖搏动消失

    C. 负性心尖搏动   D. 心尖搏动位于右侧胸部

    E. 弥散样心尖搏动

156. 先天性右位心可出现（　　）

157. 扩张型心肌病并心力衰竭可出现（　　）

158. 高血压心脏病可出现（　　）

159. 广泛粘连性心包炎可出现（　　）

（160~162 题共用备选答案）

    A. 大炮音   B. 第一心音增强   C. 第一心音减弱

    D. 开瓣音   E. 心包叩击音

160. 窦性心动过速可出现（　　）

161. 二尖瓣关闭不全可出现（　　）

162. 完全性房室传导阻滞可出现（　　）

（163~166 题共用备选答案）

    A. 夜间阵发性呼吸困难伴发绀

    B. 颈静脉怒张，肝大，双下肢水肿伴活动后呼吸困难

    C. 突然胸痛，呼吸困难伴休克，心电图有 P 波电压升高

    D. 胸痛、出汗伴呼吸困难，心电图有 S-T 段升高

    E. 颈静脉怒张，呈库斯莫尔征，脉压变小

163. 急性左心功能不全可出现（　　）

164. 右心功能不全可出现（　　）

165. 急性渗出性心包炎可出现（　　）

166. 急性肺动脉栓塞可出现（　　）

（167~169 题共用备选答案）

    A. 左侧卧位听诊最清楚

    B. 吸气末时增强

    C. 活动后减轻

D. 活动后增强

E. 心力衰竭控制后减轻

167. 肺动脉瓣狭窄的杂音特点是（　　　　）

168. 主动脉关闭不全的杂音特点是（　　　　）

169. 扩张型心肌病的杂音特点是（　　　　）

（二）名词解释

1. 心尖搏动　　　　　　　2. 抬举性心尖搏动　　　　　3. 负性心尖搏动

4. 心前区震颤　　　　　　5. 大炮音　　　　　　　　　6. 钟摆律

7. 心音分裂　　　　　　　8. S_2 固定分裂　　　　　　9. 心包叩击音

10. 奔马律　　　　　　　　11. 心包摩擦感　　　　　　　12. 期前收缩

13. 脉搏短绌　　　　　　　14. 额外心音　　　　　　　　15. 开瓣音

16. 心脏杂音　　　　　　　17. 奥斯汀·弗林特杂音

18. 格雷厄姆·斯蒂尔杂音　　19. 交替脉

20. 水冲脉　　　　　　　　21. 毛细血管搏动

（三）简答题

1. 心前区视诊内容主要有哪些？

2. 影响心尖搏动位置的因素有哪些？

3. 心脏触诊的主要内容是什么？

4. 传统的心脏瓣膜听诊区有哪些？

5. 试述正常心脏听诊的顺序。

6. 心脏听诊的主要内容包括哪些？

7. 试述心房颤动的听诊特点。

8. 如何判别第一心音和第二心音？

9. 影响心音强度的因素有哪些？

10. 第一心音增强或减弱见于何种情况？

11. 主动脉瓣第二音或肺动脉瓣第二音增强的常见病因是什么？

12. 试举例引起第一心音分裂的疾病有哪些？

13. 试述第二心音分裂的分类。

14. 试述第二心音在吸气时发生生理性分裂的机制。

15. 额外心音有哪些？

16. 试述心脏杂音的产生机制以及其临床意义。

17. 试述心脏杂音的特性与听诊要点。

18. 试述生理性杂音与器质性收缩期杂音的鉴别要点。

19. 周围血管征包括哪些？

20. 简述主动脉瓣关闭不全心脏体格检查的特点。

21. 简述二尖瓣狭窄时可出现的症状和体征。

22. 简述二尖瓣关闭不全时出现的体征。

（张　蕾）

第六节　腹部检查

（一）选择题

【A1 型题】

1. 下列腹部检查方法中，最为重要的是（　　）

　　A. 视诊　　　　B. 触诊　　　　C. 叩诊　　　　D. 听诊　　　　E. 嗅诊

2. 全腹膨隆，腹外形随体位而改变，常见于（　　）

　　A. 肠梗阻　　　　　　　B. 肥胖症　　　　　　　C. 大量腹水

　　D. 人工气腹　　　　　　E. 巨大卵巢囊肿

3. 脐部出现明显的肠蠕动波，伴高调的肠鸣音，常见于（　　）

　　A. 小肠梗阻　　　　　　B. 急性肠炎　　　　　　C. 大肠癌

　　D. 克罗恩病　　　　　　E. 肠结核

4. 关于肝脏触诊方法，**不正确**的是（　　）

　　A. 以示指前端桡侧指腹接触肝

　　B. 右手宜置于腹直肌外缘稍外处向上触诊

　　C. 吸气时手指上抬速度要快于腹壁的抬起速度

　　D. 如遇腹水患者可应用浮沉触诊法

　　E. 如右腹部饱满，需要下移初始触诊部位

5. 触及肝脏时对其质地判断正确的是（　　）

　　A. 正常肝脏质韧如触鼻尖

　　B. 急性肝炎与脂肪肝时质软，如触口唇

　　C. 触及肝脏如触鼻尖为质硬

　　D. 质硬常见于肝癌、肝硬化

　　E. 慢性肝炎与肝淤血时质硬

6. 下列关于肝震颤的说法，**错误**的是（　　）

　　A. 检查时需要用单手触诊法

　　B. 可见于肝棘球蚴病

　　C. 当检查时，手指压下时，可感到一种微细的震动感，即为肝震颤

　　D. 此现象产生是由于包囊中的多数子囊浮动撞击囊壁而形成

　　E. 此征属于病理征象，有其特殊临床意义

7. 触诊右侧腹部触到 1 个实体性包块，且触到时患者感到酸痛或类似恶心的不适感，触诊可见于的脏器是（　　）

　　A. 脾脏　　　　B. 肾脏　　　　C. 肝脏　　　　D. 胆囊　　　　E. 胰腺

8. 上腹部疼痛是消化溃疡的主要症状，关于其疼痛特点，下列说法正确的是（　　）

　　A. 胃溃疡疼痛多位于中上腹部或脐上方

　　B. 疼痛性质恒定，均为胀痛

　　C. 胃溃疡疼痛多在餐后 3~4 小时，持续至下一次进餐后缓解

　　D. 十二指肠球部后壁溃疡疼痛可放射至腰背部，疼痛范围多为数厘米直径大小

E. 十二指肠溃疡疼痛多在餐后 1~2 小时,至下一次餐前消失,呈现进餐-疼痛-缓解的规律

9. 急性弥漫性腹膜炎患者表情痛苦,为减轻腹痛常采取的体位是（　　）
    A. 俯卧位,两下肢伸直　　　　B. 侧卧位　　　　　　C. 仰卧位,两下肢伸直
    D. 头高脚低位　　　　　　　　E. 仰卧位,两下肢屈曲

10. 急性弥漫性腹膜炎的主要表现是（　　）
    A. 反射性恶心、呕吐　　　　　　B. 突发性上腹部持续性剧痛
    C. 血压下降甚至休克　　　　　　D. 发热与脓毒血症
    E. 腹胀

11. 肝硬化晚期最突出的临床表现是（　　）
    A. 腹水　　　　B. 黄疸　　　　C. 发热　　　　D. 肝性脑病　　　E. 无尿

12. 大量腹水时,检查深部的脏器或肿物常用检查方法是（　　）
    A. 钩指触诊法　　　　　　　B. 单手触诊法　　　　　　C. 浮沉触诊法
    D. 双手触诊法　　　　　　　E. 滑动触诊法

13. 外科最常见的急腹症是（　　）
    A. 急性胰腺炎　　　　　　　B. 急性阑尾炎　　　　　　C. 急性胆囊炎
    D. 急性肠炎　　　　　　　　E. 急性胃炎

14. 下列选项中,可导致动力性肠梗阻的是（　　）
    A. 肠套叠　　　　　　　　　B. 肠系膜血管栓塞　　　　C. 腹部大手术后
    D. 肠粘连　　　　　　　　　E. 蛔虫阻塞肠腔

15. 叩诊肝脏发现肝浊音界消失常见于（　　）
    A. 急性重型肝炎　　　　　　B. 胃肠胀气　　　　　　　C. 肝硬化
    D. 急性胃肠穿孔　　　　　　E. 肝癌

16. 当进行腹部触诊时,一般的顺序是（　　）
    A. 自右下腹开始顺时针方向,自下而上,先右后左进行触诊
    B. 自左上腹开始逆时针方向,自上而下,先左后右进行触诊
    C. 自右上腹开始顺时针方向,自上而下,先右后左进行触诊
    D. 自左下腹开始逆时针方向,自下而上,先左后右进行触诊
    E. 一般自脐部开始向四周自下而上,先左后右地进行触诊

17. 在进行腹部检查时,可将腹壁和腹内脏器的病变所致压痛进行鉴别的方法是（　　）
    A. 抓捏腹壁　　　　　　　　B. 进行腹部浅部触诊
    C. 进行腹部深部滑行触诊　　D. 进行腹部深压触诊
    E. 进行腹部冲击触诊

18. 腹膜刺激征包括（　　）
    A. 腹式呼吸消失,腹肌紧张和压痛
    B. 腹式呼吸消失,压痛和反跳痛
    C. 腹肌紧张,压痛和反跳痛

D. 腹部膨胀,腹肌紧张和反跳痛

E. 肝浊音界消失,腹肌紧张和压痛

19. 当患者伴有大量腹水时,为了确定有无肝大,最好采用的触诊手法是(　　　　)

  A. 单手触诊法   B. 双手触诊法   C. 钩指触诊法

  D. 冲击触诊法   E. 胸膝位触诊法

20. 关于腹部间接叩诊发现的描述,**不正确**的是(　　　　)

  A. 腹部叩诊大部分区域均为鼓音

  B. 肝脾所在部位叩诊为浊音

  C. 当腹腔内肿瘤或大量腹水时,腹部叩诊鼓音区缩小

  D. 当胃肠高度胀气时,腹部鼓音区范围明显扩大

  E. 左前胸下部肋缘上应呈浊音区

21. 肝上下径间距离,是指在右锁骨中线上所叩的肝界。其正常范围应是(　　　　)

  A. 7~9cm   B. 8~10cm   C. 9~11cm   D. 10~12cm   E. 11~13cm

22. 肝浊音上界消失,代之以鼓音者,最常见的疾病是(　　　　)

  A. 肝囊肿   B. 急性重型肝炎   C. 胃肠胀气

  D. 急性胃肠穿孔   E. 右侧气胸

23. 当腹部听诊时,可听到正常的声音是(　　　　)

  A. 动脉杂音   B. 摩擦音   C. 肠鸣音   D. 振水音   E. 静脉杂音

24. 临床上进行腹部体检时的常用顺序是(　　　　)

  A. 视、触、叩、听   B. 视、听、叩、触   C. 视、听、触、叩

  D. 视、触、听、叩   E. 视、叩、听、触

25. 腹部的范围是指(　　　　)

  A. 肋弓下缘至耻骨联合上缘

  B. 包含膈肌及盆腔脏器

  C. 上起膈肌,下至耻骨联合,前面及侧面为腹壁,后为脊柱及腰肌

  D. 上起膈肌,下至骨盆,前面及侧面为腹壁,后为脊柱及腰肌

  E. 上起肋弓下缘,下至骨盆,前面及侧面为腹壁,后为脊柱及腰肌

26. 脐部在腹部分区中的临床意义**不包括**(　　　　)

  A. 平腰椎 2、3 之间   B. 腹部四区分法的标志

  C. 腰椎穿刺的标志   D. 腹部的中心

  E. 麦氏点的定位标志

27. 根据九区分法,乙状结肠位于(　　　　)

  A. 左上腹部   B. 左下腹部及下腹部   C. 右下腹部

  D. 脐部   E. 左侧腹部

28. 关于正常成人肝脏大小的描述,**不正确**的是(　　　　)

  A. 正常成人的肝下缘在肋下触不到

  B. 腹壁松弛的瘦人深吸气后肝下缘位于右肋下小于 2cm 处

  C. 腹壁松弛的瘦人剑突下可触及肝下缘小于 3cm

D. 在肋下触及肝下缘提示肝大

E. 腹上角较锐的瘦高患者剑突根部下可达 5cm

29. 关于肝脏触诊手法的描述,正确的是( )

A. 肝脏触诊时最敏感的部位是三指尖端

B. 肝脏触诊时需要与呼吸密切配合,吸气时手指与腹壁同步上抬

C. 初始触诊部位为脐水平

D. 如果患者有较多的腹水,可采用浮沉触诊法检查

E. 肝脏触诊只能采用深触诊法检查

30. 关于肝脏触诊结果的描述,正确的是( )

A. 肝脏体积缩小见于急性重型肝炎、肝硬化早期、脂肪肝

B. 肝淤血时肝脏明显肿大,可触及肝脏扩张性搏动

C. 三尖瓣关闭不全可导致肝大,同时有肝脏搏动

D. 脂肪肝所致的肝大,表面光滑,质地软,可有触痛

E. 肝棘球蚴病患者,行深部滑行触诊时有肝震颤

31. 关于脾脏触诊检查的描述,正确的是( )

A. 只要在肋弓以下触及脾脏均提示脾大

B. 平卧位未触及脾脏即可认为脾脏不大

C. 深吸气时,脾脏下缘不超过肋下 1cm 为轻度脾大

D. 脾脏超过脐水平线或前正中线即为高度脾大

E. 脾大的测量中以甲乙线的值最大

32. 关于脾大检查中测量方法的描述,**错误**的是( )

A. 第 1 线指左肋缘至脾下缘的距离

B. 第 2 线指左锁骨中线与左肋缘交点至脾最远点的距离

C. 第 3 线指脾右缘与前正中线的距离

D. 轻度脾大只做第 1 线

E. 明显脾大应做第 2、3 线

33. 关于胆囊疾患触诊的描述,正确的是( )

A. 可采用双手触诊法及钩指触诊法检查

B. 胆囊肿大、呈囊性感,有压痛者为壶腹部肿瘤所致的可能性大

C. 胆囊触痛检查手法与墨菲征检查手法相同

D. 胆囊触痛就是墨菲征

E. 库瓦西耶征主要由胆总管结石所致

34. 腹部揉面感最多见于( )

A. 胃穿孔   B. 腹腔出血   C. 急性弥漫性腹膜炎

D. 结核性腹膜炎   E. 急性阑尾炎

35. 正常成人腹部可触及部分包块,需要**除外**( )

A. 腰椎椎体   B. 乙状结肠   C. 横结肠

D. 腹直肌肌腱   E. 肝左叶

36. 腹部触及波动感常提示腹腔内游离腹水量至少为（　　）

    A. 1 000ml
    B. 1 500ml
    C. 2 000ml

    D. 2 500ml
    E. 3 000~4 000ml

37. 肋脊角叩痛**不应**见于的病变是（　　）

    A. 肾盂肾炎
    B. 肾结石
    C. 肾结核
    D. 肾囊肿
    E. 肾周围炎

38. 墨菲征阳性见于（　　）

    A. 急性肝炎
    B. 急性胰腺炎
    C. 急性胆囊炎

    D. 消化性溃疡
    E. 急性阑尾炎

39. 肝上、下界之间的距离约为（　　）

    A. 7~9cm
    B. 9~11cm
    C. 8~10cm
    D. 10~12cm
    E. 6~9cm

40. 关于肠鸣音检查的描述，正确的是（　　）

    A. 正常情况下肠鸣音为 3~5 次/min

    B. 肠鸣音达 10 次/min 时即可称为肠鸣音活跃

    C. 肠鸣音活跃见于急性胃肠炎、肠梗阻、胃肠道大出血

    D. 肠鸣音次数增多且响亮、高亢，称为肠鸣音亢进，见于肠梗阻

    E. 肠鸣音次数明显少于正常，称为肠鸣音减弱，见于老年性便秘、低钾血症等

41. 腹中部听到喷射性杂音且局部搏动减弱见于（　　）

    A. 肾动脉狭窄
    B. 髂动脉狭窄

    C. 腹主动脉瘤
    D. 肝左叶肿瘤压迫腹主动脉

    E. 腹主动脉狭窄

42. 急性腹膜炎患者的临床体征**不包括**（　　）

    A. 急性病容
    B. 腹式呼吸减弱
    C. 腹膜炎三联征

    D. 压痛、反跳痛
    E. 腹部揉面感

43. 急性阑尾炎体征中最具有重要诊断依据的是（　　）

    A. 脐周压痛

    B. 右下腹包块

    C. 右下腹压痛

    D. 脐周有位置不固定压痛

    E. 右下腹麦氏点有显著而固定的压痛及反跳痛

【A2 型题】

44. 某腹壁静脉曲张患者，检查其血流方向，可见脐以上血流方向由下至上，脐以上血流方向由下至上。诊断应考虑为（　　）

    A. 上腔静脉阻塞
    B. 下腔静脉阻塞
    C. 门静脉阻塞

    D. 髂外静脉阻塞
    E. 肠系膜下静脉阻塞

45. 患者，男，63 岁。有胃溃疡病史 10 余年，近一段时间出现腹胀、恶心、呕吐，呕吐酸腐食物，清晨空腹及餐后 6~8 小时存在清晰的振水音。提示本患者已出现（　　）

    A. 穿孔
    B. 出血
    C. 癌变

    D. 幽门梗阻
    E. 急性胃炎

46. 患者，女，50岁。进行性贫血2年入院。体格检查：左肋下缘触及包块，位置较深，边缘钝圆，并且无切迹，随呼吸上下移动，质地不硬。最可能的诊断是（　　）

    A. 肿大的脾脏　　　　　　B. 肿大的左肾　　　　　　C. 结肠脾曲肿瘤

    D. 胰尾部囊肿　　　　　　E. 肿大的肝左叶

47. 患者，女，28岁。转移性的右下腹痛3日，呕吐3次入院。体格检查：体温39.5℃，右下腹压痛。最可能的诊断是（　　）

    A. 小肠憩室炎　　　　　　　　B. 输卵管妊娠流产

    C. 急性肠系膜淋巴结炎　　　　D. 卵巢囊肿蒂扭转

    E. 急性阑尾炎

48. 患者，男，30岁。近半年来出现食欲缺乏、盗汗等症状，有腹壁揉面感，无其他阳性发现。最可能的诊断是（　　）

    A. 肝硬化并发原发性腹膜炎　　B. 癌性腹膜炎

    C. 溃疡病穿孔　　　　　　　　D. 结核性腹膜炎

    E. 急性化脓性腹膜炎

49. 患者，男，56岁。胃溃疡病史15年，近半年出现消瘦、乏力、黑便、上腹部疼痛加剧的症状。最可能的诊断是（　　）

    A. 胃癌　　　　　　　　　B. 胃溃疡穿孔　　　　　　C. 胃溃疡并发出血

    D. 幽门梗阻　　　　　　　E. 胰腺囊肿

50. 患者，男，58岁。左上腹有1个包块，检查此包块随呼吸上下移动，下列可**排除**的是（　　）

    A. 脾脏　　　　　　　　　B. 结肠脾曲肿物　　　　　C. 胰尾部囊肿

    D. 肿大的肝左叶　　　　　E. 肿大左肾

51. 患者，女，20岁。1年来上腹部时有疼痛，常在进餐后3~4小时发生，尤在夜间为甚。首选检查是（　　）

    A. CT　　　　　　　　　　B. 胃镜　　　　　　　　　C. 胃肠钡餐

    D. B超　　　　　　　　　E. 腹腔动脉造影

52. 患者，男，26岁。低热，恶心，食欲缺乏3日。体格检查：巩膜轻度黄染，肝右肋缘下12cm，表面光滑，边缘钝，质韧，且有轻度的压痛。最可能的诊断是（　　）

    A. 急性肝炎　　　　　　　B. 肝淤血　　　　　　　　C. 血吸虫病

    D. 脂肪肝　　　　　　　　E. 肝棘球蚴病

53. 患者，男，29岁。持续性右上腹痛3日，疼痛放射至右肩部。体格检查：右上腹压痛、反跳痛。最可能的诊断是（　　）

    A. 急性胃肠炎　　　　　　B. 急性肝炎　　　　　　　C. 急性胰腺炎

    D. 急性胆囊炎　　　　　　E. 右肾结石

54. 患者，男，56岁。进行性巩膜黄染加深，右上腹部触及较大的包块，无压痛、肌紧张与反跳痛。最可能的诊断是（　　）

    A. 胰头癌　　　　　　　　B. 慢性胆囊炎　　　　　　C. 胆囊良性肿瘤

    D. 肝癌　　　　　　　　　E. 肝囊肿

55. 患者,男,38岁。有15年消化性溃疡病史,近半年来出现上腹胀满不适感,伴恶心、呕吐,行胃镜检查诊断为幽门梗阻。下列临床表现中,**不符合**实际情况的是(　　)

　　A. 失水和低氯低钾性碱中毒　　B. 呕吐发酵酸性宿食

　　C. 胃蠕动波　　D. 营养不良与体重减轻

　　E. 呕吐物有粪臭味

56. 患者,男,35岁。有消化性溃疡病史10年,近半个月来症状加剧,胃镜检查见十二指肠球部溃疡。当询问病史时,患者的典型症状是(　　)

　　A. 上腹部疼痛部位在上腹部下中或偏右

　　B. 疼痛无明显周期性与节律性

　　C. 常有夜间痛

　　D. 疼痛多在餐后0.5~1小时内发生,至下一次餐前缓解

　　E. 发作性剧痛

57. 患者,男,50岁。有乙肝病史20年,饮酒史30年,近1个月来消瘦,并出现上腹部疼痛等症状。体格检查:巩膜黄染,上腹部触到质硬包块,表面可触及大小不等结节,有压痛。最可能的诊断是(　　)

　　A. 原发性肝癌　　B. 晚期肝硬化　　C. 慢性肝炎

　　D. 肝脓肿　　E. 转移性肝癌

58. 患者,男,45岁。消化性溃疡史5年,突发性上腹部痛3小时。体格检查:腹部平坦,呈板样强直,全腹均有压痛与反跳痛,肠鸣音消失,肝浊音界缩小。肠鸣音消失的原因是(　　)

　　A. 肠坏死　　B. 肠梗阻

　　C. 肠道血运障碍　　D. 腹膜炎症刺激而致肠麻痹

　　E. 剧痛而不敢腹式呼吸

59. 患者,男,32岁。进食油腻食物后出现左上腹痛伴恶心、呕吐及腰背部疼痛2日。体格检查:左上腹压痛(+),肠鸣音减弱,无胃肠蠕动波,左腰部可见片状蓝斑。最可能的诊断是(　　)

　　A. 急性坏死性胰腺炎　　B. 胃溃疡穿孔

　　C. 急性胆囊炎　　D. 肠梗阻

　　E. 肾结石

60. 患者,女,18岁。腹胀伴低热、盗汗1个月余。体格检查:腹部膨隆,有柔韧感,全腹压痛(+),反跳痛(−),未触及包块,腹水Ⅱ度。最可能的诊断是(　　)

　　A. 肝硬化　　B. 原发性肝癌　　C. 肾病综合征

　　D. 缩窄性心包炎　　E. 结核性腹膜炎

61. 患者,女,36岁。上腹痛伴反复黑便,消瘦半年余。体格检查:慢性病容,消瘦,左侧锁骨上淋巴结肿大,上腹部可触及大小约5cm×5cm包块,较固定,质硬有触痛。最可能的诊断是(　　)

　　A. 十二指肠溃疡　　B. 慢性胰腺炎　　C. 胃溃疡

　　D. 胃癌　　E. 肝癌

62. 患者，女，54 岁。右上腹疼痛伴腹胀，消瘦 2 个月余入院。体格检查：肝脏逐渐肿大，质地硬，有触痛，表面有结节感。最可能的诊断是（　　　）

    A. 原发性肝癌　　　　　　　B. 肝硬化　　　　　　　　C. 肝脓肿

    D. 脂肪肝　　　　　　　　　E. 慢性肝炎

63. 患者，女，38 岁。上腹部胀痛伴呕吐隔夜宿食 2 日入院。体格检查：急性病容，腹部膨隆，振水音（+）。最可能的诊断是（　　　）

    A. 急性化脓性胆管炎　　　B. 急性胃扩张　　　　　　C. 急性胃炎

    D. 肠梗阻　　　　　　　　　E. 幽门梗阻

64. 患者，男，32 岁。发现右上腹包块半个月余入院。体格检查：右上腹饱满，肝震颤（+）。最可能的诊断是（　　　）

    A. 肝脓肿　　　　　　　　　B. 肝癌　　　　　　　　　C. 肝硬化

    D. 肝棘球蚴病　　　　　　　E. 肝囊肿

65. 患者，男，14 岁。持续高热 10 日入院。体格检查：心前区隆起，胸骨左缘可闻及 4/6 级收缩期杂音，肝肋下未触及，脾大，质软，无压痛。患者脾大的病因最可能为（　　　）。

    A. 亚急性感染性心内膜炎　　　B. 结核性心包炎

    C. 肝硬化　　　　　　　　　　D. 败血症

    E. 伤寒

66. 患者，男，37 岁。腹部剧烈疼痛伴阵发性加剧 3 小时入院，同时伴有呕吐。体格检查：肠鸣音 10 次/min，可闻及气过水音及金属性音调肠鸣音。最可能的诊断是（　　　）

    A. 急性肠炎　　　　　　　　B. 幽门梗阻　　　　　　　C. 机械性肠梗阻

    D. 胃溃疡伴穿孔　　　　　　E. 上消化道出血

67. 患者，女，25 岁。间断上腹部疼痛十余年，再发 2 周，加剧 1 小时入院。体格检查：急性病容，面色苍白，腹壁强直，全腹均有压痛及反跳痛，肝浊音界消失。最可能的诊断是（　　　）

    A. 肠梗阻　　　　　　　　　　B. 急性阑尾炎穿孔

    C. 急性胰腺炎　　　　　　　　D. 十二指肠球部溃疡穿孔

    E. 急性胆囊炎

68. 患者，女，33 岁。持续性右上腹部疼痛 1 日入院，向右侧肩部放射。体格检查：右上腹肌紧张，压痛及反跳痛（+）。最可能的诊断是（　　　）

    A. 十二指肠球部溃疡　　　B. 急性肝炎　　　　　　　C. 急性胰腺炎

    D. 右肾结石　　　　　　　　E. 急性胆囊炎

69. 患者，女，42 岁。发作性上腹部疼痛 2 年余，近 2 日来出现上腹部绞痛，放射至右侧肩部，伴有畏寒发热。体格检查：右上腹部触及 6cm×6cm×5cm 包块，表面光滑，卵圆形，触痛（+），随呼吸上下移动。最可能的诊断是（　　　）

    A. 胰头癌　　　　　　　　　　B. 胆囊癌

    C. 慢性胆囊炎急性发作　　　　D. 肝癌

    E. 肝脓肿

70. 患者,男,33 岁。反复出现上腹部发作性疼痛十余年,伴有夜间痛,再发半个月余,近来疼痛缓解规律消失,并出现腰背部疼痛,背部压痛明显。最可能的诊断是（　　）

    A. 十二指肠溃疡活动　　　B. 穿透性溃疡　　　　　　C. 胃癌

    D. 胃下垂　　　　　　　　E. 慢性胰腺炎

71. 患者,女,56 岁。持续性黑便伴乏力 2 个月余。体格检查:右下腹有 1 个 6cm×5cm×5cm 包块,表面不平,质硬,边缘不整齐,触痛(+)。最可能的诊断是（　　）

    A. 右侧卵巢囊肿　　　　　B. 阑尾脓肿　　　　　　　C. 肠结核

    D. 溃疡性结肠炎　　　　　E. 回盲部肿瘤

72. 患者,男,39 岁。左上腹疼痛 10 日,无发热。体格检查:上腹部偏左有 5cm×5cm×4cm 囊性包块,卵圆形,表面光滑,无明显触痛。最可能的诊断是（　　）

    A. 增大的肝左叶　　　　　B. 横结肠　　　　　　　　C. 胰腺囊肿

    D. 胃癌　　　　　　　　　E. 胰腺癌

73. 患者,男,32 岁。突发全腹剧痛 6 小时。体格检查:腹部稍隆起,腹式呼吸减弱,全腹部肌紧张,压痛及反跳痛(+)。最可能的诊断是（　　）

    A. 急性腹膜炎　　　　　　B. 肝硬化腹水　　　　　　C. 急性胰腺炎

    D. 急性阑尾炎　　　　　　E. 结核性腹膜炎

74. 患者,男,58 岁。单位体检时发现左侧肾脏肿大,表面不平,质地坚硬。最可能的诊断是（　　）

    A. 肾结核　　　B. 肾癌　　　C. 肾盂积水　　　D. 多囊肾　　　E. 游走肾

【A3 型题】

(75~76 题共用题干)

患者,男,55 岁。胃病病史 20 年,近半年来出现呕吐隔夜酸性宿食,日渐消瘦,食欲缺乏。

75. 体检最可能的发现是（　　）

    A. 可扪及肿大左锁骨上淋巴结

    B. 上腹部肿块

    C. 贫血

    D. 粪便隐血试验阳性

    E. 可见胃型及胃蠕动波

76. 为明确诊断,首选的检查是（　　）

    A. X 线钡餐　　　B. 胃镜　　　　C. CT　　　　D. B 超　　　　E. MRI

(77~78 题共用题干)

患者,男,38 岁。突然呕吐鲜血 1 小时后急诊入院,量约 1 000ml,鲜红色,全身湿冷。入院时体检:血压 90/50mmHg,心率 120 次/min,血红蛋白 85g/L。患者既往有上腹痛史,反复发作,好发于秋末冬初或冬夏之交,与寒冷有明显关系,呈周期性发作,有时有夜间痛。

77. 此病例上消化道出血最可能的原因是（　　）

    A. 消化性溃疡　　　　　　B. 肝硬化门静脉高压症　　　C. 胃癌

    D. 急性胆道出血　　　　　E. 急性糜烂出血性胃炎

78. 除上述所述临床表现外,可能还有的临床表现是( )
    A. 腹痛,脾大
    B. 脾亢,腹痛
    C. 反酸,嗳气,饥饿痛
    D. 贫血,肝大
    E. 恶心,呕吐,疼痛不为进食所缓解

(79~80题共用题干)

患者,男,45岁。饮酒史25年,近年出现乏力、食欲减退、腹胀不适等症状。体格检查:面部蜘蛛痣,脐部周围可见"水母头"样静脉,腹软,移动性浊音(+)。

79. 根据病史与临床表现,最可能的诊断是( )
    A. 上腔静脉综合征
    B. 肝硬化腹水
    C. 原发性腹膜炎
    D. 肠出血
    E. 肠梗阻

80. 下列选项中,**不属于**门静脉高压症表现的是( )
    A. "水母头"样静脉
    B. 移动性浊音
    C. 脾大
    D. 蜘蛛痣
    E. 痔形成

(81~82题共用题干)

患者,男,37岁。上腹部不适15年,近1个月来,腹胀、恶心、呕吐频繁。体格检查:上腹部见蠕动波,振水音阳性。

81. 最可能的诊断是( )
    A. 幽门梗阻
    B. 上消化道出血
    C. 溃疡穿孔
    D. 肠梗阻
    E. 肠穿孔

82. 呕吐物性状最可能是( )
    A. 带粪臭味物
    B. 鲜血
    C. 咖啡样液体
    D. 酸腐味物
    E. 普通胃内容物

(83~84题共用题干)

患者,女,56岁。右上腹部疼痛伴恶心、呕吐,发热,右侧肩部疼痛2日,起病前有进食油腻饮食史。体格检查:右上腹肌紧张,墨菲征(+)。

83. 最可能的诊断是( )
    A. 急性胰腺炎
    B. 急性胆囊炎
    C. 结核性腹膜炎
    D. 胰头肿瘤
    E. 自发性腹膜炎

84. 若患者经抗感染治疗后上述症状消失,而黄疸逐渐加深,胆囊显著增大,库瓦西耶征阳性。最可能的诊断是( )
    A. 急性胰腺炎
    B. 急性胆囊炎
    C. 结核性腹膜炎
    D. 胰头肿瘤
    E. 自发性腹膜炎

(85~87题共用题干)

患者,男,55岁。乙肝家族史10年,近半年来出现右上腹部疼痛,面色晦暗,并出现黄疸,拟诊"肝炎",治疗后病情无明显好转。

85. 为明确诊断,首选的检查方法是( )
    A. CT
    B. B超
    C. 肝穿刺活检
    D. 肝动脉造影术
    E. MRI

86. 最可能的诊断是（　　）

A. 肝硬化早期　　　　　　B. 肝癌　　　　　　　　C. 慢性肝炎

D. 肝脓肿　　　　　　　　E. 慢性肝炎急性发作

87. 此病例体检**不可能**有的体征是（　　）

A. 蜘蛛痣　　　　　　　　B. 乳房发育　　　　　　C. 肠鸣音增快

D. 血压 90/60mmHg　　　　E. 肝脏质软，如触及口唇感

（88~89 题共用题干）

患者，男，39 岁。胃大部切除术后，出现上腹部疼痛，早期即出现呕吐，呕吐大量胃液，每日 10 余次，无排气排便。

88. 最可能的诊断是（　　）

A. 术后感染　　　　　　　B. 高位小肠梗阻　　　　C. 不完全性肠梗阻

D. 低位小肠梗阻　　　　　E. 术后伤口裂开

89. 下列临床表现中，**不符合**实际情况的是（　　）

A. 重症病容　　　　　　　B. 呼吸急促，脉搏增快　　C. 腹胀

D. 呕吐粪臭味物　　　　　E. 腹壁紧张、压痛

【B1 型题】

（90~91 题共用备选答案）

A. 脂肪肝　　　B. 肝癌　　　　C. 肝脓肿　　　D. 肝梅毒　　　E. 肝淤血

90. 肝表面不光滑，呈不均匀结节状，边缘厚薄不一致可见于（　　）

91. 肝呈分叶状似香蕉可见于（　　）

（92~93 题共用备选答案）

A. 轻度肿大　　　　　　　B. 中度肿大　　　　　　C. 高度肿大

D. 无肿大　　　　　　　　E. 肿大情况视病情严重程度而定

92. 急性疟疾患者的脾脏情况是（　　）

93. 慢性粒细胞白血病患者的脾脏情况是（　　）

（94~95 题共用备选答案）

A. 季肋点　　　　　　　　B. 上输尿管点　　　　　C. 中输尿管点

D. 肋脊点　　　　　　　　E. 肋腰点

94. 第 10 肋骨前端是（　　）

95. 髂前上棘水平腹直肌外缘是（　　）

（96~97 题共用备选答案）

A. 200ml 以上　　　　　　B. 1 000ml 以上　　　　C. 5 000ml 以上

D. 3 000~4 000ml　　　　　E. 500ml 以上

96. 检查发现液波震颤，提示腹水的量是（　　）

97. 移动性浊音阳性，提示腹水的量是（　　）

（98~99 题共用备选答案）

A. 肠鸣音亢进　　　　　　B. 肠鸣音减弱　　　　　C. 肠鸣音消失

D. 肠蠕动增强　　　　　　E. 正常肠鸣音

98. 次数多并且肠鸣音响亮,甚至呈叮当或金属声属于( )

99. 麻痹性肠梗阻可见( )

(100~101题共用备选答案)

    A. 拇指指腹贴于剑突下部,于吸气时指尖部感到搏动

    B. 拇指指腹贴于剑突下部,于吸气时指腹部感到搏动

    C. 拇指指腹贴于剑突下部,于呼气时指腹部感到搏动

    D. 拇指指腹贴于剑突下部,于呼气时指尖部感到搏动

    E. 拇指指腹贴于剑突下部,于呼气吸气时均感到指尖搏动

100. 腹主动脉搏动可见( )

101. 右心室增大可出现的体征是( )

(102~103题共用备选答案)

    A. 肥胖   B. 足月妊娠   C. 巨大卵巢囊肿

    D. 畸胎瘤   E. 肝硬化所致腹水

102. 腹部膨隆,脐部凸出可见于( )

103. 腹部膨隆,脐部凹陷可见于( )

(104~105题共用备选答案)

    A. 腹壁静脉曲张,脐部可见到一簇曲张静脉向四周放射,如水母头

    B. 腹壁两侧静脉曲张,脐上、脐下血流方向均向上

    C. 上腹壁与胸壁浅静脉曲张,脐上、脐下血流方向均向下

    D. 腹壁皮下静脉隐约可见

    E. 腹壁皮下静脉暴露于皮肤,但常为较直条纹,并不迂曲

104. 上腔静脉阻塞时可见( )

105. 较瘦或皮肤白皙的正常人可见( )

(二)名词解释

1. 腹上角   2. 肋脊角   3. 蛙腹

4. 舟状腹   5. 板状腹   6. 反跳痛

7. 麦氏点   8. 库瓦西耶征阳性   9. 墨菲征阳性

10. 上输尿管点   11. 中输尿管点   12. 肋腰点

13. 腹膜炎三联征   14. 移动性浊音   15. 振水音

(三)简答题

1. 腹部视诊包括哪些内容?如有腹壁静脉曲张,如何进一步检查?

2. 简述肝脏触诊的检查方法。

3. 简述腹部包块应触诊的内容。

4. 简述急性腹膜炎的体征。

5. 试述腹部听诊内容及临床意义。

6. 试述移动性浊音的检查方法及临床意义。

7. 简述腹部九分区的分区方法。

8. 简述脾大的分度及临床意义。

9. 简述腹式呼吸增强、减弱或消失的临床意义。

10. 简述胆囊触痛检查法。

（杨喜艳）

第七节　生殖器、肛门、直肠检查

（一）选择题

【A1 型题】

1. 触诊精索呈串珠样改变常见于（　　）
   A. 输精管急性炎症　　　　B. 疟疾　　　　　　　C. 输精管结核
   D. 梅毒　　　　　　　　　E. 丝虫病

2. 触诊精索有蚯蚓团样感常见于（　　）
   A. 精索静脉曲张　　　　　B. 血吸虫病　　　　　C. 丝虫病
   D. 疟疾　　　　　　　　　E. 精索慢性炎症

3. 一侧睾丸肿大，质硬并有结节常见于（　　）
   A. 睾丸结核　　　　　　　B. 睾丸肿瘤　　　　　C. 淋病
   D. 梅毒　　　　　　　　　E. 精索炎症

4. 下列关于隐睾症的说法，正确的是（　　）
   A. 隐睾症多为双侧，一侧少见
   B. 睾丸停留在阴囊内
   C. 睾丸停留在腹腔
   D. 发生此症的睾丸多较正常硬而小
   E. 多由于性染色体数目异常所致

5. 阴囊透光试验阳性常见于（　　）
   A. 阴囊水肿　　　　　　　B. 阴囊象皮肿　　　　C. 阴囊疝
   D. 阴囊湿疹　　　　　　　E. 鞘膜积液

6. 睾丸过小常见于（　　）
   A. 隐睾症　　　　　　　　B. 睾丸结核　　　　　C. 肥胖生殖无能症
   D. 外伤后遗症　　　　　　E. 流行性腮腺炎后遗症

7. 直肠指诊触及坚硬包块常见于（　　）
   A. 直肠癌　　　　　　　　B. 直肠息肉　　　　　C. 直肠脱垂
   D. 直肠周围脓肿　　　　　E. 肛裂伴感染

8. 尖锐湿疣的好发部位是（　　）
   A. 阴茎头　　　　　　　　B. 阴茎颈　　　　　　C. 阴茎体
   D. 阴茎根　　　　　　　　E. 阴囊

9. 触诊前列腺肿大而表面光滑，质韧，无压痛及粘连，常见于（　　）
   A. 前列腺癌　　　　　　　B. 前列腺急性炎症　　C. 前列腺慢性炎症
   D. 正常前列腺　　　　　　E. 老年人良性前列腺肥大

10. 女性内生殖器**不包括**（　　）

    A. 阴道　　　　　B. 子宫　　　　　C. 输卵管　　　　D. 前庭　　　　　E. 卵巢

11. 患者，男，25岁。翻起包皮后不能露出尿道外口或阴茎头。应诊断为（　　）

    A. 包茎　　　　　　　　　　　B. 包皮过长

    C. 正常情况　　　　　　　　　D. 包皮口狭窄

    E. 先天性包皮口粘连

【A2型题】

12. 患者，男，35岁。发现阴茎颈处单个椭圆形硬溃疡，愈后留有瘢痕。最可能的诊断是（　　）

    A. 阴茎癌　　　　　　　　B. 梅毒　　　　　　　　C. 淋病

    D. 尖锐湿疣　　　　　　　E. 生殖器结核

13. 患者，男，37岁。体检见阴茎部出现淡红色小丘疹融合成蕈样，乳头状突起。最可能的诊断是（　　）

    A. 阴茎体结核　　　　　　B. 阴茎癌　　　　　　　C. 阴茎良性肿瘤

    D. 尖锐湿疣　　　　　　　E. 梅毒

14. 患者，男，30岁。体检见阴囊皮肤增厚呈苔藓样，并有小片鳞屑。最可能的诊断是（　　）

    A. 阴囊水肿　　　　　　　B. 阴囊象皮肿　　　　　C. 阴囊湿疹

    D. 阴囊结核　　　　　　　E. 阴囊积液

15. 患者，男，33岁。查体在靠近附睾的精索能触及硬结。最可能的诊断是（　　）

    A. 丝虫病　　　　　　　　B. 精索恶性肿瘤　　　　C. 输精管结核

    D. 精索静脉曲张　　　　　E. 梅毒Ⅱ期

16. 患者，男，28岁。睾丸急性肿痛入院检查。医生用拇指和示指、中指触及睾丸压痛明显。最可能的诊断是（　　）

    A. 淋病急性期　　　　　　B. 急性睾丸炎　　　　　C. 睾丸结核

    D. 梅毒　　　　　　　　　E. 尖锐湿疣

17. 患者，男，78岁。既往有"糖尿病、脑卒中"病史，身体虚弱，现因怀疑"直肠肿瘤"进行直肠指检。应采用的恰当体位是（　　）

    A. 肘膝位　　　　B. 左侧卧位　　　　C. 仰卧位　　　　D. 蹲位　　　　E. 截石位

18. 患者，女，45岁。10年来常有大便带血，肛门疼痛或瘙痒感，检查时嘱患者蹲位，在肛门内口可查及紫红色包块，嘱用力屏气可见紫红色包块突出于肛门外。最可能的诊断是（　　）

    A. 内痔　　　　B. 外痔　　　　C. 混合痔　　　　D. 黑色素瘤　　　　E. 直肠脱垂

19. 患者，女，39岁。体检时嘱患者取蹲位，肛门外无突出物，让患者屏气做排便动作，肛门外见紫红色球状突出物，且随排便力气加大而突出更加明显。最可能的诊断是（　　）

    A. 直肠肿瘤　　　　　　　B. 外痔　　　　　　　　C. 内痔

    D. 直肠部分脱垂　　　　　E. 直肠完全脱垂

20. 患者,男,67 岁。嗜食熏肉,近 1 年来大便带血,消瘦,做直肠指检可触及坚硬凹凸不平的包块。最可能的诊断是（　　　　）

    A. 直肠息肉　　　　　　　B. 直肠癌　　　　　　　　C. 直肠急性炎症

    D. 肠结核　　　　　　　　E. 直肠周围脓肿

【A3 型题】

（21~22 题共用题干）

患者,男,57 岁。有肠息肉家族史,近 2 年来出现下腹部疼痛不适,大便带血。

21. 最可能的诊断是（　　　　）

    A. 直肠息肉　　　　　　　B. 直肠癌　　　　　　　　C. 直肠周围脓肿

    D. 肠结核　　　　　　　　E. 细菌性痢疾

22. 应首选非创伤性检查（　　　　）

    A. 结肠镜检　　　　　　　B. 直肠镜检　　　　　　　C. 直肠指检

    D. B 超　　　　　　　　　E. CT

（23~24 题共用题干）

患者,男,36 岁。体检发现阴囊肿大,触之水囊样感。

23. 最可能的诊断是（　　　　）

    A. 阴囊疝　　　　　　　　B. 睾丸肿瘤

    C. 鞘膜积液　　　　　　　D. 睾丸结核性炎症

    E. 睾丸细菌性炎症

24. 为进一步确立诊断,首选的检查是（　　　　）

    A. B 超　　　　　　　　　B. CT　　　　　　　　　　C. 阴囊穿刺活检

    D. 阴囊透光试验　　　　　E. X 线

（二）简答题

1. 检查肛门、直肠时常用体位有哪些？并请描述体位特点。

2. 直肠指诊可以检查哪些器官？

3. 简述阴囊透光试验的方法及其临床意义。

（昌大平）

第八节　脊柱与四肢检查

（一）选择题

【A1 型题】

1. 脊柱过度后弯称为脊柱后凸,也称为驼背,多发生于（　　　　）

    A. 颈段脊柱　　　　　　　B. 胸段脊柱　　　　　　　C. 腰段脊柱

    D. 骶椎　　　　　　　　　E. 腰、骶段

2. 脊柱过度向前凸出性弯曲,称为脊柱前凸,多发生于（　　　　）

    A. 颈段脊柱　　　　　　　B. 胸段脊柱　　　　　　　C. 颈胸段脊柱

    D. 腰段脊柱　　　　　　　E. 骶椎

3. 青少年时期出现脊柱后凸,多见于(　　)

  A. 佝偻病　　　　　　　　B. 胸椎结核　　　　　　　　C. 类风湿性脊柱炎

  D. 骨质退行性变　　　　　E. 椎间盘脱出

4. 老年人骨质退行性变时,常见于(　　)

  A. 脊柱前凸　　　B. 脊柱后凸　　　C. 脊柱侧凸　　　D. 杵状指　　　E. 匙状甲

5. 脊柱颈椎段活动受限常见原因应**除外**(　　)

  A. 颈部肌纤维炎及颈肌韧带劳损

  B. 颈椎增生性关节炎

  C. 结核或肿瘤浸润使颈椎骨质破坏

  D. 颈椎外伤、骨折或关节脱位

  E. 椎间盘脱出

6. 匙状甲多见于(　　)

  A. 支气管扩张　　　　　　B. 支气管肺癌　　　　　　C. 缺铁性贫血

  D. 风湿热　　　　　　　　E. 甲癣

7. 支气管肺癌患者常出现(　　)

  A. 匙状甲　　　　　　　　B. 杵状指　　　　　　　　C. 肢端肥大症

  D. 膝内、外翻　　　　　　E. 足内、外翻

8. 下列关于膝内、外翻的叙述,**不正确**的是(　　)

  A. 当正常人双脚并拢直立时,两膝及双踝均能靠拢

  B. 如双脚内踝靠拢时,两膝部因双侧胫骨向外侧弯曲而呈 O 形,称为膝内翻

  C. 当双膝关节靠拢时,两小腿斜向外方呈 X 形弯曲,使两脚内踝分离,称为膝外翻

  D. 膝内、外翻多见于先天性畸形

  E. 膝内、外翻可见于佝偻病和大骨节病

9. 下列关于足部检查的叙述,**不正确**的是(　　)

  A. 足内翻常见小儿麻痹后遗症

  B. 足外翻常见胫后肌麻痹

  C. 足背均匀肿胀可见外伤

  D. 足趾皮肤温度变凉常见静脉缺血

  E. 扁平足影响长途行走及行进速度

10. 下列关于检查髋关节运动功能的叙述,**不正确**的是(　　)

  A. 屈曲时股前部与腹壁相贴　　　B. 后伸可达 30°

  C. 外展约 80°　　　　　　　　　D. 内收约 24°

  E. 外旋与内旋各 45°

11. 尺神经损伤者手部改变为(　　)

  A. 爪形手　　　B. 匙状甲　　　C. 杵状指　　　D. 梭形指　　　E. 垂腕

12. 脊柱疾病常表现的体位为(　　)

  A. 强迫蹲位　　　　　　　B. 强迫停立位　　　　　　C. 强迫俯卧位

  D. 强迫仰卧位　　　　　　E. 端坐位

13. 脊柱活动度最大的部位是（　　）
　　A. 胸椎　　　　　　　　　　B. 骶椎　　　　　　　　　　C. 颈椎和腰椎
　　D. 胸椎和腰椎　　　　　　　E. 骶椎和腰椎

14. 下列选项中，**不属于**脊柱器质性侧弯的原因是（　　）
　　A. 胸膜肥厚　　　　　　　　B. 胸膜粘连　　　　　　　　C. 肩部畸形
　　D. 胸部畸形　　　　　　　　E. 椎间盘突出症

15. 青少年脊柱后凸形成特征性的成角畸形，常见于（　　）
　　A. 椎间盘突出症　　　　　　B. 胸椎结核　　　　　　　　C. 强直性脊柱炎
　　D. 脊柱外伤　　　　　　　　E. 佝偻病

16. 指关节梭形畸形常见于（　　）
　　A. 尺神经损伤　　　　　　　B. 进行性肌萎缩　　　　　　C. 骨结核
　　D. 类风湿关节炎　　　　　　E. 风湿性关节炎

17. 匙状甲多见于（　　）
　　A. 先天性心脏病　　　　　　B. 支气管扩张　　　　　　　C. 肝硬化
　　D. 缺铁性贫血　　　　　　　E. 肺脓肿

18. 可出现杵状指的最常见疾病为（　　）
　　A. 支气管哮喘　　　　　　　B. 慢性肺脓肿　　　　　　　C. 慢性支气管炎
　　D. 肺气肿　　　　　　　　　E. 心肌梗死

19. 浮髌试验主要是检查（　　）
　　A. 髌骨有无骨折　　　　　　B. 膝关节滑膜炎　　　　　　C. 膝关节腔积液
　　D. 膝反射　　　　　　　　　E. 膝关节活动度

20. 爪形手常见于（　　）
　　A. 尺神经损伤　　　　　　　B. 支气管扩张　　　　　　　C. 缺铁性贫血
　　D. 肺气肿　　　　　　　　　E. 风湿热

21. 检查脊柱的正确体位是（　　）
　　A. 仰卧位　　　　　　　　　B. 右侧卧位　　　　　　　　C. 左侧卧位
　　D. 坐位　　　　　　　　　　E. 膝胸卧位

22. 老年人骨质退行性变时，常出现的是（　　）
　　A. 脊柱后凸　　B. 脊柱前凸　　C. 脊柱侧凸　　D. 杵状指　　E. 匙状甲

23. 餐叉样畸形多见于（　　）
　　A. 尺神经损伤　　　　　　　B. 桡神经损伤　　　　　　　C. colles 骨折
　　D. 正中神经损伤　　　　　　E. 脊髓空洞症

24. 正常人直立时脊柱从侧面观察有 4 个弯曲部位，下列叙述**不正确**的是（　　）
　　A. 颈椎段稍向前凸　　　　　B. 胸椎段稍向后凸　　　　　C. 腰椎段稍向前凸
　　D. 腰椎段明显向前凸　　　　E. 骶椎明显后凸

25. 儿童、青年胸椎后凸多见于（　　）
　　A. 佝偻病　　　　　　　　　B. 胸椎骨折　　　　　　　　C. 胸椎结核
　　D. 胸椎肿瘤　　　　　　　　E. 类风湿脊柱炎

26. 下肢象皮肿常见于（　　）

    A. 淋巴管炎　　　　　　B. 丝虫病　　　　　　C. 右心衰竭

    D. 下腔静脉阻塞　　　　E. 下肢静脉曲张

27. 膝内、外翻畸形常见于（　　）

    A. 膝外伤　　　　　　　B. 佝偻病　　　　　　C. 脊髓灰质炎

    D. 先天性畸形　　　　　E. 肢端肥大症

28. 指关节梭形肿大畸形多见于（　　）

    A. 风湿性关节炎　　　　B. 结核性关节炎　　　C. 化脓性关节炎

    D. 肥大性关节炎　　　　E. 类风湿关节炎

29. 肢端肥大症常见于（　　）

    A. 坐骨神经痛　　　　　B. 周围神经损伤　　　C. 多发性神经炎

    D. 横贯性脊髓炎　　　　E. 垂体肿瘤

30. 关于水肿的描述，**不正确**的是（　　）

    A. 全身性水肿时双下肢水肿较上肢明显

    B. 右心衰竭常为凹陷性水肿

    C. 单侧肢体水肿多为静脉血或淋巴液回流受阻

    D. 甲状腺功能减退症常出现凹陷性水肿

    E. 淋巴液回流受阻常出现非凹陷性水肿

31. 腱鞘囊肿可见（　　）

    A. 近端指间关节对称性肿胀

    B. 远端指间关节背部内外侧坚硬的结节

    C. 腕关节背面或桡侧圆形无痛性包块，移动好

    D. 指关节变形，局部红肿

    E. 手指关节呈鸟爪样变形

【A2 型题】

32. 患者，女，12 岁。某小学学生，自幼近视，最近家长发现其坐位或行走时头颈部前倾，胸腰后突，故带其去医院就诊，体格检查及脊柱照片未见异常。最可能的诊断是（　　）

    A. 脊柱结核　　　　　　B. 佝偻病

    C. 姿势性脊柱后突　　　D. 脊柱炎

    E. 先天性脊柱发育不良

33. 患者，男，42 岁。码头搬运工，腰部疼痛 2 年，常于冬春季加重，休息及口服布洛芬后缓解，最近腰痛加剧，不能弯腰。体格检查：脊柱无畸形，无压痛，弯腰 45° 时左下肢感牵扯痛，腰椎 X 片检查提示椎体正常。该患者腰痛原因最可能为（　　）

    A. 腰肌纤维炎　　　　　B. 腰椎间盘突出症

    C. 腰椎早期结核　　　　D. 腰椎陈旧性骨折

    E. 韧带扭伤

34. 患者,男,2 岁。出生后每日哭闹后出现口唇发绀,并有呼吸困难,最近其母发现患者手指末端也发绀,指甲末端拱形隆起,手指末节膨大。引起手指变化的最可能原因是（　　）

  A. 发绀型先天性心脏病   B. 先天性支气管扩张

  C. 小儿营养不良   D. 慢性肺脓肿

  E. 先天性肢端肥大症

35. 患者,女,30 岁。双手指关节疼痛 8 年,8 年前开始出现双手指早晨起床时不灵活,有僵硬感,以后渐出现疼痛,服消炎止痛药能止痛,近来口服原药效果不佳。体格检查:双手指关节肿胀,呈梭形改变,腕关节肿胀,微发红。最可能的诊断是（　　）

  A. 痛风   B. 风湿性关节炎

  C. 骨性骨关节炎   D. 类风湿关节炎

  E. 结核性关节炎

36. 患者,女,32 岁。低热、盗汗、腰部活动受限个 3 月。胸 CT 片示右上肺阴影,结核菌素试验(+++),脊柱后凸。最可能的诊断是（　　）

  A. 系统性红斑狼疮   B. 脊柱结核

  C. 脊柱骨软骨炎   D. 强直性脊柱炎

  E. 类风湿性关节炎

37. 患者,女,40 岁。居住山区;头昏、乏力 5 年;低热,阴道不规则出血 2 个月,平素月经量多。体格检查:口唇及眼睑结膜苍白,轻度脾大,匙状甲。最可能的诊断是（　　）

  A. 脾功能亢进   B. 缺铁性贫血   C. 高原疾病

  D. 风湿热   E. 甲癣

【B1 型题】

（38~39 题共用备选答案）

  A. 腕下垂   B. 猿手   C. 爪形手

  D. 成角畸形   E. 餐叉样畸形

38. 正中神经损伤可见（　　）

39. 科利斯骨折可见（　　）

（二）名词解释

1. 匙状甲

2. 杵状指

3. 肢端肥大症

4. 爪形手

5. 浮髌试验阳性

（三）简答题

1. 试述杵状指的临床意义。

2. 试述脊柱活动度的检查方法。

3. 简述正常脊柱的形态及检查方法。

4. 简述脊柱后凸的原因。

5. 简述浮髌试验的检查方法及其临床意义。

6. 简述脊柱侧凸的原因。

7. 叙述脊柱压痛与叩击痛的检查方法。

（杜庆伟）

第九节　神经系统检查

（一）选择题

【A1 型题】

1. 用棉签划过患者足部外踝下方及足背外缘，出现趾背屈，此反射为（　　）

    A. 巴宾斯基征　　　　　　　B. 奥本海姆征　　　　　　　C. 戈登征

    D. 查多克征　　　　　　　　E. 舍费尔征

2. 膝反射的脊髓反射中枢为（　　）

    A. $T_{12} \sim L_1$　　　　B. $L_1 \sim L_3$　　　　C. $L_2 \sim L_4$　　　　D. $L_3 \sim L_5$　　　　E. $S_1 \sim S_2$

3. 下列**不属于**自主神经检查的是（　　）

    A. 皮肤划痕试验　　　　　　B. 角膜反射　　　　　　　　C. 卧立位试验

    D. 眼心反射　　　　　　　　E. 竖毛试验

4. 龙贝格征阳性提示（　　）

    A. 感觉性共济失调　　　　　B. 基底节病变　　　　　　　C. 小脑性共济失调

    D. 额叶性共济失调　　　　　E. 前庭性共济失调

5. 浅感觉检查**不包括**（　　）

    A. 触觉　　　　　　　　　　B. 振动觉　　　　　　　　　C. 热觉

    D. 痛觉　　　　　　　　　　E. 冷觉

6. 复合感觉**不包括**（　　）

    A. 皮肤定位觉　　　　　　　B. 两点辨别觉　　　　　　　C. 实体觉

    D. 体表图形觉　　　　　　　E. 位置觉

7. 静止性震颤常见于（　　）

    A. 震颤麻痹　　　　　　　　　B. 小脑病变

    C. 儿童期脑风湿性病变　　　　D. 脑性瘫痪

    E. 脑基底节变性

8. **不属于**浅反射的是（　　）

    A. 角膜反射　　　　　　　　　B. 腹壁反射

    C. 提睾反射　　　　　　　　　D. 桡骨膜反射

    E. 趾反射

9. 病理反射的出现是由于（　　）

    A. 锥体束损害　　　　　　　　B. 神经系统兴奋性增高

    C. 基底节受损　　　　　　　　D. 脊髓反射弧的损害

    E. 脑干网状结构损害

10. 提示脑干损害的定位体征是（　　）

A. 交叉性运动，感觉障碍 B. 偏瘫

C. 偏盲 D. 假性延髓性麻痹

E. 偏身感觉障碍

11. 一侧上睑下垂，眼球向外斜视，瞳孔扩大，对光反应消失，常见于（　　）

A. 展神经麻痹 B. 滑车神经麻痹 C. 动眼神经麻痹

D. 三叉神经麻痹 E. 面神经麻痹

12. 下列选项中，**不属于**三叉神经疾病表现的是（　　）

A. 角膜反射消失 B. 一侧咀嚼肌肌力减退

C. 张口时下颌偏斜 D. 面部疼痛

E. 口角歪斜

13. 一侧视神经损害会出现（　　）

A. 双颞侧偏盲 B. 一侧全盲 C. 同侧偏盲

D. 1/4 视野偏盲 E. 同侧全盲

14. 下列选项中，**不参与**共济运动的是（　　）

A. 前庭神经 B. 视神经 C. 锥体外系

D. 小脑 E. 大脑

15. 关于眼球运动的叙述，**错误**的是（　　）

A. 眼球向内、向上及向下运动受限提示动眼神经受损

B. 眼球向下及向外运动减弱，提示滑车神经损害

C. 眼球向外转动受限提示展神经受损

D. 上睑下垂提示动眼神经麻痹

E. 视神经参与眼球运动

16. 下列选项中，**不属于**交感神经的功能的是（　　）

A. 心率加快 B. 支气管扩张 C. 瞳孔缩小

D. 皮肤血管收缩 E. 胃肠道蠕动减慢

17. 下列选项中，**不属于**锥体束损害的表现（　　）

A. 肌张力减弱 B. 腱反射亢进 C. 出现病理反射

D. 腹壁、提睾反射消失 E. 肢体瘫痪

18. 脑膜脑炎患者**不会**出现的表现是（　　）

A. 克尼格征阳性 B. 巴宾斯基征阳性 C. 布鲁津斯基征阳性

D. 颈项强直 E. 弛缓性瘫痪

19. 有关病理反射的描述，**不正确**的是（　　）

A. 病理反射出现提示锥体束受损

B. 下肢病理反射的阳性反应为趾背伸，其余趾呈扇形展开

C. 巴宾斯基征是最典型的病理反射

D. 任何人出现这种反射都属于病理性的

E. 霍夫曼征为上肢病理反射

20. 患者，男，74 岁。右利手，昨日晨起家人发现其不能讲出物体的名称及家人的姓名；有原发性高血压病史 10 年。该患者言语障碍最可能是（　　）

    A. 感觉性失语　　　　　　B. 运动性失语　　　　　　C. 命名性失语

    D. 混合性失语　　　　　　E. 癔症性失语

21. 患者，女，25 岁。低热、盗汗、咳嗽 2 个月，头痛、呕吐 3 日。体格检查：神志清，消瘦体型，脑膜刺激征阳性。为明确诊断首选检查是（　　）

    A. 脑电图检查　　　　　　B. 头颅 CT 检查　　　　　　C. 腰椎穿刺

    D. 颅脑 MRI 检查　　　　　E. 诱发电位检查

22. 患者因车祸外伤致昏迷 1 小时，来院后首选的检查手段是（　　）

    A. 血常规检查　　　　　　B. 颅脑 MRI 检查　　　　　C. 头颅 X 线检查

    D. 颅脑 CT 检查　　　　　E. 脑电图检查

23. 患者，女，68 岁。右侧肢体乏力 1 日就诊。体格检查：神清，右侧中枢性面、舌瘫，右侧肢体肌力 4 级。最有助于鉴别诊断的辅助检查是（　　）

    A. 头颅 CT　　　　　　　B. 脑脊液检查　　　　　　C. 心电图

    D. 肌电图　　　　　　　　E. 脑电图

24. 患者，男，25 岁。入睡前无任何感觉，晨起不能下地行走，排尿正常。体格检查：脑神经正常，四肢弛缓性瘫痪，感觉正常，腱反射消失。为明确诊断首选检查是（　　）

    A. 肌电图　　　　　　　　B. 脑电图

    C. 血清钾　　　　　　　　D. 测血糖

    E. 腰椎穿刺术

25. 患者，男，68 岁。因情绪激动时突然讲话含糊不清、右侧肢体无力及活动不灵，半小时后送来医院时，曾呕吐 1 次，测血压 180/120mmHg；患者示意左侧头痛。体格检查：右侧中枢性面舌瘫，右侧上下肢肌力均为 2 级，右偏身感觉障碍。最可能的诊断是（　　）

    A. 小脑半球出血　　　　　　B. 蛛网膜下腔出血

    C. 脑室出血　　　　　　　　D. 左侧基底节区出血

    E. 脑干出血

【A3 型题】

（26~27 题共用题干）

患者，女，78 岁。今晨起发现右侧半身麻木，右侧手及上肢轻度无力，下午右侧肢体严重无力；有糖尿病病史 20 年，原发性高血压病史 30 年。体格检查：神志清楚，构音模糊，右侧中枢性面舌瘫，右侧偏盲，并有右侧肢体偏瘫和右侧偏身感觉障碍，心肺无异常。

26. 本病定位诊断是（　　）

    A. 右侧内囊　　　　　　　　B. 蛛网膜下隙

    C. 右侧中央前回　　　　　　D. 左侧内囊

    E. 左侧中央后回

27. 本病最可能的定性诊断是（　　）

    A. 脑栓塞   B. 脑出血

    C. 脑血栓形成   D. 短暂脑缺血发作

    E. 蛛网膜下隙出血

（28~30 题共用题干）

    患者，女，69 岁。手足麻木、疼痛、发凉 3 年。体格检查：感觉异常呈对称手套、袜套样分布，皮肤干燥，腕和足有下垂。

28. 最可能的诊断是（　　）

    A. 急性脊髓炎   B. 脑血栓形成

    C. 脑出血   D. 多发性神经炎

    E. 脊髓外肿瘤

29. 其感觉障碍类型是（　　）

    A. 末梢型   B. 神经根型   C. 内囊型

    D. 脑干型   E. 皮层型

30. **不会**出现的感觉障碍是（　　）

    A. 感觉丧失   B. 感觉减退   C. 感觉过敏

    D. 感觉异常   E. 感觉分离

【B1 型题】

（31~36 题共用备选答案）

    A. 正常肌力

    B. 完全瘫痪

    C. 肢体能对抗阻力运动，但未达正常

    D. 肢体肌肉可收缩，不产生动作

    E. 肢体能抬离床而举起，不能抵抗阻力

    F. 肢体能在床面移动，但不能抬起，不能抗重力

31. 4 级肌力表现为（　　）

32. 5 级肌力表现为（　　）

33. 1 级肌力表现为（　　）

34. 2 级肌力表现为（　　）

35. 0 级肌力表现为（　　）

36. 3 级肌力表现为（　　）

（37~40 题共用备选答案）

    A. 霍夫曼征   B. 查多克征   C. 龙贝格征

    D. 拉塞格征   E. 克尼格征

37. 可能为下肢锥体束损害的体征为（　　）

38. 可能为脑膜损害的体征为（　　）

39. 可能为上肢锥体束损害的体征为（　　）

40. 可能为脊髓后索损害的体征为（　　）

（二）名词解释

1. 肌张力
2. 病理反射
3. 脑膜刺激征
4. 腹壁反射
5. 跖反射
6. 巴宾斯基征
7. 颈强直

（三）简答题

1. 感觉性共济失调有何特点？
2. 病理反射检查方法与意义？
3. 简述肌力的分级。
4. 面神经受损的分类以及表现的异同是什么，产生原因何在？

（杜庆伟）

第四章 | 实验诊断

第一节　临床血液学检测

（一）选择题

【A1 型题】

1. 出现中性粒细胞核左移，应首先考虑（　　）

    A. 预后不良　　　　　　B. 白血病　　　　　　C. 机体抵抗力强

    D. 有较严重的感染　　　E. 骨髓造血功能衰退

2. 下列情况下，中性粒细胞**不增多**的是（　　）

    A. 大面积烧伤　　　　　B. 伤寒和副伤寒　　　C. 除草剂中毒

    D. 急性心肌梗死　　　　E. 急性失血

3. 中性粒细胞增多常见于（　　）

    A. 过敏性休克　　　　　　　B. 伤寒

    C. 系统性红斑狼疮　　　　　D. 大叶性肺炎

    E. 疟疾

4. 核右移必须具备（　　）

    A. 分 5 叶核以上的细胞超过 3%

    B. 分 5 叶核以上的细胞超过 5%

    C. 白细胞总数增高

    D. 白细胞总数减低

    E. 分叶核细胞占 90%

5. 中性粒细胞毒性变**不包括**（　　）

    A. 大小不均　　　　　　B. 空泡变性　　　　　C. 中毒颗粒

    D. 卡波环　　　　　　　E. 杜勒小体

6. 下列关于核右移的描述，**不正确**的是（　　）

    A. 分 5 叶核以上的粒细胞超 3% 称为核右移

    B. 核分叶越多提示造血功能衰退

    C. 核右移出现预后不良

    D. 疾病恢复期可出现一过性核右移现象

    E. 核右移多见于巨幼细胞贫血

7. 引起嗜酸性粒细胞减少的疾病常见于（　　　）

    A. 支气管哮喘　　　　　　　B. 猩红热　　　　　　　　C. 伤寒

    D. 慢性粒细胞白血病　　　　E. 钩虫病

8. 引起淋巴细胞增多的疾病常见于（　　　）

    A. 免疫缺陷性疾病

    B. 放射线损伤

    C. 应用肾上腺糖皮质激素后

    D. 百天咳

    E. 肺炎

9. 下列指标中，参考值**无**性别差异的是（　　　）

    A. 红细胞计数　　　　　　　B. 白细胞计数　　　　　　C. 血红蛋白测定

    D. 血细胞比容　　　　　　　E. 血沉

10. 下列参考值，**错误**的是（　　　）

    A. 网织红细胞百分率 0.5%~1.5%

    B. 白细胞总数（3.5~10.0）×10^9/L

    C. 嗜酸性粒细胞直接计数（0.02~0.52）×10^9/L

    D. 血沉：0~20mm/h

    E. 血小板总数（10~30）×10^9/L

11. 诊断铅中毒的指标是（　　　）

    A. 网织红细胞增多　　　　　B. 嗜多色性红细胞增多

    C. 低色素性红细胞增多　　　D. 嗜碱性粒细胞增多

    E. 嗜碱性点彩红细胞增多

12. 红细胞体积分布宽度是测定（　　　）

    A. 红细胞数量　　　　　　　B. 血细胞比容

    C. 血红蛋白浓度　　　　　　D. 红细胞体积大小分布的离散程度

    E. 红细胞平均体积

13. 红细胞和血红蛋白绝对值增多的原因是（　　　）

    A. 反复腹泻　　　　　　　　B. 排汗过多　　　　　　　C. 连续呕吐

    D. 真性红细胞增多症　　　　E. 大面积烧伤

14. 红细胞体积分布宽度（red cell volume distribution width，RDW）增大一般说明红细胞（　　　）

    A. 体积正常　　　　　　　　B. 体积小　　　　　　　　C. 体积增大

    D. 形态染色异常　　　　　　E. 大小不均

15. 外周血中网织红细胞增多最常见于（　　　）

    A. 未经治疗的缺铁性贫血　　B. 溶血性贫血

    C. 淋巴瘤　　　　　　　　　D. 巨幼细胞贫血

    E. 再生障碍性贫血

16. 下列有关网织红细胞的描述,**错误**的是(　　)

　　A. 属于尚未完全成熟的红细胞

　　B. 胞质内残存嗜碱性物质 RNA

　　C. 骨髓中数量比外周血高

　　D. 网织结构越多,表示细胞越幼稚

　　E. 已失去合成血红蛋白的功能

17. 网织红细胞减少常见于(　　)

　　A. 骨髓红细胞生成正常　　　　B. 溶血性贫血

　　C. 失血性贫血　　　　　　　　D. 再生障碍性贫血

　　E. 缺铁性贫血治疗有效

18. 引起血沉增快的原因是(　　)

　　A. 血浆总蛋白增多　　　　　　B. 血红蛋白增多

　　C. 球蛋白增多　　　　　　　　D. 清蛋白增多

　　E. 磷脂酰胆碱增多

19. 下列能引起血小板增多的疾病是(　　)

　　A. 慢性粒细胞白血病早期　　　B. 上呼吸道感染

　　C. 再生障碍性贫血　　　　　　D. 急性白血病

　　E. 弥散性血管内凝血后期

20. 某患者 Hb 80g/L,血细胞比容 0.26,RBC $3.8×10^{12}$/L,平均红细胞体积(mean corpuscular volume,MCV)79fl,平均红细胞血红蛋白含量(mean corpuscular hemoglobin,MCH)26pg,平均红细胞血红蛋白浓度(mean corpuscular hemoglobin concentration,MCHC)302g/L。该患者的红细胞可以描写成(　　)

　　A. 正常细胞性　　　　　　　　B. 单纯小细胞性

　　C. 小细胞低色素性　　　　　　D. 大细胞性

　　E. 细胞形态不整

21. 重度贫血的血红蛋白含量为(　　)

　　A. Hb<90g/L　　　　　　　　B. Hb<80g/L

　　C. Hb<70g/L　　　　　　　　D. Hb<60g/L

　　E. Hb<50g/L

22. 平均血小板体积(mean platelet volume,MPV)变化的临床意义中,**不正确**的是(　　)

　　A. MPV 减低提示患者容易出血

　　B. 白血病缓解期 MPV 增高

　　C. 反应性血小板增多症时 MPV 减低

　　D. MPV 越小,骨髓受抑越严重

　　E. MPV 持续低,说明感染未控制

23. 白细胞胞质出现奥氏小体的意义**不包括**(　　)

　　A. 见于急性淋巴细胞白血病

B. 见于急性单核细胞白血病

C. 见于急性粒细胞白血病

D. 见于颗粒增多的早幼粒细胞白血病

E. 奥氏小体为嗜天青颗粒融合而成

24. 淋巴细胞**不增高**的疾病常见于（　　　）

A. 流行性腮腺炎　　　　　　　B. 传染性淋巴细胞增多症

C. 结核病　　　　　　　　　　D. 淋巴细胞性白血病

E. 严重化脓性感染

25. 下列选项**不属于**巨幼细胞贫血的特点的是（　　　）

A. 常见于叶酸及维生素 B_{12} 缺乏

B. 易见豪-乔小体、卡伯特环

C. MCV、MCH、RDW 增高

D. 分叶过多的中性粒细胞有助于诊断

E. 低色素性红细胞多见

26. 以下均**不属于**正细胞性贫血，除了（　　　）

A. 缺铁性贫血　　　　　　　　B. 铁粒幼细胞贫血

C. 巨幼细胞贫血　　　　　　　D. 慢性失血性贫血

E. 急性失血性贫血

27. 下列选项中溶血性贫血的实验室依据是（　　　）

A. 网织红细胞计数减低　　　　B. 非结合胆红素增高

C. 结合胆红素增高　　　　　　D. 尿红细胞增多

E. 骨髓红系增生减低

28. 对交叉配血试验描述**错误**的是（　　　）

A. 交叉配血试验可查出血型鉴定有无错误

B. 可发现亚型及 Rh 血型

C. 主侧凝集即不能输血

D. 可发现各种不规则抗体

E. 有溶血时可以输血

29. 下列对血型不完全抗体特性的描述**错误**的是（　　　）

A. 多为 IgG 型抗体

B. IgG 型抗体不能通过胎盘

C. 在盐水介质中不能发生肉眼可见的凝集反应

D. 用酶法、抗人球蛋白法、聚凝胺法能证明其存在

E. 耐热，最佳反应温度为 37℃

30. 下列对血型特性的描述**错误**的是（　　　）

A. A 型，红细胞含 A 抗原，血清中含抗 B

B. A_2 型，红细胞含 A_2 抗原，血清中含抗 B

C. B 型，红细胞含 B 抗原，血清中含抗 A

D. O 型,红细胞无 A 和 B 两种抗原,血清中含抗 A、抗 B

E. AB 型,红细胞含 A 和 B 两种抗原,血清中不含抗体

31. 下列**不符合**正常骨髓细胞学检查的特征是（　　　）

　　A. 粒系占 50%~60%,其中原粒细胞<2%,早幼粒细胞<4%

　　B. 红系占 20%,其中原红细胞<1%,早幼红细胞<5%,中晚幼红细胞各为 10%

　　C. 淋巴系约占 20%,单核细胞一般<5%,可见原始及幼稚细胞

　　D. 一张涂片（1.5cm×3cm）上,可见巨核细胞 7~35 个

　　E. 各系统、各阶段细胞形态正常

32. 最适宜用来鉴别原粒细胞与原淋巴细胞的细胞化学染色是（　　　）

　　A. 过氧化物酶　　　　　　　　　B. 糖原染色

　　C. 中性粒细胞碱性磷酸　　　　　D. α-乙酸萘酚酯酶和氟化钠抑制试验

　　E. 铁染色

33. 最适宜用来鉴别原粒细胞与原单核细胞的细胞化学染色是（　　　）

　　A. 过氧化物酶　　　　　　　　　B. 糖原染色

　　C. 中性粒细胞碱性磷酸酶　　　　D. α-乙酸萘酚酯酶和氟化钠抑制试验

　　E. 铁染色

34. 细胞化学染色的临床意义**不包括**（　　　）

　　A. 辅助判断急性白血病的细胞类型

　　B. 辅助血液系统疾病的诊断和鉴别

　　C. 确定化疗药物的种类

　　D. 发病机制的探讨

　　E. 观察疾病疗效和预后

35. 骨髓细胞学检查表现为"核老质幼"的贫血是（　　　）

　　A. 巨幼红细胞贫血　　　　　　　B. 再生障碍性贫血

　　C. 缺铁性贫血　　　　　　　　　D. 溶血性贫血

　　E. 急性失血性贫血

36. 再生障碍性贫血的主要诊断依据是（　　　）

　　A. 全血细胞减少　　　　　　　　B. 网织红细胞减少

　　C. 造血原料减少　　　　　　　　D. 骨髓造血功能低下

　　E. 红系明显减低

37. 骨髓细胞学检查以粒、红、巨核三系细胞均以巨幼变为特征的贫血是（　　　）

　　A. 缺铁性贫血　　　　　　　　　B. 巨幼细胞贫血

　　C. 溶血性贫血　　　　　　　　　D. 再生障碍性贫血

　　E. 急性失血性贫血

38. 下列疾病中外周血**不会**出现幼红细胞的是（　　　）

　　A. 急性白血病　　　　　　　　　B. 缺铁性贫血

　　C. 溶血性贫血　　　　　　　　　D. 急性再生障碍性贫血

　　E. 巨幼细胞贫血

39. 急性非淋巴细胞白血病的分类依据是（　　　）
    A. 白血病细胞的分化程度　　　　B. 白血病细胞的类型
    C. 白血病细胞的数量　　　　　　D. 血红蛋白和血小板的数量
    E. 骨髓增生程度

40. 急性白血病与慢性白血病的分类依据是（　　　）
    A. 白血病细胞的分化程度
    B. 白血病细胞的类型
    C. 白血病细胞的数量
    D. 血红蛋白和血小板的数量
    E. 骨髓增生程度

41. 诊断急性白血病骨髓细胞学检查的最主要特征是（　　　）
    A. 有核细胞增生极度活跃
    B. 红细胞系显著减少
    C. 未找到巨核细胞
    D. 骨髓原始及早幼（幼稚）细胞≥30%
    E. 粒细胞与红细胞比值增高

42. 确定慢性粒细胞白血病最有意义的依据是（　　　）
    A. 白细胞明显增高
    B. 中性粒细胞碱性磷酸酶活性降低
    C. 骨髓增生极度活跃
    D. 费城染色体阳性
    E. 嗜酸性粒细胞明显增高

【B1 型题】
（43~45 题共用备选答案）
    A. 非典型淋巴细胞　　　　　　B. 卡伯特环
    C. 奥氏小体　　　　　　　　　D. 豪-乔小体
    E. 中毒颗粒

43. 诊断急性粒细胞白血病的指标是（　　　）

44. 化脓性感染或败血症时可出现（　　　）

45. 诊断传染性单核细胞增多症的指标是（　　　）

（46~50 题共用备选答案）
    A. 球形红细胞　　　　　　B. 红细胞碎片　　　　　　C. 镰状红细胞
    D. 靶形红细胞　　　　　　E. 棘形红细胞

46. 自身免疫溶血性贫血易见到（　　　）

47. 弥散性血管内凝血易见到（　　　）

48. 血红蛋白 S 病易见到（　　　）

49. 酒精性肝病易见到（　　　）

50. 珠蛋白生成障碍性贫血易见到（　　　）

（51~54题共用备选答案）

A. MCV正常，RDW增高　　　　B. MCV增大，RDW正常

C. MCV、RDW均正常　　　　　D. MCV、RDW均增高

E. MCV减少，RDW增高

51. 铁粒幼细胞贫血表现为（　　　　）

52. 再生障碍性贫血表现为（　　　　）

53. 巨幼细胞贫血表现为（　　　　）

54. 缺铁性贫血表现为（　　　　）

（55~59题共用备选答案）

A. 酸化血清溶血试验阳性　　　B. 高铁血红蛋白还原试验还原率减低

C. 血红蛋白H增高　　　　　　D. 抗人球蛋白试验阳性

E. 红细胞渗透脆性减低

55. 珠蛋白生成障碍性贫血可见（　　　　）

56. 温抗体型自身免疫性溶血性贫血可见（　　　　）

57. 葡萄糖-6-磷酸脱氢酶缺乏可见（　　　　）

58. 阵发性睡眠性血红蛋白尿可见（　　　　）

59. 遗传性椭圆形红细胞增多症可见（　　　　）

（60~63题共用备选答案）

A. CD41a、CD42

B. CD10、CD19、CD22

C. 末端转移酶（TdT）、HLA-DR

D. CD13、CD117、髓过氧化物酶（MPO）

E. CD3、CD7、CD2

60. 急性髓系白血病的特异性标记物是（　　　　）

61. T淋巴母细胞白血病的特异性标记物是（　　　　）

62. B淋巴母细胞白血病的特异性标记物是（　　　　）

63. 非系列特异性标记物是（　　　　）

（二）名词解释

1. 贫血　　　　　　　　2. 血细胞比容　　　　　　3. 网织红细胞

4. 血沉　　　　　　　　5. 核左移　　　　　　　　6. 核右移

（三）简答题

1. 促使红细胞沉降率加快的因素有哪些？

2. 贫血的形态学分类有哪几种分类法？

3. 类白血病反应的特点有哪些？

4. 溶血性贫血筛查试验有哪些？

5. 简述类白血病反应与慢性粒细胞白血病的鉴别。

6. 骨髓检查的临床应用有哪些？

（樊　华　潘　颖）

第二节　出血与血栓性疾病检测

（一）选择题

【A1 型题】

1. 出血时间正常可见于（　　）
   - A. 凝血因子Ⅷ缺乏症
   - B. 血小板数量减少
   - C. 血小板功能异常
   - D. 血管性血友病
   - E. 服用阿司匹林

2. 血浆凝血酶原时间（prothrombin time，PT）测定可检测的凝血因子包括（　　）
   - A. Ⅰ、Ⅱ、Ⅴ、Ⅶ、Ⅹ
   - B. Ⅰ、Ⅱ、Ⅲ、Ⅴ、Ⅷ
   - C. Ⅴ、Ⅶ、Ⅷ、Ⅸ、Ⅹ
   - D. Ⅲ、Ⅶ、Ⅹ、Ⅺ、Ⅻ
   - E. Ⅱ、Ⅶ、Ⅷ、Ⅸ、Ⅺ

3. 下列情况 D-二聚体可正常的疾病是（　　）
   - A. 肺梗死
   - B. 下肢静脉血栓形成
   - C. 弥散性血管内凝血
   - D. 原发性纤溶（纤维蛋白溶解）亢进
   - E. 急性早幼粒细胞白血病

4. 下列情况中 PT 结果正常的是（　　）
   - A. 严重肝病
   - B. 循环中抗凝物质增多
   - C. 弥散性血管内凝血
   - D. 肝素治疗
   - E. 血友病

5. 肌肉、关节等深部出血患者应选择的筛查试验是（　　）
   - A. PT、出血时间（BT）、血小板计数（PLT）
   - B. 活化部分凝血活酶时间（APTT）、PT、TT
   - C. PLT、PT、纤维蛋白降解产物（FDP）
   - D. PLT、APTT、优球蛋白溶解时间（ELT）
   - E. APTT、BT、PLT

6. 弥散性血管内凝血患者**不可能**出现的结果是（　　）
   - A. PLT<100×10⁹/L 或进行性下降
   - B. 血纤蛋白原（Fg）增高
   - C. FDP 阳性
   - D. PT 缩短或延长 3 秒以上，APTT 延长或缩短 10 秒以上
   - E. D-二聚体升高或阳性

7. 纤维蛋白降解产物（FDP）增高**不见于**（　　）
   - A. 弥散性血管内凝血
   - B. 原发性纤溶症
   - C. 急性早幼粒细胞性白血病
   - D. 原发性血小板减少性紫癜
   - E. 溶栓和去纤维蛋白治疗时

8. 提示患者血中存在肝素或类肝素物质的结果是（　　）
   - A. ELT 延长
   - B. FDP 轻度增高

C. TT 延长被甲苯胺蓝纠正　　　　D. D-二聚体增高

E. PT 延长被甲苯胺蓝纠正

9. 可作为溶栓治疗监测的指标是（　　　）

A. D-二聚体　　　B. PLT　　　　C. PT　　　　D. APTT　　　E. BT

10. 血友病患者凝血系列检查出现异常结果是（　　　）

A. PT　　　　　B. APTT　　　C. TT　　　　D. Fg　　　　E. BT

【A3 型题】

（11~13 题共用题干）

患者，男，6 岁。无明显诱因出现膝关节肿胀疼痛 10 日。X 线检查：关节腔内有液性积液，穿刺为血性。家长诉说患者从小经常爱流鼻血，无过敏史。

11. 该患者最可能的诊断是（　　　）

A. 急性化脓性关节炎　　　　　B. 关节腔积液

C. 血友病　　　　　　　　　　D. 风湿性关节炎

E. 半月板损伤性炎症

12. 如需要确诊，应该首选的检查项目是（　　　）

A. BT　　　　　B. APTT　　　C. PT　　　　D. TT　　　　E. FDP

13. 检查结果符合血友病的诊断的是（　　　）

A. BT 延长，其他均正常　　　　B. PT 延长，其他正常

C. APTT 延长，其他正常　　　　D. APTT 和 PT 均延长

D. TT 延长，其他正常

【B1 型题】

（14~16 题共用备选答案）

A. BT　　　　　　　　B. ELT　　　　　　　　C. APTT

D. PT　　　　　　　　E. D-二聚体

14. 测定内源性凝血系统常用的筛选试验是（　　　）

15. 测定外源性凝血系统常用的筛选试验是（　　　）

16. 测定继发性纤溶亢进的特异指标是（　　　）

（17~19 题共用备选答案）

A. FDPs、D-二聚体　　　　B. APTT、BT

C. APTT、PT　　　　　　　D. APTT、PLT

E. PLT、BT

17. 一期止血缺陷筛选试验是（　　　）

18. 二期止血缺陷筛选试验是（　　　）

19. 纤溶活性筛选试验是（　　　）

（20~25 题共用备选答案）

A. BT 延长、PLT 减少　　　　B. APTT、PT 均延长

C. APTT 延长、PT 正常　　　　D. FDP 和 D-二聚体均阳性

E. BT 延长、PLT 正常　　　　F. APTT 正常、PT 延长

20. 见于原发性和继发性血小板减少性紫癜的是（　　　）

21. 遗传性和获得性内源性凝血因子缺陷可见（　　　）

22. 共同凝血途径因子缺乏时（　　　）

23. 见于继发性纤溶的是（　　　）

24. 过敏性紫癜患者（　　　）

25. 外源性凝血因子Ⅶ发生缺陷时（　　　）

（二）简答题

1. 为什么说D-二聚体检测对区别原发性与继发性纤溶有较高价值？

2. 血栓前状态时血液有关成分可能会出现哪些方面的异常？

（任吉莲）

第三节　排泄物、分泌物及体液检测

（一）选择题

【A1型题】

1. 适于尿液有形成分保存的方法是（　　　）
   - A. 放置4℃保存
   - B. 甲醛
   - C. 甲苯
   - D. 乙醇
   - E. 盐酸

2. 肉眼血尿是指每升尿中含有血液（　　　）
   - A. 1ml
   - B. 2ml
   - C. 3ml
   - D. 4ml
   - E. 5ml

3. 酮症酸中毒时尿液有（　　　）
   - A. 芳香性气味
   - B. 氨臭味
   - C. 烂苹果味
   - D. 蒜臭味
   - E. 鼠臭味

4. 白细胞管型最常见于（　　　）
   - A. 急性肾盂肾炎
   - B. 急性肾小球肾炎
   - C. 慢性肾炎
   - D. 输尿管结石
   - E. 输尿管肿瘤

5. 粪便隐血试验间歇性阳性常见于（　　　）
   - A. 消化道溃疡
   - B. 缺铁性贫血
   - C. 胃癌
   - D. 急性消化道大出血
   - E. 细菌性痢疾

6. 排便后有鲜血滴出常见于（　　　）
   - A. 直肠息肉
   - B. 直肠癌
   - C. 痔
   - D. 结肠癌
   - E. 细菌性痢疾

7. 粪便中最常见的结石为（　　　）
   - A. 胆石
   - B. 胰石
   - C. 胃石
   - D. 肠石
   - E. 肾结石

8. 假性蛋白尿是指（　　　）
   - A. 尿中出现α_1、β_2微球蛋白

B. 尿中出现大量清蛋白

C. 尿中出现球蛋白

D. 尿中出现大量脓液、细胞等物质

E. 尿中出现本周蛋白

9. 尿中出现蜡样管型最常见于（　　　）

    A. 肾结石　　　　　　　　B. 急性肾小球肾炎　　　　　　C. 急性肾盂肾炎

    D. 慢性肾炎晚期　　　　　E. 肾肿瘤

10. 本周蛋白尿可见于（　　　）

    A. 多发性骨髓瘤　　　　　B. 急性肾小球肾炎　　　　　　C. 肾结石

    D. 肾移植术后　　　　　　E. 急性肾盂肾炎

11. 尿胆原测定强阳性，尿胆红素阴性提示为（　　　）

    A. 溶血性黄疸　　　　　　B. 胆汁淤积性黄疸　　　　　　C. 肝细胞性黄疸

    D. 正常　　　　　　　　　E. 肾出血

12. 下列指标中在正常尿中**不存在**的是（　　　）

    A. 红细胞　　　　　　　　B. 白细胞　　　　　　　　　　C. 透明管型

    D. 鳞状上皮细胞　　　　　E. 细胞管型

13. 下列指标中尿路感染的筛选试验是（　　　）

    A. 尿隐血试验　　　　　　B. 尿酮体　　　　　　　　　　C. 尿蛋白

    D. 尿胆红素　　　　　　　E. 尿亚硝酸盐

14. 检测尿中管型的最适宜标本是（　　　）

    A. 餐后尿　　　　　　　　B. 空腹尿　　　　　　　　　　C. 晨尿

    D. 随机尿　　　　　　　　E. 3 小时尿

15. 肾小管病变时易出现的管型是（　　　）

    A. 红细胞管型　　　　　　　　B. 透明管型

    C. 颗粒管型　　　　　　　　　D. 肾小管上皮细胞管型

    E. 白细胞管型

16. 关于尿管型的检出，说法**错误**的是（　　　）

    A. 红细胞管型常见于急性肾小球肾炎

    B. 透明管型可见于高热患者

    C. 白细胞管型常见于急性膀胱炎

    D. 上皮细胞管型常见于急性肾小管坏死

    E. 蜡样管型见于慢性肾小球肾炎的晚期

17. 粪便中出现较多嗜酸性粒细胞提示（　　　）

    A. 肠结核　　　　　　　　B. 结肠癌　　　　　　　　　　C. 细菌性痢疾

    D. 假膜性肠炎　　　　　　E. 过敏性肠炎

18. 下列关于粪便颜色性状的改变的说法，**错误**的是（　　　）

    A. 果酱样便见于上消化道出血

    B. 红色粪便多提示下消化道出血

C. 米泔水样便见于霍乱

D. 阿米巴痢疾时以出血为主

E. 蛋花样粪便见于婴幼儿消化不良

19. 白陶土样便见于（　　）

  A. 下消化道出血　　　　　B. 结肠癌　　　　　　　　C. 溶血性黄疸

  D. 上消化道出血　　　　　E. 胆汁淤积性黄疸

20. 细菌性痢疾粪便性状的特点是（　　）

  A. 鲜血便　　　　　　　　B. 米泔水样便　　　　　　C. 水样便

  D. 黏液脓血便　　　　　　E. 柏油样便

21. 黄色的脑脊液多见于（　　）

  A. 化脓性脑膜炎

  B. 铜绿假单胞菌性脑膜炎

  C. 结核性脑膜炎

  D. 陈旧性蛛网膜下腔出血

  E. 神经梅毒

22. 病理情况下清亮透明的脑脊液多见于（　　）

  A. 化脓性脑膜炎　　　　　B. 病毒性脑炎　　　　　　C. 脑出血

  D. 真菌性脑膜炎　　　　　E. 结核性脑膜炎

23. 结核性脑膜炎的脑脊液标本放置12~24小时后可出现（　　）

  A. 浑浊　　　　　　　　　B. 凝固　　　　　　　　　C. 表面形成薄膜

  D. 膜状沉淀　　　　　　　E. 透明

24. 下列关于脑脊液化学检测的临床意义的描述，**错误**的是（　　）

  A. 当血-脑屏障损伤时脑脊液蛋白增高

  B. 葡萄糖含量测定可用于鉴别细菌性与病毒性脑膜炎

  C. 细菌性脑膜炎时氯化物减低

  D. 化脓性脑膜炎氯化物减低程度大于结核性脑膜炎

  E. 积液/血清总蛋白比值对血-脑屏障损伤程度的判断优于单纯蛋白质量法

25. **不会**引起脑脊液混浊的情况是（　　）

  A. 大量细菌　　　　　　　B. 蛋白含量增多　　　　　C. 糖含量增多

  D. 真菌繁殖　　　　　　　E. 细胞数量增多

26. 下列选项中**不属于**病毒性脑膜炎脑脊液特点的是（　　）

  A. 外观混浊有薄膜

  B. 蛋白定性常在（+）~（++）

  C. 葡萄糖含量不减少

  D. 氯化物含量正常

  E. 细胞计数为（10~50）×10^6/L，以淋巴细胞为主

27. 漏出液时细胞的分类中，为主的细胞是（　　）

  A. 淋巴细胞伴中性粒细胞

B. 淋巴细胞及间皮细胞

C. 间皮细胞

D. 中性粒细胞

E. 嗜酸性粒细胞

28. 下列选项中**不属于**渗出液特点的是（　　　）

　　A. 积液 LDH>200U/L

　　B. 积液/血清 LDH 比值>0.6

　　C. 积液/血清蛋白比值>0.5

　　D. 葡萄糖>3.3mmol/L

　　E. 白蛋白>30g/L

【A2 型题】

29. 患者，女，25 岁。近 4 日发热、恶心、食欲缺乏、腰痛。体格检查：T 38℃，右肾区叩痛明显。实验室检测：血 WBC 13.3×10⁹/L，尿 RBC（++），WBC（++），尿蛋白（+）。该患者最可能的病因是（　　　）

　　A. 急性肾盂肾炎　　　　　　B. 急性肾小球肾炎　　　　　C. 急性间质性肾炎

　　D. 急性膀胱炎　　　　　　　E. 尿结石

30. 患者，男，40 岁。全身水肿 1 个月余，腹痛 3 日。T 37.8℃，血清蛋白 19g/L，总胆固醇 8.5mmol/L。尿常规：尿蛋白（+++），其余正常。腹水常规比重 1.019，黏蛋白定性（++），WBC 350×10⁶/L，以中性粒细胞为主，乳酸脱氢酶（lactate dehydrogenase，LDH）200U。该患者出现腹水最可能的原因是（　　　）

　　A. 急性肾小球肾炎　　　　　　B. 肝硬化腹水

　　C. 右心功能不全　　　　　　　D. 肾病综合征合并腹腔感染

　　E. 肝癌

31. 患者，女，36 岁。尿蛋白（+），白细胞 5~8 个/HP，红细胞满视野/HP，镜检红细胞形态基本正常。最可能的诊断是（　　　）

　　A. 肾小球肾炎　　　　　　　B. 肾小管肾炎　　　　　　　C. 肾病综合征

　　D. 下尿路病变　　　　　　　E. 狼疮性肾炎

【B1 型题】

（32~35 题共用备选答案）

　　A. 晨尿　　　　　　　　　B. 随机尿　　　　　　　　C. 餐后 2 小时尿

　　D. 3 小时尿　　　　　　　E. 24 小时尿

32. 尿蛋白定量检测应选用（　　　）

33. 门诊患者检测应选用（　　　）

34. 1 小时细胞排泄率测定应选用（　　　）

35. 尿胆原定性应选用（　　　）

（36~40 题共用备选答案）

　　A. 白细胞管型　　　　　　　B. 红细胞管型　　　　　　　C. 血红蛋白尿

　　D. 本周蛋白　　　　　　　　E. 胆红素尿

36. 血管内溶血时,尿中可见( )

37. 肾小球肾炎时,尿中可见( )

38. 肾盂肾炎时,尿中可见( )

39. 胆汁淤积性黄疸时,尿中可见( )

40. 多发性骨髓瘤时,尿中可见( )

(41~42题共用备选答案)

    A. 嗜酸性粒细胞   B. 红细胞   C. 巨噬细胞

    D. 黏膜上皮细胞   E. 肿瘤细胞

41. 急性细菌性痢疾时,粪便主要出现( )

42. 假膜性肠炎时,粪便主要出现( )

(43~45题共用备选答案)

    A. 均匀血性,离心后上清液呈淡红色

    B. 呈毛玻璃样混浊

    C. 淋巴细胞增多

    D. 以嗜酸性粒细胞为主

    E. 中性粒细胞显著增加

43. 结核性脑膜炎时,脑脊液( )

44. 病毒性脑膜炎时,脑脊液( )

45. 化脓性脑膜炎时,脑脊液( )

(二)名词解释

1. 颗粒管型   2. 隐血试验   3. 浆膜腔积液

4. 血尿   5. 镜下血尿   6. 肉眼血尿

7. 少尿   8. 多尿   9. 无尿

(三)简答题

1. 尿液一般检测包括哪些检测内容?

2. 尿液化学检测的内容有哪些?

3. 何为血尿,有何临床意义?

4. 粪便一般检测包括哪些?

5. 简述粪便隐血试验的临床意义。

6. 浆膜腔积液一般性状检测包括哪些?

(四)论述题

1. 简述病理性蛋白尿的类型及意义。

2. 简述管型的类型及临床意义。

3. 试述常见脑、脑膜疾病的脑脊液鉴别要点。

4. 试述漏出液与渗出液的鉴别要点。

（杨志云）

第四节　肾脏病常用实验室检测

（一）选择题

【A1型题】

1. 反映肾小管重吸收功能的试验是（　　）

    A. 酚红排泌试验

    B. 内生肌酐清除率

    C. 肾血流量测定

    D. 尿 α_1-MG、β_2-MG

    E. 血清半胱氨酸蛋白酶抑制剂 C 测定

2. 对内生肌酐清除率（endogenous creatinine clearance rate，Ccr）标本采集注意事项的描述中，**错误**的是（　　）

    A. 受试者禁食肉类 3 日　　　　　B. 试验前避免剧烈活动

    C. 记录尿量、身高、体重　　　　　D. 准确收集 24 小时全部尿液

    E. 应在收集尿液标本前收集血样

3. **不属于**检测肾小球滤过功能的是（　　）

    A. 内生肌酐清除率

    B. 尿转铁蛋白测定

    C. 血肌酐测定

    D. 血 β_2-MG 测定

    E. 血清半胱氨酸蛋白酶抑制剂 C 测定

4. 内生肌酐清除率测定可反映（　　）

    A. 近端肾小管排泄功能　　　　　B. 远端肾小管排泄功能

    C. 肾小球滤过功能　　　　　　　D. 肾脏浓缩稀释功能

    E. 肾血流量

5. 肾病患者 Ccr 为 40ml/min，首选的治疗方案是（　　）

    A. 应用噻嗪类利尿剂　　　　　　B. 限制蛋白饮食

    C. 血液透析　　　　　　　　　　D. 应用袢利尿剂

    E. 实施肾移植手术

6. 反映远端肾小管功能的试验是（　　）

    A. 血清尿素测定

    B. 血肌酐测定

    C. 内生肌酐清除率测定

    D. 昼夜尿比重试验

    E. 血清半胱氨酸蛋白酶抑制剂 C 测定

7. 下列血清尿酸升高**不常见**的疾病状态是（　　）

    A. 肾小球滤过功能减退　　B. 痛风　　　　　　　C. 多发性骨髓瘤

    D. 缺铁性贫血　　　　　　E. 白血病

8. 患者,男,55 岁。患慢性肾炎 10 余年,经中西医结合治疗病情稳定,但近 1 年来逐渐加重,食欲下降,贫血。化验内生肌酐清除率已进入肾衰竭期。此时内生肌酐清除率的水平是（　　　）

    A. 71~50ml/min　　　　　　B. 50~20ml/min　　　　　　C. 19~10ml/min

    D. <10ml/min　　　　　　　E. 80~120ml/min

9. 患者,男,13 岁。因眼睑浮肿 5 日来医院门诊。体格检查:除眼睑轻度水肿外未发现其他阳性体征。尿常规示:蛋白(+),红细胞(++),红细胞管型(+)。此时应首选的肾功能检查项目是（　　　）

    A. 肾血流量　　　　　　　　B. 近端肾小管功能

    C. 远端肾小管功能　　　　　D. 肾小球滤过功能

    E. 肾小管酸中毒试验

10. 患者,女,15 岁。发热、腹部胀痛 10 日,少尿 2 日来院门诊。体格检查:T 37.9℃,消瘦,腹膨隆,移动性浊音阳性,BUN/Cr(血尿素氮/肌酐)大于 1。该患者少尿最可能的原因是（　　　）

    A. 急性肾小球肾炎　　　　　B. 急性肾盂肾炎

    C. 蛋白质分解过多　　　　　D. 发热所致肾前性少尿

    E. 腹水所致肾前性少尿

(11~15 题共用题干)

患者,男,21 岁。发热 2 周,少尿、水肿 2 日入院。体格检查:T 38.3℃,BP 140/90mmHg,眼睑及下肢水肿。尿常规示尿蛋白(++),红细胞(+++),颗粒管型(+)。

11. 该患者最可能的诊断是（　　　）

    A. 急性肾小球肾炎　　　　　B. 急进性肾小球肾炎

    C. 隐匿型肾小球肾炎　　　　D. 慢性肾小球肾炎

    E. 急性肾盂肾炎

12. 诊断时最重要的依据是（　　　）

    A. 少尿　　　　　　　　　　B. 水肿　　　　　　　　　　C. 高血压

    D. 尿常规有蛋白尿　　　　　E. 尿沉渣见颗粒管型

13. 为进一步明确诊断,最需要进行检查的项目是（　　　）

    A. 肾小球滤过率　　　　　　B. 肾血流量　　　　　　　　C. 肾活检

    D. BUN　　　　　　　　　　E. Cr

14. 若行尿渗量检查,该患者最可能的检查结果是（　　　）

    A. 尿渗量大于 500mOsm/kg·H_2O

    B. 尿渗量大于 450mOsm/kg·H_2O

    C. 尿渗量大于 400mOsm/k·H_2O

    D. 尿渗量大于 350mOsm/kg·H_2O

    E. 尿渗量小于 350mOsm/kg·H_2O

15. 该患者 BUN/Cr 最可能结果是（　　　）

    A. 大于 10：1　　　　　　B. 大于 8：1　　　　　　C. 大于 5：1

    D. 小于 10：1　　　　　　E. 小于 8：1

（16~18 题共用题干）

患者，女，12 岁。全身浮肿 7 日入院。体格检查：BP 130/80mmHg，眼睑及下肢明显水肿。实验室检查：尿 RBC（+），尿蛋白（+++），血常规正常。

16. 根据初步诊断，在进行以下检查时最可能出现异常的是（　　　）

    A. 抗链球菌溶血素 O 试验　　　B. 类风湿因子（RF）

    C. 肾功能　　　　　　　　　　D. 血浆清蛋白

    E. 肝功能

17. 对帮助患者确诊意义价值最小的检查是（　　　）

    A. 24 小时尿蛋白定量　　　　　B. 肾穿刺活检

    C. 补体 C3　　　　　　　　　　D. 肾功能

    E. 血脂

18. 根据初步诊断，最有效的治疗措施是（　　　）

    A. 血管紧张素转化酶抑制剂　　B. 抗生素类

    C. 输注清蛋白　　　　　　　　D. 利尿剂

    E. 糖皮质激素

【B1 型题】

（19~20 题共用备选答案）

    A. 肾小球滤过功能　　　　　　B. 近端肾小管功能

    C. 远端肾小管功能　　　　　　D. 肾脏调节酸碱平衡功能

    E. 肾脏制造生理活性物质功能

19. 半胱氨酸蛋白酶抑制剂 C 测定可反映（　　　）

20. 尿 β_2-MG 测定可反映（　　　）

（二）简答题

1. 临床上反映肾小球功能检的项目有哪些？

2. 简述血尿素氮增高的原因。

（三）论述题

试述内生肌酐清除率测定的临床意义。

（潘　颖）

第五节　肝脏病常用实验室检测

（一）选择题

【A1 型题】

1. 关于天冬氨酸转氨酶（AST）的描述，**错误**的是（　　　）

    A. 为非特异性肝细胞内功能酶

B. AST 半衰期比 ALT 长

C. AST 主要存在于线粒体中

D. 轻-中度急性肝损伤 AST 升高以细胞质 AST 为主

E. 重症肝炎 AST 升高以线粒体 AST 为主

2. 关于丙氨酸转氨酶（ALT）的描述，**错误**的是（　　　）

A. 是敏感的急性肝细胞损伤检测指标之一

B. 肝硬化 ALT 可正常或轻度上升

C. 急、慢性肝损伤时 ALT 均大幅度增高

D. 急性重症肝炎 ALT 可降低

E. 脂肪肝时可正常

3. 高蛋白血症是指（　　　）

A. 清蛋白>80g/L　　　　B. 球蛋白>80g/L　　　　C. 总蛋白>60g/L

D. 总蛋白>80g/L　　　　E. 清蛋白>40g/L

4. 容易产生腹水，清蛋白至少减少到（　　　）

A. <10g/L　　　　B. <30g/L　　　　C. <15g/L

D. <20g/L　　　　E. <25g/L

5. 关于血清蛋白质检测的临床意义，说法**错误**的是（　　　）

A. 急性或局灶性肝损伤时多正常

B. 慢性肝炎、肝硬化时，清蛋白减少

C. 清蛋白的含量与肝细胞损伤程度无关

D. 肾病综合征清蛋白减少

E. 血清总蛋白<60g/L 为低蛋白血症

6. 关于血清蛋白电泳，说法**错误**的是（　　　）

A. 结缔组织疾病常为清蛋白增加

B. 急性炎症时 α_1、α_2、β 球蛋白均增高

C. 多发性骨髓瘤时，清蛋白轻度降低，单克隆 γ 球蛋白明显增加，在 β 与 γ 区带之间形成结构均一、基底窄、峰高尖的 M 蛋白区带

D. 当肾病综合征时，清蛋白及 γ 球蛋白降低，α_2、β 球蛋白增高

E. 当肝硬化时，清蛋白降低，α_1、α_2、β 球蛋白减低，而 γ 球蛋白增加，典型者出现 β-γ 桥

7. 关于血清胆碱酯酶的描述，**错误**的是（　　　）

A. 包括乙酰胆碱酯酶和丁酰乙酰胆碱

B. 可作为有机磷农药接触的监测指标

C. 急性肝炎血清胆碱酯酶减低

D. 有机磷农药中毒血清胆碱酯酶显著升高，并与临床症状一致

E. 胆碱酯酶降低程度与肝脏损害程度成正比，持续降低提示预后不良

8. 胆红素代谢的特点是（　　　）

A. 正常尿液中含有尿胆红素

B. 正常血浆中只有间接胆红素

C. 尿胆原减少说明血浆间接胆红素明显增高

D. 结合胆红素可经肾脏排出

E. 间接胆红素增高时粪胆原减少

9. 关于黄疸程度判断,描述**错误**的是(　　　)

　　A. 总胆红素(STB)>342μmol/L 为重度黄疸

　　B. STB 172~342μmol/L 为中度黄疸

　　C. STB 34.2~171μmol/L 为轻度黄疸

　　D. STB 17.1~34.2μmol/L 为隐性黄疸

　　E. STB 3.4~17.1μmol/L 为黄疸前期

10. 关于黄疸类型的判断,描述正确的是(　　　)

　　A. STB 和结合胆红素(CB)增高为溶血性黄疸

　　B. 尿胆红素阳性提示溶血性黄疸

　　C. CB、非结合胆红素(UCB)增高为肝细胞性黄疸

　　D. 白陶土样便提示溶血性黄疸

　　E. STB 和 UCB 增高为阻塞性黄疸

11. 溶血性黄疸**不会**出现的结果是(　　　)

　　A. 血清 UCB 明显增加　　　　　B. STB 增加

　　C. 尿胆原阳性　　　　　　　　　D. 尿胆红素阳性

　　E. 粪便颜色加深

12. 关于血清总胆汁酸(TBA),描述**错误**的是(　　　)

　　A. TBA 在肝脏中由胆固醇合成,随胆汁排入小肠

　　B. 肝外胆管阻塞 TBA 降低

　　C. 急性肝炎 TBA 增高

　　D. 肝硬化 TBA 增高

　　E. 肝癌 TBA 升高

13. 关于碱性磷酸酶(ALP)对黄疸的鉴别,描述正确的是(　　　)

　　A. 局限性胆道梗阻时 ALP 增高而胆红素不增高

　　B. 胆汁淤积性黄疸时 ALT>ALP

　　C. 肝细胞性黄疸时常 ALP>ALT

　　D. 溶血性黄疸时 ALP 明显增高

　　E. 淤胆型肝炎 ALP、ALT 均明显降低

14. γ-谷氨酰转肽酶(γ-GT)测定的临床意义是(　　　)

　　A. γ-GT 显著升高提示转移性肝癌

　　B. γ-GT 活性与肿瘤大小无关

　　C. 原发性肝癌 γ-GT 不增高

　　D. 急性肝炎时明显升高

　　E. 胆道疾病增高幅度大于肝实质病变

15. 作为酒精性肝损伤监测指标的是（　　　）

    A. ALP   B. γ-GT   C. ALT

    D. AST   E. 甲胎蛋白（AFP）

16. 诊断急性肝炎意义**不大**的指标是（　　　）

    A. ALT   B. 胆汁酸测定

    C. 肝炎病毒标志物   D. 尿胆原和血/尿胆红素测定

    E. 血清总蛋白测定

17. 对诊断原发性肝癌意义**不大**的项目是（　　　）

    A. 单胺氧化酶   B. 总胆红素和结合胆红素

    C. ALT、AST、胆汁酸测定   D. AFP

    E. γ-GT、ALP

18. **不是**诊断肝纤维化血清学指标的是（　　　）

    A. 血清Ⅲ型前胶原氨基末端肽

    B. 血清Ⅳ型胶原

    C. 血清透明质酸

    D. 血清层粘连蛋白

    E. 血氨

19. 反映肝脏占位性病变的指标是（　　　）

    A. 血清 α-L-岩藻糖苷酶（AFU）

    B. 血氨

    C. 血清前清蛋白

    D. 血浆凝血酶原时间

    E. 血清单胺氧化酶

20. 下列肿瘤标志物对肝癌有较大诊断价值的是（　　　）

    A. 癌胚抗原（CEA）

    B. 糖类抗原 15-3（CA15-3）

    C. 神经元特异性烯醇化酶（NSE）

    D. β-人绒毛膜促性腺激素（β-HCG）

    E. AFP

21. 提示甲型肝炎病毒（HAV）近期感染的抗体是（　　　）

    A. 抗 HAV-IgG   B. 抗 HAV-IgM   C. 抗 HAV-IgD

    D. 抗 HAV-IgE   E. 抗 HAV-IgA

22. 既往感染过甲型肝炎的指标是（　　　）

    A. 抗 HCV-IgM 阳性持续 6 个月以上

    B. 抗 HAV-IgM 阳性

    C. 抗 HBs 阳性

    D. 抗 HAV-IgG 阳性

    E. HBV 表面抗原（HbsAg）阳性持续 6 个月以上

23. 提示乙肝病毒处于复制期,具有较强传染性的标志物是(　　)

A. HBsAg 阳性 　　　　 B. 抗 HBc 阳性 　　　　 C. HBeAg 阳性

D. 抗 HBe 阳性 　　　　 E. 抗 HBc-IgM 阳性

24. 乙肝疫苗免疫成功的指标是(　　)

A. 抗 HCV-IgM 阳性持续 6 个月以上

B. 抗 HAV-IgM 阳性

C. 抗 HBs 阳性

D. 抗 HAV-IgG 阳性

E. HBsAg 阳性持续 6 个月以上

25. 提示转为慢性丙型肝炎的指标是(　　)

A. 抗 HCV-IgM 阳性持续 6 个月以上

B. 抗 HDV-IgM 阳性

C. 抗 HBs 阳性

D. 抗 HAV-IgG 阳性

E. HBsAg 阳性持续 6 个月以上

26. 当肝脏受损时,蛋白质代谢变化最早的是(　　)

A. 总蛋白 　　　　　　 B. 清蛋白

C. 球蛋白 　　　　　　 D. 清蛋白/球蛋白(A/G)值

E. 前清蛋白

27. 反映肝脏损伤最敏感的指标是(　　)

A. ALT 　　　　　　 B. AST 　　　　　　 C. γ-谷氨酰转移酶

D. ALP 　　　　　　 E. LDH

28. 血氨增高常见于(　　)

A. 慢性肝炎 　　　　 B. 肝硬化早期 　　　　 C. 尿毒症

D. 肝昏迷 　　　　　 E. 肝癌

29. AFP 增高最明显的是(　　)

A. 急性肝衰竭 　　　　 B. 慢性肝炎 　　　　 C. 肝硬化

D. 原发性肝癌 　　　　 E. 妊娠 7 个月妇女

30. 急性黄疸肝炎时活性下降的酶是(　　)

A. 天冬氨酸转氨酶 　　 B. 丙氨酸转氨酶 　　 C. 碱性磷酸酶

D. 胆碱酯酶 　　　　　 E. γ-谷氨酰转移酶

【B1 型题】

(31~35 题共用备选答案)

A. ALT、AST 　　　　　 B. 总胆红素和结合胆红素

C. γ-GT 　　　　　　　 D. ALP

E. 血清蛋白测定

31. 诊断急性肝炎的首选指标是(　　)

32. 监测酒精性肝炎的指标是(　　)

33. 鉴别黄疸的必检指标是（　　　　）

34. 诊断慢性肝炎、肝硬化的重要指标是（　　　　）

35. 可诊断骨骼系统疾病的指标是（　　　　）

（二）名词解释

1. 低蛋白血症　　　　　　　　　　2. 胆酶分离

（三）简答题

1. 依据与胆红素代谢有关的检测项目，简述胆汁淤积性、溶血性和肝细胞性黄疸的实验室鉴别要点。

2. 简述血清转氨酶测定在急性病毒性肝炎诊断中的临床意义。

3. 简述急性肝损伤、慢性肝损伤、肝硬化、原发性肝癌的肝功能试验项目的选择。

4. 简述乙型肝炎病毒血清标志物检测的临床意义。

（许建成）

第六节　临床常用生物化学检测

（一）选择题

【A1 型题】

1. 细胞外液的主要阳离子是（　　　　）

A. K^+　　　　　　　　B. Mg^{2+}　　　　　　　　C. Na^+

D. H^+　　　　　　　　E. Ca^{2+}

2. 细胞外液的主要阴离子是（　　　　）

A. Cl^-　　　　　　　　B. HCO_3^-　　　　　　　　C. SO_4^{2-}

D. PO_4^{3-}　　　　　　　E. HPO_4^{2-}

3. 引起血钾减低的原因是（　　　　）

A. 严重呕吐　　　　　　B. 大面积烧伤　　　　　　C. 血管内溶血

D. 代谢性酸中毒　　　　E. 慢性肾衰竭

4. 正常口服葡萄糖耐量试验（OGTT）的结果是（　　　　）

A. 空腹血糖（FBG）为 6.1~7.0mmol/L

B. 峰值应>10.0mmol/L

C. 2 小时后为 7~8mmol/L

D. 2 小时恢复正常空腹水平

E. 30~60 分钟达峰值

5. 空腹血糖测定时至少应空腹（　　　　）

A. 12 小时　　　　　　　B. 10 小时　　　　　　　C. 5 小时

D. 8 小时　　　　　　　E. 6 小时

6. 能更准确反映胰腺功能的试验是（　　　　）

A. OGTT　　　　　　　B. FBG　　　　　　　　C. GHb

D. 胰岛素测定　　　　　E. 血清 C 肽测定

7. 观察糖尿病是否被长期控制应选择（　　）

    A. 糖化血红蛋白测定　　　　　　B. C 肽测定

    C. FBG　　　　　　　　　　　　D. OGTT

    E. 胰岛素测定

8. GHb 能反映治疗前 2~3 个月血糖水平是因为（　　）

    A. 血糖半衰期长

    B. 血红蛋白的寿命为 120 日

    C. 红细胞半衰期长

    D. 红细胞的寿命为 120 日

    E. 葡萄糖与 Hb 接触的时间长

9. 关于低血糖的说法，**错误**的是（　　）

    A. 空腹血糖低于 2.8mmol/L 时为低血糖症

    B. 生理性低血糖见于饥饿和剧烈运动后

    C. 肾上腺皮质激素减少可引起低血糖

    D. 肝硬化时因肝糖原贮存减少可引起低血糖

    E. 胰岛素分泌不足可引起低血糖

10. 目前发现的急性心肌梗死时最早出现的标志物是（　　）

    A. 肌酸激酶（CK）　　　　　　　B. CK-MB

    C. LDH　　　　　　　　　　　　D. 肌红蛋白（Mb）

    E. 心肌肌钙蛋白（cTnT）

11. 目前公认的诊断急性心肌梗死的早期标志物是（　　）

    A. Mb、CK-MB　　　　　　　　B. Mb、LDH

    C. Mb、心肌肌钙蛋白　　　　　　D. 肌酸激酶同工酶、心肌肌钙蛋白

    E. Mb、CK-MM

12. 目前公认的急性心肌梗死确诊标志物是（　　）

    A. 肌酸激酶及同工酶　　　　　　B. CK-MB

    C. 肌红蛋白　　　　　　　　　　D. 乳酸脱氢酶及同工酶

    E. 心肌肌钙蛋白

13. 对心肌微小损伤最敏感的标志物是（　　）

    A. CK　　　　B. CK-MB　　　　C. LDH　　　　D. Mb　　　　E. cTnT

14. 高密度脂蛋白（HDL）的主要生理功能是（　　）

    A. 转运外源性三酰甘油　　　　　B. 转运内源性三酰甘油

    C. 转运胆固醇给肝外组织　　　　D. 将胆固醇逆向转运到肝脏

    E. 转运磷脂

15. 载脂蛋白（apoAⅠ）主要存在于（　　）

    A. 乳糜微粒（CM）　　　　　　　B. 极低密度脂蛋白（VLDL）

    C. 低密度脂蛋白（LDL）　　　　　D. HDL

    E. 中密度脂蛋白（IDL）

16. 外源性三酰甘油的运输主要靠（　　）

    A. HDL   B. LDL   C. VLDL   D. CM   E. 载脂蛋白

17. **不属于**高密度脂蛋白的特点是（　　）

    A. 能将沉积在血管壁的胆固醇逆向转运至肝脏而除去

    B. 是抗动脉粥样硬化作用的保护因子

    C. HDL 含量越高越好

    D. 少量饮酒及长期体力活动可使 HDL-Ch 升高

    E. 其组成中的脂质主要是磷脂和胆固醇

18. **不属于**引起血脂增高的原因是（　　）

    A. 高脂肪饮食   B. 甲状腺功能亢进症

    C. 糖尿病   D. 肾病综合征

    E. 肥胖症

19. 对甲状腺激素的描述**错误**的是（　　）

    A. T_3 生理活性大于 T_4

    B. 测定结合型比游离型意义更大

    C. 只有 FT_4、FT_3 才能发挥甲状腺激素功能

    D. 孕妇检测 FT_3 比 TT_3 更准确

    E. 促甲状腺激素（TSH）测定比 TT_3 敏感

20. 当原发性甲状腺功能亢进症时，甲状腺功能检查的结果**不符合**的是（　　）

    A. T_3、T_4 增高   B. FT_3、FT_4 增高

    C. TT_3、FT_3 增高   D. TSH 增高

    E. TSH 降低

21. 可引起 TSH 分泌增高的因素**不包括**（　　）

    A. 甲状腺功能减退症   B. 原发性甲状腺功能亢进症

    C. 居住在缺碘地区   D. 活动性甲状腺炎

    E. 同位素治疗

22. 高钾血症见于（　　）

    A. 严重溶血   B. 碱中毒

    C. 长期腹泻   D. 肾上腺皮质功能亢进

    E. 周期性瘫痪

23. 高钾血症是指血清钾高于（　　）

    A. 5.2mmol/L   B. 6.5mmol/L

    C. 5.8mmol/L   D. 5.3mmol/L

    E. 5.5mmol/L

24. 低钾血症是指血清钾低于（　　）

    A. 3.2mmol/L   B. 4.0mmol/L

    C. 3.0mmol/L   D. 3.5mmol/L

    E. 2.5mmol/L

25. 患者,男,40 岁。入院前 1 日晚上醉酒后嗜睡,次晨清醒小便后再次入睡并昏迷急送入院。最可能的诊断是(　　)

  A. 脑卒中   B. 低血糖

  C. 急性酒精中毒   D. 肝昏迷

  E. 糖尿病酮症酸中毒

26. 患者,女,50 岁。体胖,近月来饮水量逐渐增多,尿量多,体重减轻,查空腹血糖为 6.9mmol/L,尿糖(−)。要确诊糖尿病应选检查(　　)

  A. 血浆胰岛素浓度测定   B. 24 小时尿 C 肽量测定

  C. 24 小时尿糖定量   D. 口服葡萄糖耐量试验

  E. 血清糖化血红蛋白测定

27. 患者,男,50 岁。突然发生心前区疼痛 3 小时来就诊,镇痛及静脉滴注硝酸甘油后症状缓解,心电图仅提示 $RV_1 > RV_2$。为明确诊断首选的检查是(　　)

  A. 血脂   B. 冠状动脉造影

  C. 心肌酶谱   D. 血黏度

  E. 心脏彩超

28. 患者,男,62 岁。因脑出血入院,神志清楚;既往有原发性高血压病史,否认糖尿病病史。发病后血糖持续升高,其主要原因可能为(　　)

  A. 缺氧   B. 生理性增高

  C. 应激性高血糖   D. 糖尿病

  E. 甘露醇脱水

【A3/A4 型题】

(29~30 题共用题干)

  患者,男,72 岁。因急性前壁心肌梗死入院,治疗后胸痛消失,病情相对稳定;但于发病后 2 日再次出现心前区持续性疼痛;胸部 X 线片检查未见异常。

29. 该患者最可能的诊断是(　　)

  A. 心肌梗死后综合征

  B. 再发心肌梗死或心肌梗死面积扩大

  C. 心肌梗死后心绞痛

  D. 胸膜炎

  E. 肺炎

30. 鉴别诊断最有意义的检查是(　　)

  A. 心电图   B. CK 及 CK-MB   C. 淀粉酶

  D. cTnT   E. 心脏彩超

(31~32 题共用题干)

  患者,女,60 岁。既往患有糖尿病和高血压,在服硝苯地平及消渴丸治疗。患者认为糖尿病控制不满意,而消渴丸为中药,故将药量由 6 颗增加到 9 颗,次日上午家人发现其昏迷不醒,急送入院。体格检查:BP 160/90mmHg,浅昏迷,其余神经体征均为阴性。

31. 该患者昏迷的最可能的原因是（　　　）

    A. 脑血管意外　　　　　　　　　B. 糖尿病高渗性昏迷

    C. 糖尿病酮症酸中毒　　　　　　D. 低血糖昏迷

    E. 高血压脑病

32. 为明确病因，首选的检查是（　　　）

    A. 血糖　　　　B. 尿糖　　　　C. 血电解质　　　　D. 血气分析　　　　E. 脑 CT

（33~34 题共用题干）

    患者，男，40 岁。突发心前区疼痛 1 小时来就诊，查心电图提示Ⅱ、Ⅲ、aVF 导联 ST 段抬高，但无病理性 Q 波，心肌酶谱无异常，给予硝酸甘油静脉滴注后症状很快缓解，心电图恢复正常。

33. 该患者最可能的诊断是（　　　）

    A. 急性心肌梗死　　　　B. 变异型心绞痛　　　　C. 肋间神经痛

    D. 急性心肌炎　　　　　E. 肺栓塞

34. 为明确诊断最重要的进一步检查是（　　　）

    A. 复查 CK、LDL　　　　　　　　B. cTnI，连续 3 次，每次间隔 1 小时

    C. 心脏彩超　　　　　　　　　　D. 肺部 CT

    E. 心电图

【B1 型题】

（35~37 题共用备选答案）

    A. 长期限制钠盐摄入　　　B. 大量丧失胃液　　　C. 甲状旁腺功能减低

    D. 摄入过多的钾盐　　　　E. 心搏骤停

35. 低钙、高磷见于（　　　）

36. 失 Cl^- 多于失 Na^+ 见于（　　　）

37. 严重的高血钾或低血钾可出现（　　　）

（38~40 题共用备选答案）

    A. 糖化血红蛋白（HbA1c）测定

    B. FBG 3.9~6.1mmol/L

    C. FBG<7.0mmol/L，OGTT 2 小时血糖≥7.8mmol/L 且 <11.1mmol/L

    D. HbA1c>10%

    E. FBG≥7.0mmol/L 或 OGTT 2 小时血糖≥11.1mmol/L

38. 糖耐量减低可见（　　　）

39. 提示有严重并发症的是（　　　）

40. 糖尿病可见（　　　）

（41~43 题共用备选答案）

    A. cTnI　　　　　　　　　B. CK、CK-MB　　　　　　　C. LDH

    D. Mb　　　　　　　　　　E. cTnT

41. 急性心肌梗死发作后 3~8 小时超过正常上限，10~36 小时达峰值，3~4 日恢复正常的是（　　　）

42. 急性心肌梗死发作后 30 分钟~2 小时超过正常上限, 5~12 小时达峰值, 18~30 小时恢复正常的是（　　）

43. 急性心肌梗死发作后 3~6 小时超过正常上限, 10~24 小时达峰值, 10~15 日恢复正常的是（　　）

（44~46 题共用备选答案）

  A. 转运外源性脂肪

  B. 由肝脏向末梢组织转运胆固醇

  C. 由末梢组织向肝脏转运胆固醇

  D. 转运磷脂和胆固醇

  E. 参与胆固醇、胆固醇酯的合成

44. 极低密度脂蛋白（VLDL）是（　　）

45. 低密度脂蛋白（LDL）是（　　）

46. 高密度脂蛋白（HDL）是（　　）

（47~51 题共用备选答案）

  A. 肝癌　　　　　　　　B. 胰腺癌　　　　　　　C. 卵巢癌

  D. 乳腺癌　　　　　　　E. 前列腺癌

47. AFP 升高多见于（　　）

48. PSA 明显升高多见于（　　）

49. CEA 明显升高多见于（　　）

50. CA153 明显升高最多见于（　　）

51. 女性患者 CA125 明显升高多见于（　　）

（二）简答题

1. 心肌标志物应用原则有哪些？

2. 简述原发性、继发性甲状腺功能亢进症和甲减时的 T_3、T_4、TSH 检查结果。

3. 如何评价和应用糖代谢紊乱的检查指标？

（任吉莲）

第七节　临床常用免疫学检测

（一）选择题

【A1 型题】

1. 正常血清补体成分中含量最高及最重要的是（　　）

  A. 补体 C　　　B. 补体 C2　　　C. 补体 C3　　　D. 补体 C4　　　E. 补体 C5

2. 下列肿瘤标志物对肝癌有较大诊断价值的是（　　）

  A. CEA　　　B. CA15-3　　　C. NSE　　　D. PSA　　　E. AFP

3. PSA 常作为肿瘤标志物, 提示（　　）

  A. 小细胞肺癌　　　　　　B. 肝癌　　　　　　　　C. 胃肠肿瘤

  D. 前列腺癌　　　　　　　E. 乳腺癌

4. 系统性红斑狼疮患者血清中有多种自身抗体,其中最为特异的是(　　)

 A. 类风湿因子(RF)   B. 抗核抗体(ANA)

 C. LE 因子   D. 抗双链 DNA 抗体(ds-DNA)

 E. 抗线粒体抗体

5. 系统性红斑狼疮患者血清中检出率最高的自身抗体是(　　)

 A. 抗 dsDNA 抗体   B. 抗 Sm 抗体

 C. 抗核抗体   D. 抗 SSA 抗体

 E. 抗 SSB 抗体

6. 下列自身免疫性疾病中,RF 检出率最高的是(　　)

 A. 皮肌炎   B. 系统性红斑狼疮

 C. 干燥综合征   D. 硬皮病

 E. 类风湿关节炎

7. 机体受抗原刺激后最早产生的 Ig 是(　　)

 A. IgA B. IgM C. IgG D. IgE E. IgD

8. 唯一能通过胎盘的 Ig 是(　　)

 A. IgA B. IgM C. IgG D. IgE E. IgD

9. AFP 升高见于(　　)

 A. 乳腺癌   B. 人类免疫缺陷病毒(HIV)

 C. 宫颈癌   D. 前列腺癌

 E. 生殖腺胚胎瘤

10. 关于 AFP 的描述,**错误**的是(　　)

 A. 在胎儿早期由肝脏和卵黄囊合成

 B. 原发性肝细胞癌患者血清 AFP 均增高

 C. 对诊断肝细胞癌及滋养细胞恶性肿瘤有重要的临床价值

 D. 当胃癌或胰腺癌时,血中 AFP 含量也可升高

 E. 孕妇 AFP 也升高

11. 关于 CEA 的描述,正确的是(　　)

 A. 早期胎儿的胃肠道及某些组织均有合成 CEA 的能力

 B. 是一种结肠癌特异性肿瘤标志物

 C. 临床上单独检测 CEA 可用于恶性肿瘤的诊断

 D. CEA 浓度与患者病情无关

 E. 吸烟的人 CEA 浓度降低

12. 关于抗核抗体,以下说法**错误**的是(　　)

 A. 是一种广泛存在的抗体

 B. 无器官特异性和种属特异性

 C. 主要存在于血清中

 D. 其性质主要是 IgM

 E. 可出现于多种自身免疫疾病中

13. 可作为系统性红斑狼疮特异性标志的自身抗体是（　　）

　　A. 抗 Sm 抗体和抗 dsDNA 抗体

　　B. 抗 ANA 抗体和抗 dsDNA 抗体

　　C. 抗 ANA 抗体和抗 ssDNA 抗体

　　D. 抗 DNP 抗体和抗 ANA 抗体

　　E. 抗 SSA 抗体和抗 dsDNA 抗体

14. C 反应蛋白增高最常见于（　　）

　　A. 化脓性感染　　　　　　　　B. 组织坏死

　　C. 恶性肿瘤　　　　　　　　　D. 结缔组织病

　　E. 器官移植急性排斥

15. 用于肝细胞癌的首选肿瘤标志物为（　　）

　　A. PSA　　　　B. CA125　　　　C. CA153　　　　D. AFP　　　　E. CA199

16. 用于卵巢癌的首选肿瘤标志物为（　　）

　　A. PSA　　　　B. CA125　　　　C. CA742　　　　D. CA153　　　　E. CA199

17. 用于乳腺癌的首选肿瘤标志物为（　　）

　　A. CA242　　　　B. CA125　　　　C. AFP　　　　D. CA153　　　　E. CA199

18. 用于胰腺癌的首选肿瘤标志物为（　　）

　　A. PSA　　　　B. CA125　　　　C. AFP　　　　D. CA153　　　　E. CA199

19. 用于前列腺癌的首选肿瘤标志物为（　　）

　　A. PSA　　　　B. CA125　　　　C. AFP　　　　D. CA153　　　　E. CA199

【A2 型题】

20. 患者，女，60 岁。双手掌指、近端指间关节及膝关节肿胀疼痛 3 个月，无发热。双手 X 线片提示骨质疏松。辅助检查：红细胞沉降率 130mm/h，RF 1∶320（+），ANA 1∶80（+），颗粒型，ENA 抗体阴性。该患者最可能的诊断是（　　）

　　A. 系统性红斑狼疮　　　　　　B. 骨关节炎

　　C. 痛风　　　　　　　　　　　D. 类风湿性关节炎

　　E. 原发性干燥综合征

21. 患者，女，63 岁。双手掌指、近端指间关节及膝关节肿胀疼痛 3 个月，伴低热。辅助检查：红细胞沉降率 128mm/h，RF 1∶320（+），ANA 1∶80（+），颗粒型，抗 SSA/SSB 抗体阳性。该患者最可能的诊断是（　　）

　　A. 系统性红斑狼疮　　　　　　B. 骨关节炎

　　C. 痛风　　　　　　　　　　　D. 类风湿性关节炎

　　E. 原发性干燥综合征

22. 患者，女，60 岁。双手掌指、近端指间关节及膝关节肿胀疼痛 3 个月，无发热。双手 X 线片提示骨质疏松。RF（－），ANA 1∶80（+），颗粒型，ENA 抗体阴性。对诊断最有帮助的检查是（　　）

　　A. 血沉　　　　　　　　B. C 反应蛋白　　　　　　　　C. 抗 CCP 抗体

　　D. 血常规　　　　　　　E. 尿常规

（23~24题共用题干）

患者，男，20岁。因发热2周就诊，无咳嗽、咳痰。体格检查：T 39℃，双肺无干湿啰音。初步诊断为伤寒，首先行血常规检查。

23. 血常规结果最可能是（　　）

    A. 血红蛋白和红细胞计数正常

    B. 白细胞计数增高，分类中性粒细胞增高

    C. 白细胞计数降低，分类嗜酸性粒细胞下降

    D. 白细胞计数正常，分类淋巴细胞增高

    E. 全血细胞减少

24. **不需要**补充的实验室检查项目是（　　）

    A. 大便细菌培养　　　　　　　B. 血培养

    C. 嗜酸性粒细胞直接计数　　　D. 肥达试验

    E. 淋巴细胞直接计数

（25~26题共用题干）

患者，男，26岁。因低热、咳嗽、皮肤斑丘疹3个月入院，外院治疗疗效欠佳，有异常性生活史。

25. 临床首先应考虑的疾病是（　　）

    A. 细胞免疫缺陷病　　　　　　B. 体液免疫缺陷病

    C. 联合免疫缺陷病　　　　　　D. 获得性免疫缺陷综合征

    E. 严重细菌感染

26. 为进一步确诊需要进行的试验是（　　）

    A. ELISA 检测 HIV 抗体　　　　B. 蛋白印迹试验检测 HIV 抗体

    C. 血凝试验测 HIV 抗体　　　　D. 对流免疫电泳测 HIV 抗原

    E. 放射免疫法测 HIV 抗体

（27~28题共用题干）

患者，女，25岁。因中度发热伴手和膝关节肿痛3个月入院，体重逐渐减轻。体格检查：面部蝶形红斑，腋窝及腹股沟淋巴结肿大，无压痛。实验室检查发现贫血，ANA 阳性，尿蛋白（+++）。

27. 该患者最可能的诊断是（　　）

    A. 类风湿性关节炎　　　　　　B. 进行性系统性硬化病

    C. 系统性红斑狼疮　　　　　　D. 斯蒂尔病

    E. 皮肌炎

28. 下列检查结果最可能是阳性的是（　　）。

    A. 抗 dsDNA 抗体　　　　B. 抗 Sm 抗体　　　　　　C. 类风湿因子

    D. 抗 SSA 抗体　　　　　E. 抗着丝点抗体

（二）名词解释

1. C 反应蛋白　　　　　　　　2. 抗核抗体

（三）简答题

1. 选择肿瘤标志物测定时要注意哪些问题？
2. 简述免疫球蛋白检测的临床意义。

（潘　颖）

第八节　临床常见病原体检测

（一）选择题

【A1 型题】

1. 怀疑菌血症者，血液标本应（　　）
   - A. 随机采集
   - B. 在发热初期和高峰期采集
   - C. 用药后采集
   - D. 待病情略好转后采集
   - E. 避开发热期采集

2. 血液采集时应注意（　　）
   - A. 成人每次采集肘静脉量应至少 10ml
   - B. 儿童每次采集肘静脉量应至少 5ml
   - C. 儿童同时做需氧菌和厌氧菌培养
   - D. 儿童采血量 1~2ml/瓶
   - E. 儿童每次采集肘静脉量应至少 7ml

3. 下列血液培养标本采集的要求中**错误**的是（　　）
   - A. 采血后如不能及时送检，应将培养瓶放 35~37℃环境或室温保存
   - B. 标本量的多少不影响病原体的检出
   - C. 多次采血时应在不同部位采集
   - D. 应在使用抗菌药物前采集标本
   - E. 成人同时做需氧菌和厌氧菌培养

4. 尿液培养时应收集（　　）
   - A. 晨尿
   - B. 随机尿
   - C. 24 小时尿
   - D. 餐后尿
   - E. 清洁中段尿

5. 疑厌氧菌感染的尿路感染患者，进行细菌学检测时应采集（　　）
   - A. 24 小时尿
   - B. 晨尿
   - C. 中段尿
   - D. 导尿
   - E. 耻骨上膀胱穿刺抽取的尿液

6. 下列粪便培养标本采集要求中**错误**的是（　　）
   - A. 腹泻在急性期收集标本，可提高检出率
   - B. 取含脓、血或黏液的粪便置于清洁容器中送检
   - C. 排便困难者或婴幼儿可用直肠拭子采集
   - D. 根据病原菌种类不同选用合适培养液以提高检出率
   - E. 副溶血弧菌引起腹泻的粪便应置于细胞培养液

7. 关于脑脊液培养标本采集的说法，**错误**的是（　　）

    A. 脑脊液中部分细菌的抵抗力弱、不耐冷、易死亡

    B. 标本应立即送检，以免病原菌自溶或死亡

    C. 宜将标本置于37℃条件下保温送检

    D. 标本采集后不能立即送检时可置冰箱保存

    E. 脑脊液宜在床边接种以提高阳性率

8. 下呼吸道感染病原学诊断的理想标本是（　　）

    A. 鼻拭子　　　　　　　　　　B. 痰

    C. 咽拭子　　　　　　　　　　D. 通过气管镜收集的标本

    E. 唾液

9. 痰标本采集的正确要求是（　　）

    A. 不宜取晨痰

    B. 不需要漱口

    C. 留取第二口痰

    D. 应弃去唾液和鼻咽分泌物

    E. 干咳、痰少者不能做细菌学检测

10. 关于创伤、组织和脓肿标本的采集方法，**错误**的是（　　）

    A. 采集部位应首先清除污物，消毒皮肤，防止皮肤污染菌混入标本

    B. 开放性脓肿的采集，用无菌棉拭子采集脓液及病灶深部分泌物

    C. 封闭性脓肿，以无菌注射器穿刺抽取

    D. 疑为厌氧菌，取脓液后立即排净注射器内空气，针头插入无菌橡皮塞送检

    E. 封闭性脓肿的采集，应在无菌环境下切开，小心采集脓液或分泌物

11. **不属于**细菌耐药性机制的是（　　）

    A. 药物渗入细菌增多　　　　　B. 产生灭活抗菌药物的水解酶和钝化酶

    C. 细菌生物膜形成　　　　　　D. 细菌靶位改变

    E. 代谢拮抗和代谢旁路产生

12. 常用的药敏试验方法**不包括**（　　）

    A. 纸片扩散法　　　　　B. 稀释法　　　　　　　C. E-试验

    D. 自动化仪器法　　　　E. 培养法

13. 关于稀释法说法，**错误**的是（　　）

    A. 是定性测定抗菌药物最小抑菌浓度的方法

    B. 该法将抗菌药物用肉汤培养基或琼脂培养基进行倍比稀释，然后接种一定浓
       度的试验菌

    C. 以肉眼未见细菌生长的药物最低浓度为最小抑菌浓度（MIC）

    D. 以 MIC（μg/ml）数值报告

    E. 该法为定量药敏试验技术，易于标准化，但操作费时

14. 关于纸片扩散法的说法，**错误**的是（　　）

    A. 用游标卡尺量取纸片周围透明抑菌圈的直径来判读结果

B. 抑菌圈的大小反映试验菌对测定药物的敏感程度

C. 该法操作简单,不需要特殊设备,可自由选择用药

D. 将含定量抗菌药物的纸片贴在肉汤培养基上

E. 是定性测定抗菌药物抑制试验菌生长的方法

15. 关于 E-试验的说法,**错误**的是( )

A. 是间接检测抗菌药物对试验菌 MIC 的方法

B. 在已涂布待测菌的平板上放置一条内含干化、稳定、浓度由高至低呈指数梯度分布的含药试条

C. 孵育后形成椭圆形抑菌圈和试条横向相交处的读数刻度即为 MIC

D. 该法准确可靠,重复性好,操作简便

E. 试纸条昂贵,且不适用于慢生长细菌检测,多用于临床研究

16. 关于药敏试验结果分析,**错误**的是( )

A. 对药物结果在剂量依赖性敏感范围内的试验菌,为使血药浓度达到临床疗效,给药方案的药物暴露应高于以前常用敏感折点的剂量

B. 检测结果可分为敏感、剂量依赖性敏感、中介、耐药

C. 敏感表示被测抗菌药物常规剂量在体内达到的浓度大于被测定细菌的 MIC,治疗有效

D. 中介表示测试菌不能被测定药物大剂量给药后在体内达到的血药浓度所抑制,而在测定药物浓集部位的体液(如尿)中被抑制

E. 耐药表示被测抗菌药物最大剂量在体内浓度小于被测菌的 MIC,即使用大剂量该抗菌药物治疗仍无效

17. 临床进行筛选的耐药病原体**不包括**( )

A. 耐青霉素肺炎链球菌

B. 耐甲氧西林葡萄球菌

C. 耐万古霉素肠球菌

D. 高耐氨基糖苷类肠球菌

E. 耐头孢三代金黄色葡萄球菌

18. 最有可能对青霉素敏感的细菌是( )

A. 肺炎链球菌　　　　　　　B. 肠球菌

C. 铜绿假单胞菌　　　　　　D. 耐甲氧西林葡萄球菌

E. 沙雷菌

19. 下列**不属于**性传播疾病的传播途径有( )

A. 性行为　　　　　B. 间接接触　　　　　C. 血源性传播

D. 垂直传播　　　　　E. 空气传播

20. 梅毒特异性抗体确诊试验包括( )

A. 快速血浆反应素试验

B. 不加热血清反应素玻片试验

C. 性病研究实验室试验

D. 梅毒螺旋体颗粒凝集试验

E. 免疫印迹试验

21. 关于淋病病原体检测的说法，**错误**的是（　　　）

A. 培养法为诊断淋病的确认标准

B. 确证试验以免疫印迹试验最为常用

C. 女性患者及症状轻或无症状男性患者以淋病奈瑟菌培养为宜

D. 男性尿道口分泌物直接涂片查到革兰氏阴性双球菌可诊断淋病

E. 聚合酶链反应（PCR）可早期快速确诊淋病奈瑟菌感染

22. HIV 确证试验最常用的是（　　　）

A. ELISA
B. 化学发光法

C. 免疫印迹试验
D. 金标法

E. 逆转录聚合酶链反应

23. 关于 HIV 检测的说法，**错误**的是（　　　）

A. HIV 核酸检测是 HIV 感染诊断的确认标准

B. 筛查试验阳性不能判定是否感染，必须经有资质确证实验室进行确证试验，确证试验阳性才可诊断为 HIV 感染

C. HIV 病毒载量检测非常灵敏，可用于疑难样本的辅助诊断

D. HIV 筛查试验包括 ELISA、化学发光法等

E. HIV 抗体检测分为筛查试验和确证试验

24. 引起尖锐湿疣的病原体是（　　　）

A. 单纯疱疹病毒（HSV）
B. 沙眼衣原体或支原体

C. 淋病奈瑟菌
D. 人乳头状瘤病毒（HPV）

E. 人类免疫缺陷病毒（HIV）

（二）简答题

简述药敏试验中敏感、剂量依赖性敏感、中介、耐药结果的含义。

（许建成）

第五章 | 医学影像诊断

第一节 X 线与 CT 诊断

（一）选择题

【A1 型题】

1. X 线摄影是基于下列 X 线特性中的（　　　）
   A. 穿透性和感光效应　　　B. 荧光效应和穿透性　　　C. 感光效应和电离作用
   D. 生物效应　　　　　　　E. 荧光效应和电离作用

2. 孕妇避免 X 线检查，是因为 X 线的（　　　）
   A. 穿透性　　　　　　　　B. 感光效应　　　　　　　C. 荧光效应
   D. 电离生物效应　　　　　E. 光学特性

3. 下列组织中，密度较低的是（　　　）
   A. 皮肤　　　　　　　　　B. 肌肉　　　　　　　　　C. 心脏
   D. 血液　　　　　　　　　E. 脂肪

4. 与 X 线透视比较，X 线摄影的优点是（　　　）
   A. 最基本，最简单　　　　　　B. 最经济
   C. 能留下永久性记录　　　　　D. 能观察器官的形态及运动功能
   E. 能从不同角度观察病变

5. 对 X 线吸收能力最强的组织是（　　　）
   A. 骨骼　　　　　　　　　B. 皮肤　　　　　　　　　C. 肌肉
   D. 含气肺组织　　　　　　E. 尿液

6. 人体组织的自然对比，按密度由高至低排列，正确的是（　　　）
   A. 骨骼、脂肪、软组织、体液、气体
   B. 骨骼、脂肪、体液、软组织、气体
   C. 骨骼、体液、软组织、气体、脂肪
   D. 骨骼、体液、脂肪、软组织、气体
   E. 骨骼、软组织、体液、脂肪、气体

7. 下列物质中，高密度对比剂是（　　　）
   A. 硫酸钡　　　　　　　　B. 空气　　　　　　　　　C. 氧气
   D. 二氧化碳　　　　　　　E. 产气剂

8. 正常气管隆嵴分叉角度是（　　　）

    A. 55°~95°   B. 60°~85°   C. 65°~90°

    D. 70°~100°   E. 60°~95°

9. 下列选项中，**不参与**肺门构成的是（　　　）

    A. 肺动脉   B. 肺静脉   C. 食管

    D. 支气管   E. 神经和淋巴组织

10. **不属于**纵隔器官的是（　　　）

    A. 肺段支气管   B. 食管   C. 心脏

    D. 大血管   E. 淋巴和神经

11. 正常肺门影的位置是（　　　）

    A. 两肺中野内带 2~4 前肋间

    B. 两肺中野内带 1~3 前肋间

    C. 两肺中野内带 2~6 前肋间

    D. 两肺中野内带 2~4 后肋间

    E. 两肺下野内带 2~4 后肋间

12. 构成肺纹理的主要成分是（　　　）

    A. 肺动脉分支   B. 支气管   C. 肺静脉分支

    D. 淋巴管   E. 神经组织

13. 检查左心房最有效的 X 线摄片位置是（　　　）

    A. 直立后前位

    B. 左侧位

    C. 左前斜位

    D. 左前斜位加食管吞钡法

    E. 右前斜位加食管吞钡法

14. 对心脏大血管形态影响最显著的是（　　　）

    A. 运动   B. 体位   C. 体形

    D. 呼吸   E. 年龄

15. 大叶性肺炎典型 X 线表现见于病变的（　　　）

    A. 充血期   B. 实变期

    C. 实变期与消散期之间   D. 消散期

    E. 病变全程

16. CT 显示支气管末端呈葡萄串状的改变，最可能的诊断是（　　　）

    A. 支气管扩张   B. 肺气肿

    C. 大叶性肺炎   D. 肺脓肿

    E. 肺癌

17. 支气管不完全阻塞可引起下列表现中的（　　　）

    A. 气胸   B. 液气胸   C. 胸腔积液

    D. 空洞   E. 肺气肿

18. 支气管完全性阻塞可引起的表现是（　　　）

    A. 肺不张　　　　　　　　B. 气胸　　　　　　　　　C. 胸腔积液

    D. 液气胸　　　　　　　　E. 空洞

19. 下列选项中**不符合**慢性阻塞性肺气肿 X 线征象的是（　　　）

    A. 肺透亮度增加　　　　　B. 膈肌下降　　　　　　　C. 纵隔变窄

    D. 肋间隙变窄　　　　　　E. 肋间隙增宽

20. 肺部以肺叶或肺段分布的均匀致密阴影，多见于（　　　）

    A. 支气管肺炎　　　　　　B. 大叶性肺炎　　　　　　C. 支气管扩张

    D. 肺气肿　　　　　　　　E. 肺脓肿

21. 支气管肺炎的主要表现是（　　　）

    A. 多见于青壮年

    B. 两肺中、下肺野内、中带的斑点状密度增高阴影

    C. 常以肺叶或肺段分布

    D. 病灶边缘清楚

    E. 病灶多较局限

22. X 线对诊断肺脓肿帮助最大的是（　　　）

    A. 大片致密阴影　　　　　B. 境界不清的团块影　　　C. 常侵犯一侧肺

    D. 厚壁空洞及液平面　　　E. 肿块影

23. **不属于**大量气胸时 X 线胸片表现是（　　　）

    A. 患侧膈下降　　　　　　B. 患侧肋间隙增宽　　　　C. 纵隔向健侧移位

    D. 患侧肺大部被压缩　　　E. 患侧肋间隙增窄

24. 关于血行播散型肺结核的描述，正确的是（　　　）

    A. 多见于一侧肺

    B. 继发性肺结核的一种

    C. 通过透视即可诊断

    D. 发病缓慢，两肺多发大小不等的结节影

    E. 两肺布满大小相等、密度相同、分布均匀的粟粒状阴影

25. 结核球属于（　　　）

    A. 原发性肺结核　　　　　　　B. 血行播散型肺结核

    C. 继发性肺结核　　　　　　　D. 气管、支气管结核

    E. 结核性胸膜炎

26. 结核球少见的 X 线表现是（　　　）

    A. 圆形或类圆形阴影　　　B. 内有空洞及液面　　　　C. 边缘清楚、光滑

    D. 密度均匀　　　　　　　E. 内有钙化影

27. 儿童肺结核常见的 X 线表现是（　　　）

    A. 结核球

    B. 大量纤维化病灶

    C. 两肺多发播散灶

D. 肺内空洞和钙化

E. 肺内浸润和肺门淋巴结肿大

28. 有关继发性肺结核的描述,**不正确**的是( )

    A. 多见于儿童

    B. 是肺结核的主要类型

    C. 病变多发生于肺尖及锁骨下区

    D. X 线表现多种多样

    E. 包括结核球及干酪性肺炎 2 种特殊类型

29. 中等量胸腔积液的典型 X 线表现是( )

    A. 一侧肺野均匀致密阴影

    B. 一侧下肺野均匀致密阴影,致密影上缘呈外高内低的斜行弧线

    C. 后肋膈角变钝、膈肌活动受限

    D. 正位胸片难以发现

    E. 膈局限性膨凸

30. 胸部 X 线片上,自胸壁凸向肺野的梭形致密影多见于( )

    A. 包裹性积液　　　　　B. 游离胸腔积液　　　　　C. 叶间积液

    D. 肺下积液　　　　　　E. 胸膜肥厚

31. 中央型肺癌癌肿向管腔内生长,最早出现的 X 线征象是( )

    A. 肺门部肿块影　　　　B. 局限性肺气肿　　　　C. 局限性肺不张

    D. 阻塞性肺炎　　　　　E. 横 S 征

32. 下列部位的肺癌可见横 S 征的是( )

    A. 右肺上叶　　　　　　B. 左肺上叶　　　　　C. 右肺下叶

    D. 左肺下叶　　　　　　E. 右肺中叶

33. 周围型肺癌的典型 X 线征象是( )

    A. 密度较淡,边缘模糊的小圆形阴影

    B. 团块状病灶,呈分叶状,边缘有短细毛刺

    C. 可出现横 S 征

    D. 薄壁空洞,周围有索条状影

    E. 发生于肺尖部的片状影

34. 肺转移瘤的各种 X 线表现,下述选项最常见的是( )

    A. 两肺多发大小不等的结节影

    B. 单个圆形影

    C. 多发斑片状浸润

    D. 广泛粟粒性影

    E. 弥漫线形和小颗粒状阴影

35. 肿块阴影内有骨骼、牙齿影可见于( )

    A. 胸腺瘤　　　　　　　B. 畸胎瘤　　　　　　C. 淋巴瘤

    D. 胸内甲状腺肿　　　　E. 神经纤维瘤

36. 下列肿瘤中,多发生于后纵隔的是(　　)
　　A. 胸内甲状腺瘤　　　　B. 胸腺瘤　　　　　　C. 畸胎瘤
　　D. 淋巴瘤　　　　　　　E. 神经源性肿瘤

37. 高血压心脏病在后前位 X 线片上心影呈(　　)
　　A. 靴形　　　　　　　　B. 梨形　　　　　　　C. 烧瓶状
　　D. 普大型　　　　　　　E. 滴状

38. X 线造影诊断消化性溃疡的主要依据是(　　)
　　A. 龛影　　　　　　　　B. 痉挛性切迹　　　　C. 局部压痛
　　D. 激惹征象　　　　　　E. 膈下游离气体

39. 十二指肠溃疡的直接 X 线征象是(　　)
　　A. 球部移位　　　　　　B. 龛影　　　　　　　C. 激惹征象
　　D. 胃内滞留液增多　　　E. 充盈缺损

40. 下列 X 线表现中属于消化性溃疡特点的是(　　)
　　A. 龛影在胃轮廓以内　　B. 龛影在胃轮廓以外　C. 黏膜增粗
　　D. 胃壁僵硬　　　　　　E. 蠕动消失

41. 下列 X 线影像,提示胃溃疡为恶性的是(　　)
　　A. 龛影位于腔外　　　　B. 局部胃壁僵硬、半月征　C. 月晕征
　　D. 黏膜纠集　　　　　　E. 狭颈征

42. **不属于**食管癌的 X 线表现为(　　)
　　A. 黏膜皱襞破坏、中断
　　B. 腔内充盈缺损
　　C. 食管腔狭窄,狭窄上方扩张
　　D. 管壁僵硬,蠕动消失
　　E. 蠕动增强

43. 食管静脉曲张的主要 X 线表现是(　　)
　　A. 管腔内蚯蚓状或串珠状充盈缺损
　　B. 黏膜皱襞中断
　　C. 管壁僵硬
　　D. 管腔高度狭窄
　　E. 龛影

44. 对溃疡型胃癌最有诊断意义的 X 线表现是(　　)
　　A. 胃壁僵硬　　　　　　B. 蠕动消失　　　　　C. 充盈缺损
　　D. 半月征　　　　　　　E. 革囊胃

45. 提示为浸润型胃癌的 X 线表现是(　　)
　　A. 胃蠕动减弱　　　　　B. 黏膜增粗　　　　　C. 革囊胃
　　D. 痉挛切迹　　　　　　E. 龛影

46. 腹部平片对下述病变诊断价值**不高**的是(　　)
　　A. 消化道穿孔　　　　　　　　　B. 小肠低位机械性肠梗阻

C. 输尿管结石 D. 急性阑尾炎

E. 肾结石

47. 胃肠道穿孔最多见的原因是（　　）

A. 胃、十二指肠溃疡 B. 外伤 C. 肿瘤

D. 胃炎 E. 结核

48. 急腹症患者进行腹部X线平片检查时，**错误**的是（　　）

A. 平片是常用影像学检查技术

B. 应在清洁洗肠后检查

C. 站立后前位和仰卧后前位是不可缺少的

D. 应结合透视进行诊断

E. 注意排除导致急腹症临床表现的胸部疾病

49. 肠梗阻最有诊断价值的X线征象是（　　）

A. 腹部可见胀气肠曲及阶梯状的液气平面

B. 单纯肠管胀气

C. 肠黏膜紊乱

D. 肠壁增厚

E. 膈下可见游离气体

50. 对骨折有确诊价值的是（　　）

A. 局部肿胀 B. 外伤史 C. 局部压痛

D. 骨折线 E. 功能障碍

51. 骨关节结核多继发于（　　）

A. 肾结核 B. 肺或消化道结核 C. 生殖系结核

D. 皮肤结核 E. 结核性脑膜炎

52. 骨结核的主要X线表现是（　　）

A. 骨质破坏 B. 骨质增生 C. 骨质软化

D. 骨骼增粗 E. 骨骼变形

53. 关节结核的关节面破坏首先发生在（　　）

A. 骨骺

B. 骨骺板

C. 干骺端

D. 关节持重部位

E. 关节非持重部位，滑膜附着处

54. 骨关节结核中最常见的是（　　）

A. 脊椎结核 B. 骨型关节结核 C. 头骨结核

D. 滑膜型关节结核 E. 肋骨结核

55. **不属于**急性化脓性骨髓炎的X线表现是（　　）

A. 骨质破坏 B. 死骨形成 C. 骨膜增生

D. 患肢软组织肿胀 E. 患肢畸形

56. 类风湿关节炎的晚期 X 线表现是（　　　）

    A. 关节积液

    B. 骨端骨质疏松

    C. 关节软骨破坏

    D. 关节周围软组织肿胀

    E. 关节半脱位或脱位、关节强直

57. 类风湿关节炎的早期 X 线表现是（　　　）

    A. 关节间隙因积液而增宽　　　B. 广泛骨质疏松

    C. 肌萎缩　　　　　　　　　　D. 关节脱位

    E. 骨端破坏形成骨性融合

58. **不属于**退行性骨关节病的 X 线表现是（　　　）

    A. 关节间隙变窄　　　　　　　B. 关节缘唇状骨质增生

    C. 骨桥形成　　　　　　　　　D. 关节面下出现透明区

    E. 关节间隙变宽

59. 骨软骨瘤最好发的部位是（　　　）

    A. 椎体　　　　　　　　　　　B. 长骨干骺端

    C. 骨盆　　　　　　　　　　　D. 肩胛骨

    E. 肋骨

60. 属于良性骨肿瘤的症状是（　　　）

    A. 肿瘤生长迅速　　　　　　　B. 有转移

    C. 呈浸润性破坏　　　　　　　D. 可有肿瘤骨

    E. 无骨膜反应

61. 诊断恶性骨巨细胞瘤的表现是（　　　）

    A. 偏心性膨胀性骨质破坏　　　B. 骨质破坏区边缘清楚

    C. 破坏面有多房状透亮区　　　D. 骨皮质完整

    E. 骨皮质出现筛孔状骨破坏

62. **不符合**骨肉瘤 X 线表现的是（　　　）

    A. 骨质破坏　　　　　　　　　B. 骨膜反应

    C. 肿瘤骨形成　　　　　　　　D. 软组织肿块

    E. 骨皮质完整、病灶边缘清楚

63. CT 比 X 线平片的突出优点是（　　　）

    A. 费用低　　　　　　　　　　B. 操作方便

    C. 密度分辨力高　　　　　　　D. 较强的空间分辨力

    E. 费用高

64. CT 对下列病变诊断价值**不高**的是（　　　）

    A. 颅脑损伤　　　　　　　　　B. 脑肿瘤

    C. 肝硬化　　　　　　　　　　D. 胃炎

    E. 肺癌

65. 颅脑疾病的常规影像学检查技术是（　　　）

    A. CT
                    B. X 线平片

    C. B 超
                  D. MRI

    E. 数字减影血管造影

66. 关于 CT 图像的概念，**不正确**的是（　　　）

    A. 断层图像

    B. 重建图像

    C. 像素的数量与图像细节的分辨力成正比

    D. 用 X 线扫描

    E. 图像的空间分辨力极高

67. 关于 CT 基本设备的种类，**不包括**（　　　）

    A. 独立工作站

    B. X 线管、探测器和扫描架

    C. 计算机和数据收集、阵列处理机

    D. 图像显示系统

    E. 存储系统

68. 关于 CT 值的描述，正确的是（　　　）

    A. CT 值越大，组织密度和厚度越小

    B. CT 值可以描述组织密度的高低

    C. CT 值越小，空间分辨率越大

    D. CT 值可以表达组织厚度的大小

    E. 软组织的 CT 值为 0~30HU

69. 关于 CT 扫描技术的描述，**不正确**的是（　　　）

    A. 平扫

    B. 增强扫描

    C. 高分辨力扫描

    D. 对比剂使用碘油

    E. 对比剂的运用方法有团注法、静脉法等

70. 根据 CT 工作原理，X 线穿过人体后，首先被接受的部分是（　　　）

    A. 计算机
                    B. 照相机

    C. 磁盘
                    D. 阵列处理机

    E. 探测器

71. 下列组织中，CT 值最高的是（　　　）

    A. 脑皮质
      B. 前列腺
      C. 胰腺
      D. 甲状腺
      E. 脾

72. 与普通平片相比，下列选项**不属于** CT 优点的是（　　　）

    A. 密度分辨力高
                B. 解剖分辨力高

    C. 空间分辨力高
                D. 可进行多方位重建

    E. 增强扫描有利于病变的定性

73. 关于 CT 值的概念,下列选项正确的是(　　)

　　A. CT 值反映了物质内水的成分

　　B. CT 值是绝对值

　　C. CT 值反映了物质的密度

　　D. 不同的机器产生的 CT 值不同

　　E. 根据 CT 值对所有病变能做出定性诊断

74. 缩窄性心包炎的特征性 X 线征象是(　　)

　　A. 心影近似三角形

　　B. 两心缘僵直,分界不清,伴胸膜炎改变

　　C. 心脏搏动减弱,消失

　　D. 上腔静脉扩张

　　E. 心包壳状钙化

75. X 线检查发现肺部有一团块状影,外形呈分叶状,边缘有短细毛刺,纵隔内可见肿大淋巴结。最可能的诊断是(　　)

　　A. 肺结核　　　　　　　　B. 肺癌　　　　　　　　C. 肺脓肿

　　D. 支气管扩张　　　　　　E. 肺大疱

76. X 线检查发现肺部一厚壁空洞,有液平面,空洞周围有渗出性病变。应首先考虑(　　)

　　A. 肺结核　　　　　　　　B. 肺脓肿　　　　　　　C. 肺癌

　　D. 肺气肿　　　　　　　　E. 肺大疱

77. X 线检查发现右肺下叶有一分叶状肿块,边缘有小毛刺,密度高,轮廓清楚。最可能的诊断是(　　)

　　A. 中央型肺癌　　　　　　B. 周围型肺癌　　　　　C. 肺脓肿

　　D. 结核球　　　　　　　　E. 肺门淋巴结结核

【A2 型题】

78. 患者,男,65 岁。咳嗽咳痰 3 个月,既往有吸烟史。X 线显示肺纹理增粗、增多、紊乱及扭曲,并可见双轨征阴影。最可能的诊断是(　　)

　　A. 慢性支气管炎　　　　　B. 支气管肺炎　　　　　C. 肺结核

　　D. 大叶性肺炎　　　　　　E. 肺脓肿

79. 患者,女,30 岁。X 线检查发现右肺上叶有大量纤维索条状阴影,其中伴有不规则透亮区,右肺门上提,肺纹理呈垂柳状,气管向患侧移位。最可能的诊断是(　　)

　　A. 大叶性肺炎　　　　　　　　B. 肺癌

　　C. 肺脓肿　　　　　　　　　　D. 支气管扩张

　　E. 继发性肺结核

80. 患者,男,35 岁。突发高热、寒战、咳嗽、咳痰 3 天。X 线显示右上肺叶均匀密度增高影,其内肺纹理消失。其诊断最大可能是(　　)

　　A. 肺气肿　　　　　　　　B. 支气管扩张　　　　　C. 肺脓肿

　　D. 大叶性肺炎　　　　　　E. 干酪性肺炎

81. 患者，男，68岁。进行性加重吞咽困难1个月。X线吞钡检查显示食管下端环状狭窄，上方伴有扩张，局部黏膜皱襞破坏、中断。其诊断最大可能是（　　）

    A. 食管癌
    B. 食管静脉曲张
    C. 食管炎

    D. 胃溃疡
    E. 胃炎

82. 患者，男，28岁。因餐后上腹痛2个月就诊。X线钡餐检查发现胃小弯侧局部有一向外突出的充钡阴影。最可能的诊断是（　　）

    A. 胃溃疡
    B. 胃癌
    C. 胃炎

    D. 十二指肠溃疡
    E. 胃息肉

83. 患者，女，54岁。既往有溃疡病史，2小时前因口渴大量饮冷水后出现上腹剧烈疼痛。X线检查膈下可见新月形透亮带。最可能的诊断是（　　）

    A. 溃疡恶变
    B. 溃疡大出血
    C. 幽门梗阻

    D. 溃疡穿孔
    E. 急性胰腺炎

84. 患者，女，25岁。5天前低头玩手机行走时不慎摔倒，右手触地，摔倒后立即到医院就诊，到医院时右侧剧烈疼痛并伴有餐叉样畸形。X线检查显示桡骨远端2cm横行骨折，骨折远端向背侧移位，断端向掌侧成角畸形，最可能的诊断是（　　）

    A. 科利斯骨折
    B. 肱骨髁上骨折
    C. 股骨颈骨折

    D. 尺骨骨折
    E. 嵌入性骨折

85. 患者，女，35岁。咳嗽，低热2个月，加重伴盗汗1周。肺部X线表现为密度较高的结节状、梅花瓣状阴影，边缘清楚。病变应属于（　　）

    A. 渗出性
    B. 增殖性
    C. 纤维性
    D. 钙化
    E. 肿块

86. 患者，男，42岁。高热、胸痛，咳嗽、咳脓臭痰。X线透视见右下肺野呈片状致密阴影，其中可见透亮区及液平面。其诊断最大可能是（　　）

    A. 大叶性肺炎
    B. 支气管肺炎
    C. 肺脓肿

    D. 吸入性肺炎
    E. 机化性肺炎

87. 患者，男，45岁。10余年前曾患肺结核，3个月前出现咳嗽、咳痰，痰中偶带血丝，时有发热、右侧胸痛。X线检示：右上肺有2.5cm×3cm大小的阴影，边缘模糊，其余肺野清晰，3次痰查癌细胞阴性。最可能的诊断是（　　）

    A. 肺结核
    B. 肺脓肿
    C. 肺囊肿

    D. 肺癌
    E. 肺转移瘤

88. 患者，男，72岁。长期低热、乏力、食欲减退，近天来咳嗽加剧，痰中带血丝、血沉快。胸片：右上肺类圆形阴影，周围散在索条状阴影，间有少许钙化点。最可能的诊断是（　　）

    A. 肺良性肿瘤
    B. 肺癌
    C. 结核球

    D. 过敏性肺炎
    E. 炎性假瘤

89. 患者，男，45岁。进行性吞咽困难3个月。X线吞钡检查显示：食管下段局部黏膜皱襞破坏，管腔狭窄，狭窄处可见形态不规则、大小不一的腔内钡斑。最可能的诊断是（　　）

    A. 食管静脉曲张
    B. 食管炎
    C. 食管平滑肌瘤

    D. 食管贲门失弛缓症
    E. 食管癌

90. 患者,女,30岁。因反复发作的夜间上腹部痛而就诊。X线钡餐检查可见十二指肠球部有一突向轮廓之外的钡斑。最可能的诊断是（　　）

  A. 十二指肠球部溃疡   B. 胃癌   C. 胃溃疡

  D. 十二指肠炎   E. 胃炎

91. 患者,男,50岁。胃溃疡病史10余年,半年来体重进行性下降,大便潜血试验持续阳性。X线钡餐检查胃窦部有一碟形龛影,位于胃轮廓之内,边缘不规则,附近黏膜皱襞中断,周围因充盈缺损形成环堤征。最可能的诊断是（　　）

  A. 胃溃疡   B. 胃癌   C. 胃炎

  D. 胃平滑肌瘤   E. 胃溃疡恶变

92. 患者,男,35岁。饱餐后2小时突然出现上腹部持续性疼痛,迅速扩散全腹；既往有十二指肠球部溃疡病史。体格检查:腹肌紧张,肝浊音界消失。X线检查:膈下有透光带。最可能的诊断是（　　）

  A. 急性胰腺炎   B. 肠梗阻   C. 溃疡穿孔

  D. 急性阑尾炎   E. 急性化脓性胆管炎

93. 患者,男,60岁。钡剂灌肠检查发现乙状结肠下段呈局限性环形狭窄,肠壁僵硬,与正常肠管分界清晰。最可能的诊断是（　　）

  A. 溃疡性结肠炎   B. 肠结核   C. 结肠癌

  D. 结肠息肉病   E. 肠粘连

94. 患者,女,25岁。不明原因的左侧胸痛、发热、干咳1周,气短3天。胸片见左下肺野均匀致密阴影,上缘呈外高内低的弧形阴影。最可能的诊断是（　　）

  A. 支气管哮喘   B. 渗出性胸膜炎   C. 肺炎

  D. 肺癌   E. 干酪性肺炎

95. 患者,女,19岁。右大腿疼痛。X线见右股骨下端肿大,骨皮质破坏,骨膜增生呈放射状,两端可见骨膜三角。最可能的诊断是（　　）

  A. 骨肉瘤   B. 骨髓炎   C. 骨结核

  D. 骨巨细胞瘤   E. 骨软骨瘤

96. 患者,男,15岁。无意中发现左膝内下有一硬性肿物,触之不痛。X线片显示左胫骨上端内侧骨性隆起,边缘清楚。最可能的诊断是（　　）

  A. 骨瘤   B. 骨肉瘤   C. 骨软骨瘤

  D. 骨结核   E. 骨巨细胞瘤

97. 患者,女,32岁。右小腿近端疼痛2个月。X线片可见胫骨上端内侧呈膨胀性皂泡样骨质破坏,横径大于纵径,最可能的诊断是（　　）

  A. 骨肉瘤   B. 骨髓炎   C. 骨结核

  D. 骨巨细胞瘤   E. 骨软骨瘤

98. 患者,男,66岁。肺癌术后3个月,自觉全身多处骨骼疼痛。X线检查胸背部和腰部骨骼未见明显异常。下列检查项目中,该患者应首选的检查是（　　）

  A. CT   B. MRI   C. 全身骨显像

  D. 腰椎活检   E. 彩超

【A3/A4 型题】

（99~100 题共用题干）

患者，男，23 岁。咳嗽，咳大量脓痰 3 年，痰中带血，每天痰量 100~300ml 不等，痰液放置后有分层现象。

99. 最可能的诊断是（　　）

    A. 肺结核　　　　　　　　B. 慢性支气管炎　　　　　C. 支气管扩张

    D. 肺脓肿　　　　　　　　E. 肺炎

100. 下列检查中可确定诊断的是（　　）

    A. 胸部透视　　　　　　　B. 胸部 X 线平片　　　　　C. 高分辨力 CT

    D. B 超　　　　　　　　　E. 支气管镜

（101~103 题共用题干）

患者，男，4 岁。既往有肺结核病史，1 周前因感冒出现寒战、高热，伴有呼吸困难。查体有明显颈项强直。X 线透视双肺透亮度下降。

101. 该患者最可能的诊断是（　　）

    A. 支气管肺炎　　　　　　B. 严重感冒　　　　　　　C. 大叶性肺炎

    D. 肺结核　　　　　　　　E. 支气管扩张

102. 应首选的检查是（　　）

    A. 胸部 X 线平片　　　　　B. B 超检查　　　　　　　C. 支气管镜检查

    D. 心电图　　　　　　　　E. 胃镜

103. 如果是结核病，其类型可能是（　　）

    A. Ⅰ型　　　　B. Ⅱ型　　　　C. Ⅲ型　　　　D. Ⅳ型　　　　E. Ⅴ型

（104~105 题共用题干）

患者，男，50 岁。有吸烟史 30 年，因近 2 个月右上肺反复出现片状密度增高影，用抗生素治疗后吸收不完全，且逐渐加重。

104. 最可能的诊断是（　　）

    A. 肺癌伴阻塞性肺炎　　　　　　B. 肺结核

    C. 肺脓肿　　　　　　　　　　　D. 支气管扩张

    E. 小叶性肺炎

105. 对确诊最有意义的检查是（　　）

    A. X 线片检查　　　　　　　　　B. B 超检查

    C. 心电图检查　　　　　　　　　D. 支气管镜检查

    E. 免疫功能检查

（106~107 题共用题干）

患者，男，45 岁。胃溃疡病史 15 年；半年来，上腹部疼痛失去原节律性特征，大便潜血试验持续阳性。上消化道造影显示胃窦小弯侧有半月征。

106. 最可能的诊断是（　　）

    A. 胃溃疡活动期　　　　　B. 胃溃疡癌变　　　　　　C. 复合性溃疡

    D. 溃疡出血　　　　　　　E. 溃疡穿孔

107. 下列检查具有确诊价值的是（　　　）

    A. X线检查　　　　　　B. B超检查　　　　　　C. CT检查

    D. 胃镜+活检　　　　　E. 实验室检查

【B1型题】

（108~110题共用备选答案）

    A. 炎性厚壁空洞　　　　B. 纤维厚壁空洞　　　　C. 纤维薄壁空洞

    D. 虫蚀样空洞　　　　　E. 偏心性厚壁空洞

108. 肺癌可见（　　　）

109. 肺脓肿可见（　　　）

110. 干酪性肺炎可见（　　　）

（111~114题共用备选答案）

    A. 双轨征

    B. 支气管末端呈葡萄串状

    C. 空气支气管征

    D. 边缘清楚、密度均匀的圆形阴影，可见钙化影

    E. 轮廓清楚、密度高的圆形阴影，呈分叶状，边缘有小毛刺

111. 慢性支气管炎可见（　　　）

112. 支气管扩张可见（　　　）

113. 结核球可见（　　　）

114. 肺癌可见（　　　）

（115~116题共用备选答案）

    A. 主要由肺动脉干构成

    B. 主要由肺动脉的分支构成

    C. 肺静脉构成

    D. 肺静脉的分支构成

    E. 由神经和淋巴组织构成

115. 肺门影（　　　）

116. 肺纹理（　　　）

（117~120题共用备选答案）

    A. 少量胸腔积液　　　　B. 中等量胸腔积液　　　　C. 包裹性积液

    D. 叶间积液　　　　　　E. 肺下积液

117. 外高内低的渗液曲线常见于（　　　）

118. 肋膈角变钝、变平常见于（　　　）

119. 位于叶间裂部位的梭形致密影常见于（　　　）

120. 立位时膈升高，仰卧位时肺野密度增高，膈正常见于（　　　）

（121~125题共用备选答案）

    A. 原发病灶、淋巴管炎和淋巴结炎组成的哑铃状阴影

    B. 双肺布满大小相等、密度相同且分布均匀的粟粒状阴影

C. 两中下肺野肺纹理增强、模糊，并有斑点及斑片状影

D. 病灶侧肺门上提，肺纹理呈垂柳状

E. 游离性胸腔积液

121. 继发性肺结核可见（　　　）

122. 血行播散型肺结核可见（　　　）

123. 原发性肺结核可见（　　　）

124. 小叶性肺炎可见（　　　）

125. 结核性胸膜炎可见（　　　）

（126~128 题共用备选答案）

    A. 胸腺瘤　　　　　　　　B. 淋巴瘤　　　　　　　　C. 神经纤维瘤

    D. 中央型肺癌　　　　　　E. 周围型肺癌

126. 前纵隔肿瘤（　　　）

127. 中纵隔肿瘤（　　　）

128. 后纵隔肿瘤（　　　）

（129~131 题共用备选答案）

    A. 胃溃疡　　　　　　　　B. 十二指肠溃疡　　　　　C. 食管癌

    D. 溃疡型胃癌　　　　　　E. 胃肠道穿孔

129. 半月征见于（　　　）

130. 项圈征见于（　　　）

131. 胃小弯侧突向腔外的龛影见于（　　　）

（132~134 题共用备选答案）

    A. 胃内不规则充盈缺损

    B. 革囊胃

    C. 胃轮廓以内的龛影及环堤征

    D. 吞咽困难

    E. 消化不良

132. 蕈伞型胃癌可见（　　　）

133. 溃疡型胃癌可见（　　　）

134. 浸润型胃癌可见（　　　）

（135~137 题共用备选答案）

    A. 肠梗阻　　　　　　　　B. 结肠癌　　　　　　　　C. 消化道穿孔

    D. 胃溃疡　　　　　　　　E. 胃癌

135. 阶梯状的气液平面见于（　　　）

136. 胃小弯向外突出的龛影见于（　　　）

137. 腹腔游离气体见于（　　　）

（138~142 题共用备选答案）

    A. 干骺端骨质破坏，可见砂粒状死骨

    B. 椎旁脓肿

C. 晚期出现四肢肌肉萎缩，并见小关节脱位或半脱位

D. 关节骨端脱离了正常相对关系

E. 骨皮质连续性中断

138. 骨折可见（　　　）

139. 关节脱位可见（　　　）

140. 长骨结核可见（　　　）

141. 类风湿关节炎可见（　　　）

142. 椎体结核可见（　　　）

（143~145 题共用备选答案）

A. 骨结核 　　　　　　　　B. 骨软骨瘤

C. 转移性骨肿瘤 　　　　　D. 骨肉瘤

E. 骨髓炎

143. 骨松质中多发或单发的小的虫蚀状或大片状骨质破坏区见于（　　　）

144. 肿瘤有细长的蒂与干骺端相连见于（　　　）

145. 有骨膜三角见于（　　　）

（146~148 题共用备选答案）

A. 左肺肺炎 　　　　　　　B. 左侧肺不张

C. 左侧胸腔大量积液 　　　D. 左侧胸腔积液伴肺不张

E. 双侧胸膜肥厚

146. 心脏、气管向左侧移位见于（　　　）

147. 心脏、气管向右侧移位见于（　　　）

148. 病变区可见含气支气管影见于（　　　）

（149~151 题共用备选答案）

A. 大叶性肺炎 　　　　　　B. 肺结核

C. 肺脓肿 　　　　　　　　D. 渗出性胸膜炎

E. 肺癌

149. X 线片见大片均匀阴影，按肺叶分布见于（　　　）

150. X 线片见大片浓密阴影，并有厚壁空洞及液面见于（　　　）

151. X 线片见下肺透亮度消失，其上缘呈外高内低的弧形见于（　　　）

（152~154 题共用备选答案）

A. 右心房、右心室增大，肺充血，主动脉结小

B. 左心室、右心室增大，肺充血，漏斗征

C. 左心室、左心房增大，肺充血，主动脉结增大

D. 右心室、右心房增大，肺缺血，主动脉结正常

E. 右心室、左心房增大，肺淤血，主动脉结小

152. 房间隔缺损可见（　　　）

153. 二尖瓣狭窄可见（　　　）

154. 动脉导管未闭可见（　　　）

（155~156题共用备选答案）

      A. 胃小弯角切迹处   B. 胃窦   C. 胃底

      D. 十二指肠球部   E. 十二指肠降部

155. 胃溃疡最好发生于（　　　）

156. 十二指肠溃疡最好发于（　　　）

（157~160题共用备选答案）

      A. X线透视   B. B超   C. CT

      D. MRI   E. 肝动脉造影

157. 肝血管瘤首选的诊断技术是（　　　）

158. 胆囊结石首选的诊断技术是（　　　）

159. 胃肠穿孔首选的诊断技术是（　　　）

160. 子宫肌瘤最佳的诊断技术是（　　　）

（二）名词解释

1. 肺纹理   2. 心胸比例法   3. 龛影

4. 充盈缺损   5. 计算机体层成像

（三）简答题

1. 何谓医学影像学？

2. 医学影像学包括哪些内容？

3. X线有哪些特性？

4. X线成像的基本原理是什么？

5. 造影检查有哪些注意事项？

6. X线诊断的原则是什么？

7. X线诊断有哪些步骤？

8. 胸廓软组织阴影有哪些？

9. 肺野是如何划分的？

10. 纵隔如何分区？

11. 大叶性肺炎实变期影像学表现是什么？

12. 支气管肺炎有哪些X线表现？

13. 弥漫性阻塞性肺气肿的X线表现有哪些？

14. 浸润性肺结核的X线特征是什么？

15. 干酪性肺炎X线表现是什么？

16. 中央型肺癌的影像学表现有哪些？

17. 周围型肺癌的典型X线与CT表现是什么？

18. 游离性胸腔积液的X线表现是什么？

19. 慢性肺源性心脏病的X线表现是什么？

20. 风湿性心脏病二尖瓣狭窄的表现是什么？

21. 胃肠道穿孔的典型X线表现是什么？

22. 肠梗阻的基本X线征象是什么？

23. 食管癌的 X 线表现有哪些？

24. 浸润型胃癌的 X 线表现有哪些？

25. 溃疡型胃癌的 X 线表现有哪些？

26. 急性化脓性骨髓炎的典型 X 线表现有哪些特征？

27. 脊椎结核的影像学表现是什么？

28. 急性硬膜外血肿的典型 CT 表现是什么？

29. 脑膜瘤的典型 CT 表现是什么？

（王木生　张中星　马　杰）

第二节　超声诊断学

（一）选择题

【A1 型题】

1. 超声波的频率范围是指（　　　）

    A. >2 000Hz   B. >20 000Hz   C. >200 000Hz

    D. >30 000Hz   E. >40 000Hz

2. 超声基本物理量频率（f）、波长（λ）和声速（C）三者之间的关系应是（　　　）

    A. $\lambda=1/2C\cdot f$ B. $\lambda=C/f$ C. $C=1/2\lambda\cdot f$ D. $C=2\lambda\cdot f$ E. $f=C\cdot\lambda$

3. 超声在人体软组织中平均声速为（　　　）

    A. 1 540m/s   B. 800m/s   C. 1 100m/s   D. 1 840m/s   E. 2 540m/s

4. 反射回声的频率随反射体的运动而发生改变的现象称为（　　　）

    A. 折射   B. 多普勒效应   C. 自然反射

    D. 传播   E. 衰减

5. 超声诊断中常用的频率是（　　　）

    A. 20Hz 以上   B. 20MHz 以上   C. 8Hz 以上

    D. 2~10MHz   E. 2Hz 以下

6. 与正常主动脉相连接的结构是（　　　）

    A. 左心室   B. 右心室   C. 左心房   D. 右心房   E. 肺动脉

7. 下列技术中, 属于频谱多普勒技术的是（　　　）

    A. M 型彩色多普勒

    B. 连续多普勒

    C. 彩色多普勒能量图

    D. 彩色多普勒血流成像

    E. 伪彩色编码二维超声显像

8. 按照国际与国内的规定, 彩色多普勒血流成像的彩色图中表示血流方向的颜色是（　　　）

    A. 红色表示血流朝向探头, 蓝色表示血流背离探头

    B. 红色表示血流背离探头, 蓝色表示血流朝向探头

C. 红色表示血流背离探头,花色表示血流朝向探头

D. 蓝色表示血流背离探头,绿色表示血流朝向探头

E. 随意设定

9. 风湿性心脏病二尖瓣狭窄 M 型表现为(　　　)

    A. 钻石样改变　　　　　　B. M 型改变　　　　　　C. 一字型改变

    D. 城墙样改变　　　　　　E. 无改变

10. 前列腺增生好发于(　　　)

    A. 前叶　　　　　　　　　B. 后叶　　　　　　　　C. 内腺

    D. 外腺　　　　　　　　　E. 中叶

11. 房间隔缺损的超声诊断标准切面是(　　　)

    A. 剑突下四腔心切面　　　B. 左室长轴心切面　　　C. 大动脉短轴心切面

    D. 心尖四腔心切面　　　　E. 心尖腔五腔心切面

12. 以下病变中,属于动脉导管未闭的是(　　　)

    A. 主动脉与主肺动脉之间的缺损

    B. 主动脉与右肺动脉之间的异常管道

    C. 降主动脉峡部与主肺动脉或左肺动脉之间的异常管道

    D. 降主动脉峡部与右肺动脉之间的异常管道

    E. 右锁骨下动脉近端与右肺动脉近端之间的异常管道

13. 下列对法洛四联症超声检查的叙述中**错误**的是(　　　)

    A. 主动脉骑跨　　　　　　B. 肺动脉瓣的狭窄　　　C. 室间隔缺损

    D. 右心室前壁增厚　　　　E. 房间隔缺损

14. 胆囊结石容易嵌顿于(　　　)

    A. 胆囊颈管部　　　　　　B. 胆囊体部　　　　　　C. 胆囊底、体部皱褶处

    D. 胆囊管中远段　　　　　E. 胆囊底部

15. 下列表现**不支持**原发性肝癌的是(　　　)

    A. 肿块可单发或多发

    B. 肝脏体积增大

    C. 肝内巨大的实性肿块,边缘有弱回声带,内部回声不均匀

    D. 无回声结节,边界清楚,呈圆形或类圆形

    E. 病变区回声强弱不均,边界不清,正常的纹理结构紊乱,门静脉管腔内见实性栓子充填

16. 最常见的超声评价心脏舒张功能的指标是(　　　)

    A. 射血分数(EF)　　　　B. 左心室缩短分数(FS)　　C. E 峰

    D. A 峰　　　　　　　　　E. E/A

17. 下列**不是**现代超声技术迅速发展的主要热点的是(　　　)

    A. 谐波成像技术　　　　　　　　B. 声学造影技术

    C. 三维超声成像技术　　　　　　D. 介入超声技术

    E. 伪彩色二维显像技术

18. 关于子宫肌瘤的病理学特点，下列选项**不正确**的是（　　　）

    A. 子宫肌瘤是由子宫平滑肌组成，周围有真包膜

    B. 肌瘤为球形实质性肿瘤

    C. 较大肌瘤可发生各种继发变性

    D. 肌壁间肌瘤最常见

    E. 子宫肌瘤周围无包膜

19. 超声诊断早期妊娠，首先见到的是（　　　）

    A. 胎囊　　　　B. 胎头　　　　C. 四腔心　　　　D. 受精卵　　　　E. 肾脏

20. 先兆流产的常见表现**不包括**（　　　）

    A. 胎囊下移，靠近子宫颈口

    B. 胎囊变形不规则，萎缩

    C. 绒毛蜕膜反应薄而回声低，说明绒毛血运不佳

    D. 2 次超声检查间隔 10~14 日，测量胎囊或头臂长度有明显增长

    E. 胎囊大于 10mm 时，双蜕膜囊征消失

21. 正常成人脾脏超声测量标准是（　　　）

    A. <7cm　　　　B. <6cm　　　　C. <5cm　　　　D. <4cm　　　　E. <3cm

22. 下列对于正常前列腺的描述，**错误**的是（　　　）

    A. 横切时呈左右对称的栗子形

    B. 纵切时呈椭圆形

    C. 包膜形态整齐，显示不清楚

    D. 内部为细小点状回声均匀分布

    E. 正中线矢状切面图见尿道口微凹

【A2 型题】

23. 患者，男，37 岁。既往有肝炎史，超声显示脾脏明显肿大，肝脏表面不光滑，肝脏实质回声不均匀，右肝可见圆形病变，边缘尚整齐光滑，有无回声晕环，内部为低回声。最可能的诊断是（　　　）

    A. 慢性肝炎　　　　　　　　　B. 慢性肝炎合并肝硬化

    C. 肝硬化合并囊肿　　　　　　D. 肝硬化合并肝肿瘤

    E. 肝硬化合并门静脉高压症

24. 患者，男，76 岁。右上腹疼痛 7 日入院，伴有发热，白细胞升高，超声显示胆囊明显肿大，内可见一强回声光团，后伴有声影，胆汁透声差。这可能常提示（　　　）

    A. 胆囊炎　　　　　　　　　　B. 胆囊结石合并胆囊炎

    C. 胆囊癌　　　　　　　　　　D. 水肿胆囊

    E. 胆囊积血

25. 患者，女，37 岁。间断无痛性血尿 1 年，超声显示右肾中下部可见一大小约 6cm×5cm 的中低偏低回声肿块，边界清楚，内部回声欠均匀，肿块向肾表面隆起，并推挤肾窦，右肾静脉内实性回声充填。最可能的诊断是（　　　）

    A. 肾血管平滑肌脂肪瘤　　　　B. 肾母细胞瘤

C. 肾细胞癌   D. 肾盂癌

E. 肾腺瘤

【B1 型题】

（26~28 题共用备选答案）

    A. 左心房、左心室增大   B. 左心房、右心室增大

    C. 右心房、右心室增大   D. 右心房、左心室增大

    E. 左心房、右心房增大

26. 室间隔缺损可见（   ）

27. 房间隔缺损可见（   ）

28. 动脉导管未闭可见（   ）

（二）简答题

1. 简述子宫肌瘤的超声诊断要点。

2. 简述法洛四联症的病理解剖特征及超声诊断标准。

3. 典型肝硬化的主要超声诊断要点是什么？

4. 二尖瓣狭窄的病理改变及主要超声所见是什么？

5. 胆囊结石的声像图特点有哪些？

（杨　旭）

第六章 | 器械检查

第一节 心电图检查

（一）选择题

【A1 型题】

1. 符合左室高电压的心电图表现有（　　）
   A. P≥0.25mV
   B. R_{V5}>2.5mV
   C. R_{aVR}≥0.5mV
   D. R_{V1}>1.0mV
   E. R_{V1}>2.5mV

2. 心电图检查的作用**不包括**（　　）
   A. 明确心肌梗死部位
   B. 判断心律失常类型
   C. 显示心功能不全状态
   D. 观察药物对心脏的影响
   E. 房室肥大

3. 心电图肢体导联上 P 波宽为 0.14 秒，呈双峰，振幅<0.2mV，考虑是（　　）
   A. 左心房肥大
   B. 左心室肥厚
   C. 左、右心房肥大
   D. 右心房肥大
   E. 右心室肥厚

4. 反映心室肌除极的波是（　　）
   A. T 波
   B. u 波
   C. P 波
   D. Q 波
   E. QRS 波群

5. S-T 段反映（　　）
   A. 心室除极
   B. 心房复极
   C. 心室缓慢复极
   D. 心房除极
   E. 心室快速复极

6. 心肌梗死的典型心电图改变是（　　）
   A. 心动过速
   B. 频发期前收缩
   C. T 波倒置
   D. S-T 段抬高
   E. 异常宽深的异常 Q 波

7. 在胸导联电极放置的位置中正确的是（　　）
   A. V_1：胸骨左缘第 4 肋间
   B. V_2：胸骨右缘第 4 肋间
   C. V_3：V_2 与 V_4 连线中点
   D. V_4：左侧第 5 肋间腋前线处
   E. V_5：左侧第 5 肋间腋中线处

8. 下列可粗略估计心电轴左偏的是（　　　）

    A. Ⅰ和Ⅲ导联 QRS 波群主波均向上

    B. Ⅰ和Ⅲ导联 QRS 波群主波均向下

    C. Ⅰ导联 QRS 波群主波向下，Ⅲ导联 QRS 波群主波向上

    D. Ⅰ导联 QRS 波群主波向上，Ⅲ导联 QRS 波群主波向下

    E. Ⅰ、Ⅱ、Ⅲ导联 QRS 波群均以负向波为主

9. 在心电图上 P 波代表的临床意义是（　　　）

    A. 心室除极　　　　　　　　B. 心室复极

    C. 心房除极　　　　　　　　D. 心房复极

    E. 窦房结除极

10. 肺心病的心电图诊断依据是（　　　）

    A. 房性期前收缩　　　　　　B. QRS 波群低电压

    C. P 波增宽，呈双峰　　　　D. P 波高尖，振幅>0.25mV

    E. Ptf_{V1} 的绝对值≥0.04mm·s

11. 胸导联 V_1 的电极应放在（　　　）

    A. 胸骨右缘第 4 肋间

    B. 胸骨左缘第 4 肋间

    C. 左锁骨中线与第 5 肋间相交处

    D. 左腋前线 V_4 水平处

    E. 左腋中线第 5 肋间

12. V_1 导联 R/S>1，$R_{V1}+S_{V5}$>1.10mV 见于（　　　）

    A. 左室肥大　　　　　　　　B. 右室肥大

    C. 左束支传导阻滞　　　　　D. 右束支传导阻滞

    E. 预激综合征

13. QRS 波群反映的是（　　　）

    A. 心房除极的全过程　　　　B. 心房复极的全过程

    C. 心室除极的全过程　　　　D. 心室复极的全过程

    E. 心室除极与复极的全过程

14. 心电图检查时，通常采用的走纸速度是（　　　）

    A. 10mm/s　　　　　　　　　B. 20mm/s

    C. 25mm/s　　　　　　　　　D. 30mm/s

    E. 40mm/s

15. 急性心肌梗死超急性期的心电图改变是（　　　）

    A. 有异常 Q 波，S-T 段弓背向上抬高

    B. 有异常 Q 波，T 波开始倒置

    C. 无异常 Q 波，S-T 段上斜型抬高，与 T 波相连

    D. 无异常 Q 波，S-T 段抬高与 T 波形成单向曲线

    E. 有异常 Q 波，倒置 T 波转为直立

16. 正常成人 PR 间期时限为（　　　）

    A. 0.10~0.20 秒   B. 0.30~0.40 秒   C. 0.08~0.10 秒

    D. 0.12~0.20 秒   E. 0.08~0.22 秒

17. 心电图机的走纸速度为 25mm/s，定准电压为 1mV=10mm 时，横向间距、纵向间距各 1mm 分别代表（　　　）

    A. 0.04 秒，0.1mV   B. 0.08 秒，0.2mV   C. 0.02 秒，0.2mV

    D. 0.02 秒，0.05mV   E. 0.04 秒，1mV

18. 正常人在以 R 波为主的导联中，Q 波振幅不应大于同导联 R 波的（　　　）

    A. 1/2   B. 1/4   C. 1/6

    D. 1/10   E. 1/5

19. 正常心电图的 S-T 段下移，任何导联不得超过（　　　）

    A. 0.01mV   B. 0.02mV   C. 0.05mV

    D. 0.1mV   E. 0.3mV

20. 提示 P 波异常的情况是（　　　）

    A. Ⅱ导联 P 波直立   B. Ⅲ导联 P 波双向   C. aVR 导联 P 波倒置

    D. aVL 导联 P 波不明显   E. V$_5$ 导联 P 波倒置

21. 心电轴的正常范围是（　　　）

    A. −90°~−180°   B. −90°~0°   C. −30°~+90°

    D. +90°~+120°   E. +120°~+180°

22. 患者，男，26 岁。心电图检查，节律整齐，其 PP 间隔时间为 0.80 秒。其心率为（　　　）

    A. 68 次/min   B. 70 次/min   C. 85 次/min

    D. 75 次/min   E. 100 次/min

23. 心电图检查以下提示右心房肥大的是（　　　）

    A. P 波尖锐高耸   B. P 波增宽   C. P 波出现切迹

    D. P 波高而宽   E. P 波呈双峰状

24. 下列是心肌缺血时心电图诊断意义最大的改变是（　　　）

    A. P 波改变   B. T 波改变   C. S-T 段改变

    D. PR 间期改变   E. u 波显著

25. 当急性心肌梗死时，损伤区心电图上特征性改变为（　　　）

    A. S-T 段下斜型下移

    B. Q-T 间期延长

    C. 出现病理性 Q 波

    D. 巨大高耸的不对称 T 波

    E. S-T 段抬高与 T 波融合成弓背向上单向曲线

26. 急性前间壁心肌梗死时出现梗死图形的导联是（　　　）

    A. Ⅱ、Ⅲ、aVF   B. Ⅰ、aVF   C. V$_1$、V$_2$、V$_3$

    D. V$_4$、V$_5$、V$_6$ E. Ⅰ、aVL、V$_5$、V$_6$

27. 心肌梗死的超急性期,梗死区导联的心电图改变是（　　　）

    A. S-T 段压低　　　　　　　B. 病理性 Q 波　　　　　　　C. 高大的 T 波

    D. T 波倒置　　　　　　　　E. R 峰时间延长

28. 心电图有提前出现的 QRS-T 波,形态与窦性下传者相同,其前后均无相关 P 波,代偿间歇完全。最可能的诊断是（　　　）

    A. 室性期前收缩　　　　　　　　B. 房性期前收缩

    C. 窦性期前收缩　　　　　　　　D. 交界性期前收缩

    E. 房性期前收缩未下传

29. 关于房性期前收缩的描述,**不正确**的是（　　　）

    A. 异位 P 波形态与窦性 P 波不同

    B. PR 间期超过 0.12 秒

    C. 异位 P 波后继以正常或变异的 QRS 波群

    D. 异位 P 波后肯定有 QRS-T 波群

    E. 多数为不完全代偿间歇

30. 下列对于室性期前收缩心电图特点的描述中**不正确**的是（　　　）

    A. 提前出现的宽大畸形的 QRS-T 波群

    B. 前无 P 波或无相关的 P 波

    C. T 波方向多与 QRS 主波方向相反

    D. QRS 波群时限超过 0.12 秒

    E. 常为不完全性代偿间歇

31. 下列对于心房颤动心电图特点的描述**不正确**的是（　　　）

    A. 心室律规则

    B. 频率多为 350~500 次/min

    C. P 波消失代之以 f 波

    D. V$_1$ 导联的颤动波最明显

    E. QRS 波一般不增宽

32. 下列对于心房扑动心电图表现的描述,正确的是（　　　）

    A. P 波消失代之以 F 波

    B. 扑动波间有等电位线

    C. 频率多为 200~300 次/min

    D. Ⅱ、Ⅲ、aVF 导联的扑动波不易发现

    E. 扑动波均能正常下传到心室

33. 洋地黄作用的心电图改变是（　　　）

    A. S-T 段上抬

    B. S-T 段水平下移

    C. S-T 段下垂型下移,呈"鱼钩状"改变

    D. S-T 段下斜型下移

    E. S-T 段上斜型下移

34. 洋地黄中毒最常见的心律失常是（　　　）

    A. 阵发性室上性心动过速

    B. 窦性心动过缓

    C. 室性期前收缩二联律、三联律

    D. 阵发室性心动过速

    E. 心房颤动

35. 高血钾的心电图特点是（　　　）

    A. S-T 段水平下移

    B. T 波低平或倒置

    C. u 波增高

    D. QRS 波群宽大畸形

    E. T 波高耸变尖,呈帐篷型 T 波

36. 心电图检查时,通常采用的定标电压为（　　　）

    A. 5mm/mV　　　　　　B. 10mm/mV　　　　　　C. 15mm/mV

    D. 20mm/mV　　　　　　E. 25mm/mV

37. 心电轴左偏的范围为（　　　）

    A. $0°\sim+90°$　　　　　　B. $0°\sim+60°$　　　　　　C. $-30°\sim-90°$

    D. $0°\sim+110°$　　　　　　E. $+30°\sim+90$

38. 正常成人 Q-T 间期为（　　　）

    A. 0.10~0.20 秒　　　　　B. 0.12~0.20 秒　　　　　C. 0.06~0.08 秒

    D. 0.32~0.44 秒　　　　　E. 0.08~0.22 秒

39. T 波振幅低平是指（　　　）

    A. <同导联 R 波 1/10　　B. <同导联 R 波 1/5　　C. <同导联 R 波 1/4

    D. <0.5mV　　　　　　E. <0.2mV

40. 窦性心律不齐指同一导联心电图上 PP 间期相差（　　　）

    A. >0.12 秒　　　　　　B. >0.16 秒　　　　　　C. >0.14 秒

    D. >0.18 秒　　　　　　E. >0.20 秒

41. I 导联属于标准双极导联,其正电极应安放在（　　　）

    A. 右手　　　　　　　　B. 左手　　　　　　　　C. 右腿

    D. 左腿　　　　　　　　E. 胸骨左缘第 4 肋间

42. 关于小儿心电图特点的描述,**错误**的是（　　　）

    A. 心率较成人快

    B. P 波时限较成人稍短

    C. 常呈右室占优势的 QRS 图形特征

    D. 常为左室电压占优势

    E. 右胸导联常出现 T 波低平、倒置

43. 符合肢体导联低电压的条件是（　　　）

    A. 每个肢体导联 QRS 波正、负振幅的代数和均<0.5mV

B. 每个肢体导联 QRS 波正、负振幅的绝对值的和均<0.5mV

C. 每个肢体导联 QRS 波正、负振幅的代数和均<0.8mV

D. 每个肢体导联 QRS 波正、负振幅的绝对值的和均<0.8mV

E. 每个肢体导联 QRS 波正、负振幅的代数和均<0.3mV

44. 窦性 P 波的方向应该是（ ）

    A. 除 aVR 导联倒置外，其余导联均应直立

    B. Ⅱ、Ⅲ、aVF 导联倒置，aVR 导联直立

    C. Ⅰ、Ⅱ、aVF、$V_4 \sim V_6$ 导联直立，aVR 导联倒置

    D. V_1 导联正负双向，其余导联均应直立

    E. Ⅰ、aVL、$V_1 \sim V_3$ 导联倒置，aVR 导联直立

45. 心室除极首先从（ ）

    A. 左室开始   B. 右室开始   C. 室间隔中部开始

    D. 室间隔上部开始   E. 基底部开始

46. 心脏传导系统中传导最慢的部分是（ ）

    A. 结间束   B. 房室交界区   C. 房室束

    D. 左、右束支   E. 浦肯野纤维

47. 最常见的心律失常是（ ）

    A. 期前收缩   B. 阵发性心动过速   C. 房室传导阻滞

    D. 心房颤动   E. 心室内传导阻滞

48. 最严重的心律失常是（ ）

    A. 房性心动过速   B. 心房扑动与心房颤动   C. 心室扑动与心室颤动

    D. 室性早搏呈二联律   E. 室性心动过速

49. 关于顺钟向转位，正确的描述是（ ）

    A. QRS 电轴向右偏移

    B. QRS 电轴向左偏移

    C. 正常过渡区波形出现在 V_1、V_2 导联上

    D. 正常过渡区波形出现在 V_5、V_6 导联上

    E. 常见于左室肥大

50. 心电图上同时出现病理 Q 波、S-T 段抬高和 T 波倒置，应属于心肌梗死的（ ）

    A. 早期   B. 急性期   C. 近期

    D. 陈旧期   E. 后期

51. 心电图心肌梗死定位主要依据是（ ）

    A. S-T 段抬高   B. 冠状 T 波

    C. S-T 段下移   D. S-T 段抬高和冠状 T 波

    E. 病理性 Q 波

52. 陈旧性心肌梗死最主要的诊断根据是（ ）

    A. S-T 段抬高   B. S-T 段下移   C. T 波高尖

    D. T 波倒置   E. 病理性 Q 波

53. 高侧壁心肌梗死的心电图表现是（　　　）

A. V$_5$、V$_6$ 导联出现病理性 Q 波

B. Ⅰ、aVL 导联出现病理性 Q 波

C. V$_1$、V$_2$ 导联出现异常 Q 波

D. Ⅱ、Ⅲ、aVF 导联出现病理性 Q 波

E. V$_7$、V$_8$、V$_9$ 导联出现病理性 Q 波

54. 关于心房扑动的描述，**不正确**的是（　　　）

A. P 波消失

B. 典型的房扑可通过射频消融术治疗

C. 扑动波之间无等电位线

D. 频率多为 240~350 次/min，大多能全部下传

E. Ⅱ、Ⅲ、aVF 导联的扑动波最清楚

55. 二度房室传导阻滞，Ⅰ型与Ⅱ型的区别在于后者有（　　　）

A. PR 间期固定　　　　　B. PR 间期逐渐延长　　　　　C. PR 间期逐渐缩短

D. P 与 QRS 波群无关　　　E. 可见 QRS 波群脱漏

56. 关于三度房室传导阻滞的描述，**错误**的是（　　　）

A. P 波规则出现

B. QRS 波群规则出现

C. PR 间期不固定

D. 心室律快于心房律

E. 出现交界性或室性逸搏心律

57. 在心电图上，下列能提示为三度房室传导阻滞的是（　　　）

A. PR 间期固定性延长

B. PR 间期逐渐延长

C. 部分 P 波后无 QRS 波群

D. P 波与 QRS 波群无固定关系

E. 可见 QRS 波群脱漏

58. 低血钾的典型心电图表现为（　　　）

A. Q-T 间期延长

B. QRS 波增宽

C. u 波倒置

D. S-T 段压低，T 波低平及 u 波增高

E. T 波倒置

【A2 型题】

59. 患者，男，67 岁。患风湿性瓣膜性心脏病、二尖瓣狭窄 8 年。心电图检查示 P 波增宽，时间大于 0.12 秒，并有切迹。该心电图诊断应考虑（　　　）

A. 右心房肥大　　　　　B. 左心房肥大　　　　　C. 右心室肥厚

D. 左心室肥厚　　　　　E. 全心肥大

60. 患者，男，60岁。突发心前区疼痛，休息5分钟后缓解。发作时心电图显示：Ⅱ、Ⅲ、aVF导联S-T段水平下移0.2mV，T波倒置。最可能的诊断是（　　　）

    A. 下壁心肌梗死　　　　　　　　B. 急性心内膜炎

    C. 急性心包炎　　　　　　　　　D. 心绞痛

    E. 心肌病

61. 患者，男，65岁。突发心前区疼痛，含服硝酸甘油后无明显缓解。心电图检查示Ⅱ、Ⅲ、aVF导联可见异常Q波、S-T段弓背向上型抬高。诊断应考虑为（　　　）

    A. 心内膜下心肌梗死　　　　　　B. 急性下壁心肌梗死

    C. 急性心包炎　　　　　　　　　D. 心绞痛

    E. 心肌病

62. 患者，男，18岁。入学体检做心电图检查发现窦性心律，心率55次/min，PP间距不等，最长PP与最短PP间距差为0.14秒。首先考虑为（　　　）

    A. 窦性心律，房性期前收缩　　　B. 窦性心动过缓，窦性心律不齐

    C. 窦性心动过缓，窦性停搏　　　D. 窦房传导阻滞

    E. 一度房室传导阻滞

63. 患者，女，39岁。患者无明显诱因自觉胸闷、气短2日。心电图可见提前出现的异位P′波，形态与窦性P波不同，P′R间期≥0.12秒，QRS波正常，呈不完全性代偿间歇。该患者最可能的诊断是（　　　）

    A. 窦性心律，房性期前收缩　　　B. 窦性心律不齐

    C. 窦性心律，室性期前收缩　　　D. 窦性心律，房室交界性期前收缩

    E. 一度房室传导阻滞

64. 患者，女，26岁。偶发胸闷、心悸。心电图示PR间期恒定为0.16秒，每4个P波出现1个QRS波群脱落。最可能的诊断是（　　　）

    A. 窦性心律，房性期前收缩

    B. 窦性心律，三型房室传导阻滞

    C. 窦性心律，二度Ⅰ型房室传导阻滞

    D. 窦性心律，二度Ⅱ型房室传导阻滞

    E. 一度房室传导阻滞

65. 患者，男，65岁。有冠心病病史10年，因阵发性头晕、气短1周，加重2天入院。体格检查：面色苍白，大汗，心率145次/min，心律不规整。心电图示QRS波群呈宽大畸形，其时间>0.12秒，并有继发性ST-T改变，心率为145次/min，节律略有不齐；QRS波与P波无固定关系；心室夺获2个。最可能的诊断是（　　　）

    A. 窦性心动过速　　　　　　　　B. 室性心动过速

    C. 心房颤动　　　　　　　　　　D. 心室颤动

    E. 阵发性室上性心动过速

66. 患者，男，58岁。发作性胸闷、心悸7个月，近1个月先后出现晕厥3次。住院时患者头晕，心电图示P波与QRS波群各自独立、互不相关；心率42次/min；QRS波群形态正常。最可能的诊断是（　　　）

A. 期前收缩   B. 心动过缓

C. 三度房室传导阻滞   D. 心房颤动

E. 心室颤动

67. 患者，女，42 岁。心悸、胸闷 1 年，有风湿性心瓣膜病二尖瓣狭窄病史 10 年。心电图示 V_1 导联窦性 P 波消失代之以 f 波，f 波频率为 400 次/min；RR 间距绝对不规则；心率 165 次/min，QRS 波群正常。最可能的诊断是（   ）

A. 期前收缩   B. 心动过缓

C. 三度房室传导阻滞   D. 心房颤动

E. 心室颤动

68. 患者，女，32 岁。住院常规行心电图检查如图 1 所示，最可能的心电图诊断为（   ）

A. 窦性心动过缓   B. 窦性心动过速

C. 左室肥厚   D. 大致正常心电图

E. 急性心肌梗死

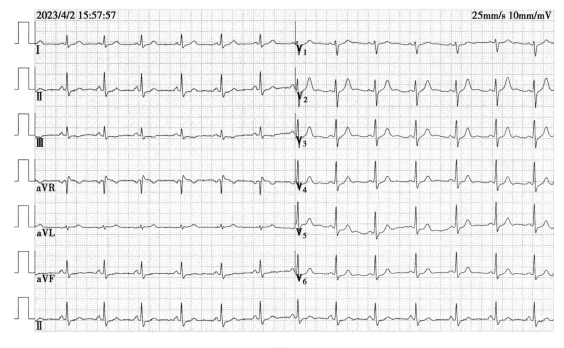

图1

69. 患者，女，67 岁。因心悸 1 周来院就诊，行心电图检查如图 2。最可能的心电图诊断是（   ）

A. 大致正常心电图   B. 左室肥厚

C. 急性心肌梗死   D. 窦性心动过缓

E. 窦性心动过速

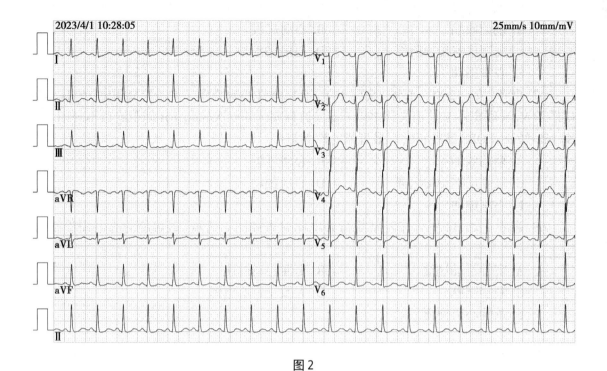

图 2

70. 患者,男,69 岁。有原发性高血压病史,长期口服美托洛尔 25mg,2 次/d,近期自觉胸闷,活动后气短,体检心电图显示如图 3。最可能的心电图诊断是(　　　)

A. 大致正常心电图　　　　B. 窦性心动过缓　　　　C. 左室肥厚

D. 窦性心动过速　　　　　E. 急性心肌梗死

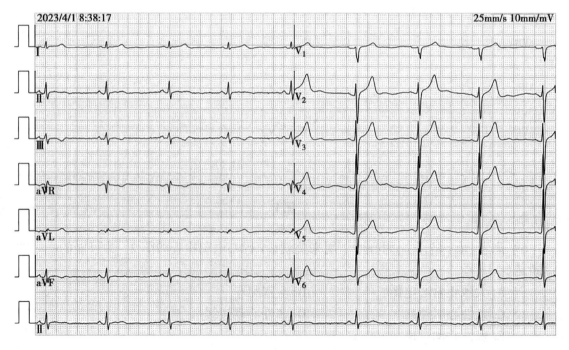

图 3

71. 患者，男，62 岁。因心悸胸闷 3 日来院就诊，体检心电图显示如图 4。最可能的心电图诊断是（　　）

　　A. 大致正常心电图　　　　B. 房性期前收缩

　　C. 窦性心动过速　　　　　D. 二度房室传导阻滞

　　E. 室性期前收缩

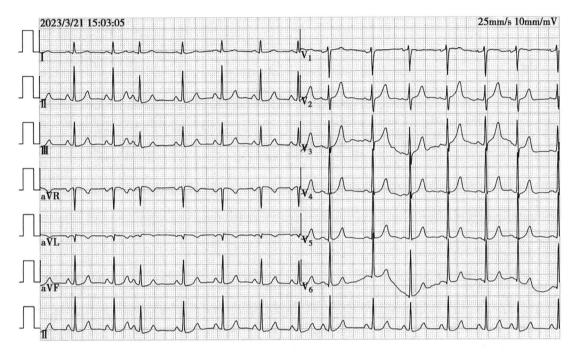

2023/3/21 15:03:05　　　　　　　　　　　　　　　　　　　25mm/s 10mm/mV

图4

72. 患者，男，83 岁。因胸闷心慌 2 小时来院就诊，既往有冠心病病史，体检心电图显示如图 5。最可能的心电图诊断是（　　）

　　A. 心房颤动　　　　　　　B. 窦性心动过速

　　C. 心室颤动　　　　　　　D. 室上性心动过速

　　E. 急性心肌梗死

73. 患者，女，26 岁。因心悸胸闷 1 小时来院就诊，行心电图显示如图 6。最可能的心电图诊断是（　　）

　　A. 室上性心动过速　　　　B. 窦性心动过速

　　C. 心房颤动　　　　　　　D. 室性心动过速

　　E. 心室颤动

74. 患者，女，86 岁。因心力衰竭口服地高辛 0.25mg，1 次/d；近 2 日出现胸闷，行心电图显示如图 7。最可能的心电图诊断是（　　）

　　A. 室性心动过速　　　　　B. 交界性期前收缩

　　C. 心房颤动　　　　　　　D. 室性期前收缩

　　E. 房性期前收缩

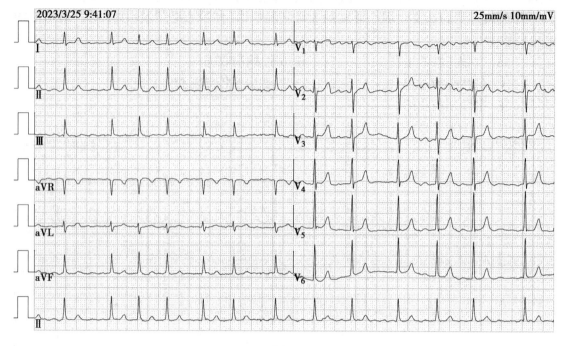

图 5

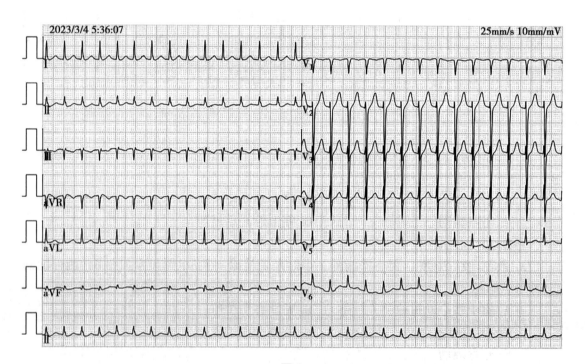

图 6

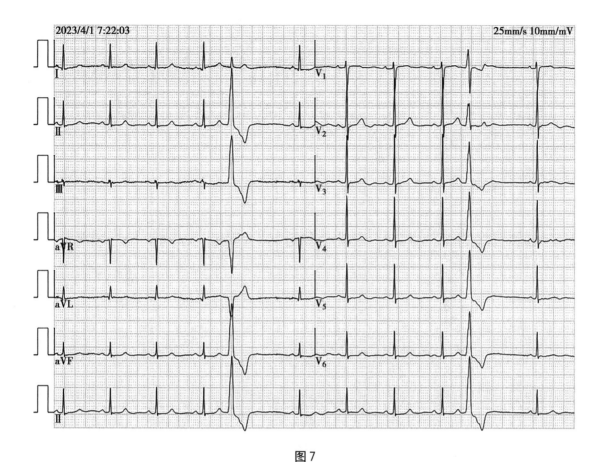

2023/4/1 7:22:03   25mm/s 10mm/mV

图 7

75. 患者，女，68 岁。因感冒后出现心慌胸闷，行心电图显示如图 8。最可能的心电图诊断是（　　）

    A. 室性心动过速　　　　　　　B. 交界性期前收缩

    C. 频发室性期前收缩二联律　　D. 心房颤动

    E. 频发房性期前收缩二联律

76. 患者，男，58 岁。有心绞痛发作病史，突发心慌 1 小时来院就诊，行心电图显示如图 9。最可能的心电图诊断是（　　）

    A. 窦性心律，阵发性室性心动过速

    B. 交界性心动过速

    C. 快速心房颤动

    D. 窦性心律，阵发性室上性心动过速

    E. 房性心动过速

77. 患者，男，72 岁。排便时突然出现意识丧失，抽搐 1 次。急诊心电图如图 10 所示。最可能的诊断是（　　）

    A. 房性心动过速　　　　　　　B. 心室颤动

    C. 交界性心动过速　　　　　　D. 阵发性室上性心动过速

    E. 室性心动过速

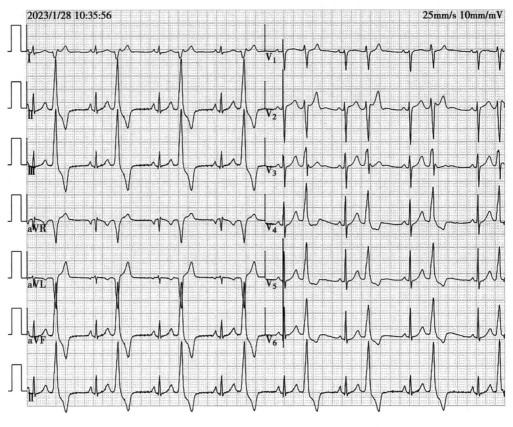

图 8

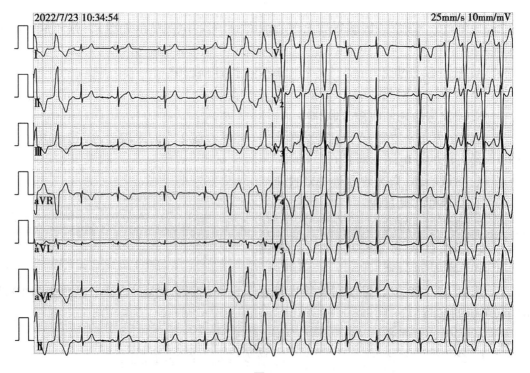

图 9

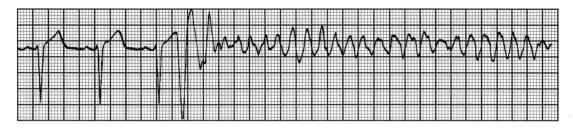

图 10

78. 患者，女，83 岁。因心慌胸闷 1 日来院就诊，常规体检心电图如图 11。最可能的诊断是（　　　）

　　A. 窦性心动过缓

　　B. 交界性心动过速

　　C. 二度Ⅱ型房室传导阻滞

　　D. 二度Ⅰ型房室传导阻滞

　　E. 三度房室传导阻滞

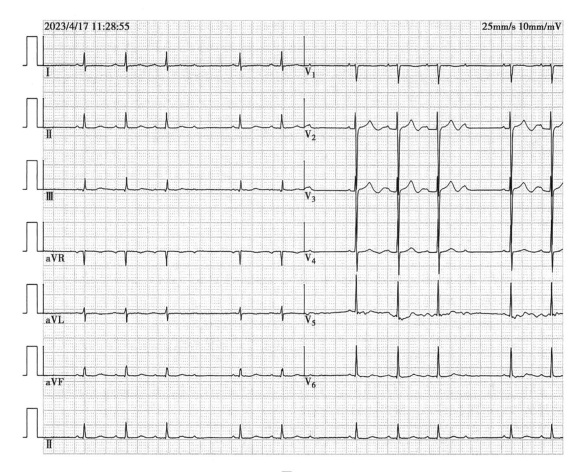

图 11

79. 患者，女，56岁。有口服胺碘酮用药病史，因活动后心慌胸闷 3 日来院就诊，常规体检心电图如图 12。最可能的诊断是（　　　）

    A. 二度Ⅱ型房室传导阻滞　　　　B. 三度房室传导阻滞

    C. 二度Ⅰ型房室传导阻滞　　　　D. 交界性心动过速

    E. 窦性心动过缓

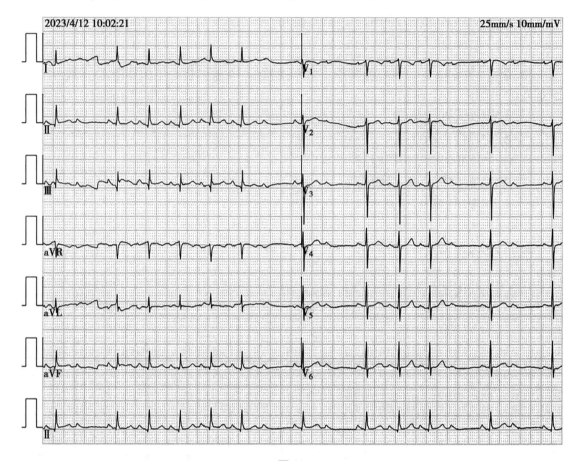

图 12

80. 患者，男，48岁。有冠心病病史，因心慌胸闷 2 日来院就诊，常规体检心电图如图 13。最可能的诊断是（　　　）

    A. 窦性心动过缓　　　　　　　　B. 交界性心动过速

    C. 二度Ⅰ型房室传导阻滞　　　　D. 二度Ⅱ型房室传导阻滞

    E. 三度房室传导阻滞

81. 患者，女，53岁。有高脂血症、糖尿病、冠心病病史，因间歇性胸痛 1 小时入院，常规体检心电图如图 14。最可能的诊断是（　　　）

    A. 急性心肌梗死　　　　　　　　B. 左房肥大

    C. 左束支传导阻滞　　　　　　　D. 二度Ⅱ型房室传导阻滞

    E. 右束支传导阻滞

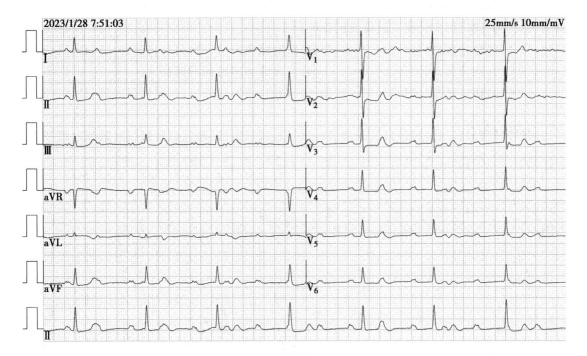

图 13

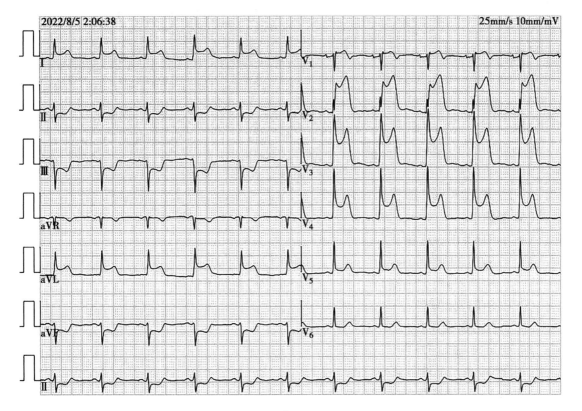

图 14

82. 患者，男，68岁。有高脂血症、糖尿病、冠心病病史，因突发胸痛 1 小时入院，常规体检心电图如图 15 所示。最可能的诊断是（　　）

    A. 急性心肌梗死   B. 左房肥大

    C. 左束支传导阻滞   D. 二度Ⅱ型房室传导阻滞

    E. 右束支传导阻滞

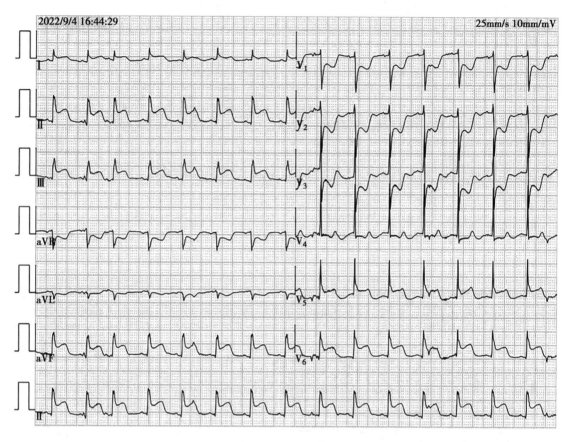

图 15

【B1 型题】

（83~84 题共用备选答案）

    A. S-T 段下移 0.03mV   B. S-T 段下移 0.05mV

    C. S-T 段弓背向上抬高   D. S-T 段弓背向下抬高

    E. S-T 段无偏移

83. 急性心肌梗死（　　）

84. 稳定型心绞痛发作（　　）

（85~86 题共用备选答案）

    A. V_1~V_3 导联出现异常 Q 波

    B. Ⅱ、Ⅲ、aVF 导联出现异常 Q 波

    C. V_3~V_5 导联出现异常 Q 波

D. Ⅰ、aVL 导联出现异常 Q 波

E. V_1~V_5 导联出现异常 Q 波

85. 前壁心肌梗死（　　）

86. 高侧壁心肌梗死（　　）

（87~88 题共用备选答案）

A. QRS 波群呈 $Q_Ⅰ$、$S_Ⅲ$ 型

B. QRS 波群呈 $Q_Ⅲ$、$S_Ⅰ$ 型

C. V_1 呈 rsR′ 型的 M 型波，QRS<0.12 秒

D. V_1 呈 QS 型，V_5、V_6 呈 R 型，QRS≥0.12 秒

E. V_1 呈 rsR′ 型的 M 型波，QRS≥0.12 秒

87. 完全性右束支传导阻滞（　　）

88. 完全性左束支传导阻滞（　　）

（89~90 题共用备选答案）

A. 心房颤动　　　　　　　B. 心房扑动

C. 二度Ⅰ型房室传导阻滞　　D. 阵发性房性心动过速

E. 心室扑动

89. RR 间隔绝对不等的是（　　）

90. RR 间隔呈规律性变化的是（　　）

（二）名词解释

1. 平均心电轴　　2. S-T 段　　　3. 异常 Q 波　　4. 冠状 T 波　　5. 肺型 P 波

6. 二尖瓣型 P 波　7. 窦性停搏　　8. 期前收缩　　9. 二联律　　　10. 文氏现象

（三）简答题

1. 简述正常心电图各波的形态特点以及时间和振幅数值。

2. 简述心肌梗死的典型心电图表现。

3. 简述急性心肌梗死的分期及各期典型心电图特点。

4. 请比较房性期前收缩、交界性期前收缩及室性期前收缩的心电图特点。

5. 简述室性心动过速的心电图表现。

6. 房室传导阻滞分几度？简述各自的心电图特点。

（王红卫　薛宏伟）

第二节　肺功能检查

（一）选择题

【A1 型题】

1. 肺功能正常的主要判断标准为（　　）

A. 肺活量（VC）>90%，一秒率（$FEV_{1.0}$/FVC%）>80%

B. VC>85%，$FEV_{1.0}$/FVC%>80%

C. VC>80%，$FEV_{1.0}$/FVC%>85%

D. VC>80%，$FEV_{1.0}/FVC\%$>70%

E. VC>80%，$FEV_{1.0}/FVC\%$>80%

2. 正常人残气量（RV）/肺总量（TLC）% 为（　　　）

A. <30%　　　　　　　　　B. <35%　　　　　　　　　C. <40%

D. <45%　　　　　　　　　E. <50%

3. 下列肺阻塞性通气功能障碍的判断标准，正确的是（　　　）

A. $FEV_{1.0}/FVC\%$ 明显下降

B. 最大自主通气量（MVV）增加

C. VC 增加

D. 气速指数>1.0

E. RV 下降

4. 下列**不符合**阻塞性通气功能障碍的是（　　　）

A. VC 正常　　　　　　　　B. MVV↓　　　　　　　　C. $FEV_{1.0}/FVC\%$↑

D. RV↑　　　　　　　　　E. RV/TLC↑

5. 患者，男性，68 岁，有慢性支气管炎病史 30 年。肺功能检查示：FEV_1 占预计值 55%，FEV_1/FVC 50%，TLC 增加，RV/TLC 为 45%。该患者的肺功能最可能诊断是（　　　）

A. 限制性通气功能障碍

B. 阻塞性通气功能障碍

C. 混合性通气功能障碍

D. 弥散功能障碍

E. 通气功能正常

6. 阻塞性肺气肿的判断标准为（　　　）

A. RV/TLC%≤35　　　　　B. RV/TLC%≥35　　　　　C. RV/TLC%≥36

D. RV/TLC%≤30　　　　　E. RV/TLC%≤20

7. 下列**不符合**限制性通气功能障碍的是（　　　）

A. VC↑　　　　　　　　　B. MVV↓　　　　　　　　C. $FEV_{1.0}/FVC\%$↑

D. RV↑　　　　　　　　　E. RV/TLC 正常或增加

8. 以下情况时补吸气量下降，但**除外**（　　　）

A. 胸腔积液　　　　　　　　B. 肺气肿　　　　　　　　C. 胸膜粘连

D. 肺纤维化　　　　　　　　E. 胸廓畸形

9. 肺气肿患者测定肺功能**不出现**的结果是（　　　）

A. 肺活量增加　　　　　　　B. 最大通气量降低　　　　　C. 残气量增加

D. 肺总量增加　　　　　　　E. 残气量/肺总量增加

10. 正常成人的潮气量（　　　）

A. 约 500ml　　　　　　　B. 约 800ml　　　　　　　C. 约 1 000ml

D. 约 1 500ml　　　　　　E. 约 3 000ml

11. 肺容积包括（　　　）

A. 潮气量+补吸气量

B. 补吸气量+残气量

C. 补呼气量+残气量

D. 潮气量+补吸气量+补吸气量+残气量

E. 潮气量+补吸气量+补呼气量+残气量

12. 肺活量包括（　　）

A. 潮气量+补吸气量+补呼气量

B. 潮气量+补吸气量+残气量

C. 潮气量+补呼气量+残气量

D. 补吸气量+补呼气量+残气量

E. 潮气量+残气量

13. 下列排除了呼吸影响，最能全面反映代谢因素的改变的测量值是（　　）

A. 二氧化碳结合力（CO_2CP）

B. 实际碳酸氢盐（AB）

C. 标准碳酸氢盐（SB）

D. 剩余碱（BE）

E. pH

14. 血气分析中代表呼吸性酸碱平衡的指标是（　　）

A. pH

B. HCO_3^-

C. 动脉血二氧化碳分压（$PaCO_2$）

D. BE

E. AB

15. 代偿性代谢性酸中毒可能出现的血气分析结果是（　　）

A. AB↓，pH 正常　　　　　　B. AB↑，PH↑　　　　　　　　　C. AB 正常，PH 正常

D. AB↑，pH↓　　　　　　　　E. AB 正常，PH↓

16. 失代偿性代谢性酸中毒的特征是（　　）

A. pH 正常，HCO_3^-↓，$PaCO_2$↓

B. pH↓，HCO_3^-↑，$PaCO_2$↓

C. pH 正常，HCO_3^-↓，$PaCO_2$↑

D. pH↓，HCO_3^-↓，$PaCO_2$↓

E. pH 正常，HCO_3^-↑，$PaCO_2$↑

17. 某患者动脉血气分析结果：pH 7.25，AB 15mmol/L，SB 18mmol/L，BE −5mmol/L，$PaCO_2$ 30mmHg。可考虑为（　　）

A. 代谢性酸中毒

B. 代谢性碱中毒

C. 呼吸性酸中毒

D. 呼吸性碱中毒

E. 呼吸性酸中毒合并代谢性碱中毒

18. 失代偿性呼吸性酸中毒时,血气分析的改变是( )

    A. $PaCO_2\uparrow$, pH>7.40   B. $PaCO_2\uparrow$, pH<7.35   C. $PaCO_2\downarrow$, pH<7.35

    D. $PaCO_2\downarrow$, pH>7.45   E. $PaCO_2\uparrow$, pH 7.35~7.45

19. 某患者动脉血气分析结果:pH 7.18,HCO_3^- 27.6mmol/L,BE −5mmol/L,$PaCO_2$ 75mmHg。可考虑为( )

    A. 代谢性酸中毒

    B. 呼吸性酸中毒

    C. 呼吸性酸中毒合并代谢性酸中毒

    D. 代谢性碱中毒

    E. 呼吸性酸中毒合并代谢性碱中毒

20. 机体酸碱平衡调节中的化学缓冲系统中最重要的缓冲系是( )

    A. Na-蛋白质/H-蛋白质   B. KHb/HHb   C. $KHbO_2/HHbO_2$

    D. $NaHCO_3/H_2CO_3$ E. $NaHPO_4/NaH_2PO_4$

21. 患者血 pH 为7.4,最可能是( )

    A. 呼吸性酸中毒   B. 代谢性酸中毒   C. 代偿性酸碱平衡失调

    D. 呼吸性碱中毒   E. 代谢性碱中毒

22. 呼吸性酸中毒的血气分析可能为( )

    A. pH 7.30,$PaCO_2$ 50mmHg

    B. pH 7.30,$PaCO_2$ 40mmHg

    C. pH 7.40,$PaCO_2$ 20mmHg

    D. pH 7.35,$PaCO_2$ 45mmHg

    E. pH 7.45,$PaCO_2$ 25mmHg

23. 呼吸性酸中毒患者,治疗 5 日后好转。查血气分析:pH 7.30,$PaCO_2$ 48mmHg,HCO_3^- 27mmol/L,Cl^- 110mmol/L,K^+ 5mmol/L,阴离子间隙(AG)16mmol/L。可能存在的情况是( )

    A. 呼吸性酸中毒失代偿

    B. 呼吸性酸中毒+代谢性碱中毒

    C. 呼吸性酸中毒代偿+代谢性酸中毒

    D. 呼吸性酸中毒失代偿+呼吸性酸中毒代偿

    E. 呼吸性酸中毒代偿

24. 判断酸碱平衡调节中机体代偿性程度最重要的指标是( )

    A. 动脉血氧分压(PaO_2)   B. $PaCO_2$

    C. BE   D. HCO_3^-

    E. pH

25. 下列可作为肺通气功能指标的是( )

    A. PaO_2

    B. CO_2CP

    C. $PaCO_2$

D. 动脉血氧饱和度（SaO$_2$）

E. P$_{(A-a)}$O$_2$（肺泡-动脉血氧分压差）

【A2 型题】

26. 患者，男，56 岁。肺癌外科术后 1 日，伴有呼吸困难。查血气分析：pH 7.60，PaCO$_2$ 18mmHg，BE +1mmol/L，AB 18mmol/L。该患者存在的酸碱失衡是（   ）

　　A. 代谢性碱中毒

　　B. 急性呼吸性碱中毒

　　C. 呼吸性碱中毒合并代谢性碱中毒

　　D. 呼吸性酸中毒

　　E. 呼吸性酸中毒合并代谢性碱中毒

27. 患者，女，67 岁。糖尿病酮症酸中毒患者，伴有呕吐、头痛、烦躁。查血气分析示：pH 7.25，PaCO$_2$ 4.5kPa（34mmHg），BE −9mmol/L，AB 16mmol/L。该患者存在的酸碱失衡是（   ）

　　A. 急性呼吸性酸中毒

　　B. 呼吸性酸中毒合并代谢性酸中毒

　　C. 急性代谢性酸中毒

　　D. 慢性代谢性酸中毒

　　E. 呼吸性碱中毒合并代谢性酸中毒

28. 患者，男，73 岁。反复咳嗽咳痰 30 年，活动后气促 4 年，加重 7 日入院。体格检查：桶状胸，呼吸运动减弱，语音震颤减弱，双肺底可闻及广泛性湿啰音。肺功能检查最可能出现的通气功能障碍是（   ）

　　A. 阻塞性通气功能障碍　　　　　B. 限制性通气功能障碍

　　C. 小气道通气功能受损　　　　　D. 混合性通气功能障碍

　　E. 大气道通气功能受损

【B1 型题】

（29~31 题共用备选答案）

　　A. 判断缺氧及程度指标　　　　　B. 反映肺换气功能指标

　　C. 判断肺通气状态指标　　　　　D. 反映组织缺氧指标

　　E. 反映代谢因素改变指标

29. PvO$_2$（混合静脉血氧分压）（   ）

30. PC$_{(A-a)}$O$_2$（肺泡-动脉血氧分压差）（   ）

31. PaO$_2$（   ）

（32~35 题共用备选答案）

　　A. 血 pH　　　　　B. PaO$_2$　　　　　C. PaCO$_2$　　　　　D. BE　　　　　E. SaO$_2$

32. 衡量肺泡通气量（   ）

33. 判断早期缺氧（   ）

34. 反映血液酸碱度（   ）

35. 判断代谢性酸碱失衡（   ）

(36~39题共用备选答案)

A. VT+IRV 　　　　B. VT+IRV+ERV 　　　　C. RV+ERV
D. VT+IRV+ERV+RV 　　　　E. VT×每分钟呼吸频率

36. 肺活量（　　　）
37. 肺总量（　　　）
38. 功能残气量（　　　）
39. 深吸气量（　　　）

（二）名词解释

1. pH 　　　　　　　　　　　2. 最大通气量
3. 第1秒用力呼气容积 　　　　4. 支气管激发试验

（三）简答题

1. 为什么阻塞性通气障碍时呼气时间延长,而限制性通气障碍时呼气时间缩短?

2. 某慢性肺心病患者,近日来病情加重。动脉血气分析:PaO_2 55mmHg,$PaCO_2$ 65mmHg,HCO_3^- 20mmol/L,BE −2mmol/L,pH 7.34。写出诊断及理由。

3. 简述通气功能障碍的类型、特点及其区别。

（戴小丽）

第三节　内镜检查

（一）选择题

【A1型题】

1. 胃镜检查的适应证**不包括**（　　　）
   A. 疑有上消化道疾病者
   B. 上消化道出血及不明原因贫血者
   C. 所有上腹部疼痛患者
   D. 胃炎、溃疡的疗效判断和监测
   E. 疑有占位、溃疡和其他不明性质疾病者

2. 疑有十二指肠降部憩室,最佳的检查方法是（　　　）
   A. 经内镜逆行胆胰管成像 　　　B. 上消化道内镜检查
   C. 超声检查 　　　　　　　　　D. CT
   E. 结肠镜检查

3. 胃镜检查前禁食时间应至少（　　　）
   A. 禁食8小时 　　　　B. 禁食10小时 　　　　C. 禁烟6小时
   D. 禁食5小时 　　　　E. 禁药12小时

4. 关于胃部的浅表性炎症,下列描述**错误**的是（　　　）
   A. 颜色发白,反光增强 　　　B. 黏膜斑点状出血
   C. 黏膜脆弱 　　　　　　　　D. 皱襞萎缩变细
   E. 黏膜呈铺路石状

5. 萎缩性胃炎的内镜所见**不包括**（　　　）
   A. 皱襞萎缩变细　　　　　B. 黏膜斑点状出血　　　　　C. 黏膜颜色苍白
   D. 表面干涩,缺少光泽　　　E. 黏膜下蓝色血管透见

6. 活动期溃疡的内镜下表现是（　　　）
   A. 溃疡缩小,炎症消退　　　　　B. 黏膜反光增强
   C. 皱襞集中明显　　　　　　　　D. 溃疡边缘充血、水肿明显
   E. 溃疡面被再生上皮覆盖

7. 结肠镜检查的并发症最严重的是（　　　）
   A. 黏膜下气肿　　　　　B. 浆膜撕裂　　　　　C. 肠系膜撕裂
   D. 肠穿孔及大出血　　　E. 心脑血管意外

8. 结肠镜检查前应注意的是（　　　）
   A. 禁半流质 8 小时,禁饮 4 小时
   B. 应进食吃饱
   C. 禁烟、食、药 12 小时,禁饮 4 小时
   D. 应进食高纤维素饮食
   E. 应服用清洁肠道的泻药或清洁灌肠

9. 下列选项中,溃疡性结肠炎的内镜表现是（　　　）
   A. 病变呈跳跃式　　　　　B. 鹅卵石样改变　　　　　C. 匐行性溃疡
   D. 病变呈连续性　　　　　E. 肠壁纤维化而增厚

10. 诊断黏膜下肿瘤的首选方法是（　　　）
    A. 胶囊内镜　　　　　B. 色素与放大内镜　　　　　C. 超声内镜
    D. 纤维内镜　　　　　E. 可曲式内镜

11. 纤维支气管镜检查的禁忌证是（　　　）
    A. 不明原因的咯血　　　　　B. 疑为肺癌者
    C. 做病原学培养　　　　　　D. 近期上呼吸道感染
    E. 反复在同一部位发生的肺炎

12. 纤维支气管镜检查后应注意的是（　　　）
    A. 可进流质　　　　　B. 可饮水　　　　　C. 应禁食 1 日
    D. 应禁食 2~3 日　　　E. 多与人交谈,减轻焦虑

【A3 型题】

(13~14 题共用题干)

患者,男,48 岁。周期性上腹痛 2 年余,近 1 周出现左上腹部疼痛,经内科治疗后效果不佳,既往有长期饮酒病史。胃酸分析结果为明显偏低,钡餐检查提示胃角龛影,直径约为 2.3cm。

13. 该患者最可能的诊断是（　　　）
    A. 慢性胃炎　　　　　B. 胃溃疡　　　　　C. 胃癌
    D. 十二指肠溃疡　　　E. 慢性十二指肠炎

14. 为明确诊断，下一步应进行的检查是（　　　）

    A. 钡餐检查   B. 大便潜血检查   C. 胃镜检查

    D. 胃镜+活检检查   E. 碳 13 尿素呼气试验

【B1 型题】

（15~17 题共用备选答案）

    A. 超声内镜   B. 色素与放大内镜   C. 胶囊内镜

    D. 纤维内镜   E. 共聚焦内镜

15. 可行穿刺做病理检查的是（　　　）

16. 可鉴别良恶性肿瘤的是（　　　）

17. 定时摄录腔内图像的是（　　　）

（18~19 题共用备选答案）

    A. 早期胃癌   B. 进展期胃癌   C. 食管癌

    D. 结肠癌   E. 十二指肠癌

18. 癌组织仅限于黏膜和黏膜下层者可见于（　　　）

19. 肿块凹凸不平、表面污秽可见于（　　　）

（二）简答题

1. 简述胃镜检查的适应证。

2. 萎缩性胃炎的胃镜表现有何特点？

3. 简述超声内镜检查的禁忌证。

4. 简述纤维支气管镜检查的并发症。

（吴晓华）

第七章 | 临床常用诊断技术

（一）选择题

【A1 型题】

1. 关于胸膜腔穿刺术,**不正确**的是（　　　）
   - A. 操作前向患者说明穿刺的目的,消除顾虑
   - B. 操作中如出现头晕、面色苍白、出汗、心悸、胸部压迫感或剧痛、晕厥等,应立即停止抽液,并做相应的处理
   - C. 一次抽液不宜过多、过快
   - D. 减压抽液,尽量多抽
   - E. 避免在第 9 肋间以下穿刺

2. 关于胸膜腔穿刺术的叙述,**不正确**的是（　　　）
   - A. 穿刺选在胸部叩诊实音最明显部位进行
   - B. 常取肩胛线或腋后线第 9 肋间以下
   - C. 也可选腋中线第 6~7 肋间
   - D. 腋前线第 5 肋间
   - E. 包裹性积液可结合 X 线或超声检查确定

3. 关于腹膜腔穿刺术的描述,**不正确**的是（　　　）
   - A. 左下腹部脐与髂前上棘连线的中、内 1/3 交点处
   - B. 侧卧位穿刺点在脐水平线与腋前线或腋中线交叉处
   - C. 脐与耻骨联合连线的中点上方 1.0cm,稍偏左或偏右 1.0~1.5cm 处
   - D. 少数包裹性积液可在 B 超引导下定位穿刺
   - E. 放液不宜过快过多,一次放液通常不超过 3 000

4. 关于腰椎穿刺术的描述,**不正确**的是（　　　）
   - A. 通常取弯腰侧卧位,自 L_2~S_1(以 L_3~L_4 为主)椎间隙穿刺
   - B. 成人进针约 4~6cm,小儿约 3~4cm
   - C. 正常侧卧位脑脊液压力为 70~180mmHg
   - D. 凡疑有颅内压升高者必须先做眼底检查,如有明显视盘水肿或有脑疝先兆者,禁忌穿刺
   - E. 穿刺时腰椎穿刺术针的针尖斜面应平行于身体长轴

5. 关于骨髓穿刺术常用穿刺点,**不正确**的是( )

    A. L_5 和 S_1 水平旁约 3cm 处

    B. 髂前上棘后 1~2cm

    C. 胸骨柄、胸骨体相当于第 1、2 肋间隙中线部位

    D. 小儿胫骨粗隆下 1cm 之前外侧

    E. 将骨髓穿刺针固定器固定在适当的长度上(髂后和髂前上棘穿刺一般为 1.5cm,胸骨和腰椎棘突穿刺为 1.0cm)

6. 下列选项中**不属于**胸膜腔穿刺术适应证的是( )

    A. 原因未明的胸腔积液　　　　B. 抽液减压　　　　　　　　C. 胸腔内给药

    D. 胸腔冲洗　　　　　　　　　E. 胸腔棘球蚴病患者

7. 关于胸膜腔穿刺术的叙述,**不正确**的是( )

    A. 一次抽液不可过多、过快

    B. 减压抽液,首次不超过 600ml,以后每次不超过 1 000ml

    C. 脓胸,每次尽量抽尽

    D. 检查癌细胞,至少需要 100ml

    E. 诊断性穿刺,抽液 20~30ml

8. 关于腹膜腔穿刺术的目的的叙述,**不正确**的是( )

    A. 明确腹水的性质

    B. 向腹膜腔内注入药物

    C. 腹水浓缩回输

    D. 肝癌患者,尽量抽出积液,缓解患者症状

    E. 腹腔灌洗

9. 关于腹膜腔穿刺术的禁忌证的叙述,**不正确**的是( )

    A. 广泛腹膜粘连者

    B. 有肝性脑病先兆、棘球蚴病及巨大卵巢囊肿者

    C. 妊娠早期

    D. 大量腹水伴有严重电解质紊乱者

    E. 有明显出血倾向者

10. 行腹膜腔穿刺术,初次放腹水者,一般为( )

    A. 1 000ml 以下　　　　　　B. 1 000~2 000ml　　　　　　C. 3 000ml

    D. 3 000~4 000ml　　　　　E. 4 000ml 以上

11. 关于渗出液的描述,**不正确**的是( )

    A. 外观黄色、血色、脓性、乳糜性,多混浊

    B. 比重<1.018

    C. 易凝固

    D. 蛋白定量>30g/L

    E. 黏蛋白定性阳性

12. 下列选项中**不属于**腰椎穿刺术适应证的是（　　）

　　A. 中枢神经系统炎症性疾病的诊断与鉴别诊断

　　B. 脑血管意外的诊断与鉴别诊断

　　C. 颅后窝占位病变

　　D. 肿瘤性疾病的诊断与治疗

　　E. 测定颅内压力

13. 关于腰椎穿刺术的禁忌证的叙述，**不正确**的是（　　）

　　A. 颅内高压

　　B. 脑疝形成患者

　　C. 休克、衰竭或濒危患者

　　D. 蛛网膜下腔出血

　　E. 准备进行脊髓造影或气脑造影患者

14. 为预防腰椎穿刺后头痛，腰椎穿刺后应嘱患者平卧（　　）

　　A. 3 小时　　　　　　　　B. 1 小时　　　　　　　　C. 4 小时

　　D. 6 小时　　　　　　　　E. 2 小时

15. 关于颅内压增高引起的相应的综合征的叙述，**不正确**的是（　　）

　　A. 剧烈头痛　　　　　　　B. 喷射状呕吐　　　　　　C. 视盘水肿

　　D. 意识障碍　　　　　　　E. 黄斑水肿

16. 骨髓穿刺术的禁忌证**不包括**（　　）

　　A. 血友病患者

　　B. 原因不明的长期发热

　　C. 晚期妊娠的妇女

　　D. 小儿及不合作者

　　E. 有出血倾向或凝血时间明显延长者

17. 关于骨髓穿刺术的注意事项，**不正确**的是（　　）

　　A. 当胸骨穿刺时，针头斜面朝向髓腔，刺入深度 0.5~1.0cm

　　B. 骨髓吸取量以 0.1~0.2ml 为宜

　　C. 穿刺针进入骨质后避免摆动过大，以免折断

　　D. 注射器与穿刺针必须干燥，以免发生溶血

　　E. 当做细胞形态学检查时，抽吸量宜多

18. 关于导尿术的注意事项，**不正确**的是（　　）

　　A. 导尿全过程要按无菌操作进行

　　B. 导尿管要用液体石蜡充分润滑，插管动作要轻柔

　　C. 尿潴留者第 1 次放尿量不超过 1 500ml

　　D. 间歇性引流，以锻炼膀胱的反射功能

　　E. 引流袋须低于膀胱位置

19. 关于插胃管的适应证，**不正确**的是（　　）

　　A. 肠内营养

B. 胃肠减压

C. 食管静脉曲张

D. 洗胃解毒

E. 上消化道出血患者出血情况的观察和治疗

20. 关于吸氧术的适应证，**不正确**的是（　　　）

A. 呼吸系统疾患影响肺活量患者

B. 心脏功能不全，使肺部充血致呼吸困难者

C. 昏迷患者，如脑血管意外等

D. 妊娠早期，促使胎儿发育良好者

E. 大量失血、严重贫血者

（二）简答题

1. 简述插胃管的禁忌证。

2. 简述动脉穿刺技术的适应证。

（许有华）

第八章 | 病历书写及临床诊断思维方法

（一）选择题

【A1 型题】

1. 下列对病程记录书写的描述，**不正确**的是（　　）

 A. 症状及体征的变化

 B. 检查结果及分析

 C. 各级医师查房及会诊意见

 D. 每日均应记录 1 次

 E. 临床操作及治疗措施

2. 下列对病历书写的描述，**不正确**的是（　　）

 A. 入院记录需要在 24 小时内完成

 B. 入院不足 24 小时出院的可书写 24 小时内入出院记录

 C. 转入记录由接收科室医生书写

 D. 转科（转出）记录由转出科的住院医师书写

 E. 手术记录由参加手术者任一人书写

3. 下列内容中，属于现病史的是（　　）

 A. 社会经历　　　　　　B. 职业及工作条件　　　　C. 习惯嗜好

 D. 生育史　　　　　　　E. 诊疗经过

4. 下列内容中，属于既往史的是（　　）

 A. 病因与诱因　　　　　B. 预防注射　　　　　　　C. 诊疗经过

 D. 工业毒物接触史　　　E. 生活习惯

5. 婚姻史的内容**不包括**（　　）

 A. 有无淋病、梅毒等接触史

 B. 夫妻关系

 C. 性生活

 D. 配偶健康状况

 E. 患者婚否

6. 病史中最重要的是（　　）

 A. 个人史　　　　　　　B. 婚姻史　　　　　　　　C. 家族史

 D. 既往史　　　　　　　E. 现病史

7. **不属于**现病史内容的是（　　）
    A. 手术史
    B. 起病时的情况
    C. 病情的发展与演变
    D. 主要症状及伴随症状
    E. 诊治经过

8. 患者嗜好烟酒茶等习惯属于（　　）
    A. 主诉
    B. 家族史
    C. 既往史
    D. 个人史
    E. 现病史

9. **不属于**病历书写基本要求的是（　　）
    A. 内容真实,记录及时
    B. 格式多样,项目个体化
    C. 用词规范,准确恰当
    D. 字迹工整,清晰可辨
    E. 审阅严格,修改规范

10. 关于病历的描述,**不正确**的是（　　）
    A. 反映了患者的发病、病情演变、转归和诊疗情况
    B. 病历是医疗、教学和科研工作的基本资料
    C. 病历不作为医疗保险依据
    D. 病历是涉及医疗纠纷及诉讼的重要依据
    E. 病历是临床医生根据问诊、体格检查、检查资料经过归纳、分析、整理而写成

11. 对主诉的正确理解是（　　）
    A. 症状及持续时间
    B. 体征及持续时间
    C. 病名及持续时间
    D. 症状和/或体征及持续时间
    E. 症状、体征、病名及持续时间

12. 诊断疾病最基本、最重要的手段是（　　）
    A. 详细的问诊
    B. 全面体格检查
    C. 实验室检查
    D. 心电图检查
    E. 影像检查

13. 病史的主体部分是（　　）
    A. 主诉
    B. 现病史
    C. 既往史
    D. 个人史
    E. 家族史

14. 下列选项中,**不符合**主诉要求的是（　　）
    A. 反复咳嗽、咳痰、喘息20年,加重2年
    B. 活动后心慌气短2年,下肢水肿半个月
    C. 反复发作的右侧头痛
    D. 上腹部疼痛反复发作3年,2小时前呕血约200ml
    E. 尿急、尿频、尿痛2日

15. 关于主诉的叙述，下列最恰当的是（　　　）

    A. 患者感受的痛苦

    B. 最明显的症状或体征

    C. 本次就诊最主要的原因

    D. 主要症状及其持续时间

    E. 医生对患者的诊断用语

16. 下列对于书写病历的描述，**不属于**基本要求的是（　　　）

    A. 内容真实   B. 格式规范   C. 描述精练

    D. 检查齐全   E. 填写全面

17. 入院记录应在入院后完成的时间规定为（　　　）

    A. 6 小时   B. 12 小时   C. 24 小时

    D. 48 小时   E. 72 小时

18. 要求完成抢救记录的时间是（　　　）

    A. 当时   B. 当日   C. 6 小时

    D. 8 小时   E. 12 小时

19. 要求完成死亡记录的时间是（　　　）

    A. 当时   B. 当日   C. 6 小时

    D. 8 小时   E. 12 小时

20. 要求完成首次病程记录的时间是（　　　）

    A. 8 小时   B. 12 小时   C. 24 小时

    D. 48 小时   E. 72 小时

21. 科间会诊一般应完成的时间限制是（　　　）

    A. 24 小时   B. 48 小时   C. 72 小时

    D. 10 分钟   E. 30 分钟

22. 有创诊疗操作记录书写应在操作完成后（　　　）

    A. 1 小时   B. 2 小时   C. 3 小时

    D. 即刻   E. 30 分钟

23. 转入记录由转入科室医生于患者转入后多少小时内完成（　　　）

    A. 8 小时   B. 24 小时   C. 48 小时

    D. 72 小时   E. 6 小时

24. 下列医务人员中，有审签院外会诊权利的是（　　　）

    A. 科主任   B. 经管主治医师   C. 副主任医师

    D. 主任医师   E. 住院医师

25. 转科记录内容**不包括**（　　　）

    A. 患者姓名、性别、年龄   B. 入院日期、入院情况、入院诊断

    C. 目前情况、目前诊断   D. 转科目的

    E. 护士签名

26. 关于急诊病历的描述，**不正确**的是（　　　）
    A. 患者就诊时间记录至年、月、日、时、分
    B. 扼要记录病史
    C. 记录重要体征、化验及影像等检查结果
    D. 记录抢救措施与抢救经过需要标明时间
    E. 如急诊抢救无效死亡者只需要记录死亡时间

27. 病历摘要**不包括**（　　　）
    A. 病史要点
    B. 体格检查
    C. 实验室与器械检查中的重要阳性结果
    D. 有鉴别诊断价值的阴性结果
    E. 字数最少应超过 300 字

28. 下列问诊内容，正确的是（　　　）
    A. 你心前区痛反射到左肩吗
    B. 你右上腹痛反射到右肩痛吗
    C. 解大便有里急后重吗
    D. 你觉得最主要的是哪里不适
    E. 腰痛时反射到大腿内侧痛吗

29. 下列选项中，**不属于**入院病历的内容是（　　　）
    A. 个人史　　　　　　B. 主诉　　　　　　C. 问诊
    D. 月经及生育史　　　E. 婚姻史

30. 日常病程记录是指对患者住院期间诊疗过程的经常性、连续性记录，关于书写人员描述错误的是（　　　）
    A. 经治医生　　　　　B. 实习医生　　　　　C. 试用期医生
    D. 进修医生　　　　　E. 必须是主治医师

31. 施行新的《病历书写基本规范》的时间是 2010 年的（　　　）
    A. 7 月 1 日　　　　　B. 5 月 1 日　　　　　C. 4 月 1 日
    D. 3 月 1 日　　　　　E. 8 月 1 日

32. **不予**医师执业注册的情形是（　　　）
    A. 受刑事处罚，刑罚执行完毕之日起不满 3 年或者受吊销医师执业证书行政处罚，自处罚之日起不满 2 年的
    B. 受吊销医师执业证书行政处罚自处罚之日起不满 3 年的
    C. 受刑事处罚、刑罚执行完毕之日起不满 2 年或者受吊销医师执业证书行政处罚，自处罚之日起不满 3 年的
    D. 受刑事处罚、刑罚执行完毕之日起不满 2 年或者受吊销医师执业证书行政处罚，自处罚之日起不满 3 年的
    E. 受刑事处罚，自刑事处罚执行完毕之日起不满 5 年的

33. 医师注册后有下列情形之一的,其所在的医疗、预防、保健机构应当在30日内报告准予注册的卫生行政部门,卫生行政部门应当注销注册,收回医师执业证书,**除了**（　　　）

    A. 中止执业医师满2年的

    B. 受吊销医师执业证书行政处罚的

    C. 死亡或者被宣告失踪的

    D. 中止医师执业活动满1年的

    E. 有国务院卫生行政部门规定不宜从事医疗、预防、保健业务的其他情形的

34. 对于《执业医师法》的适用对象,以下说法**不正确**的是（　　　）

    A. 本法颁布之日前按照国家有关规定取得医学专业技术职称和医学专业技术职务的人员

    B. 乡村医生

    C. 计划生育技术服务机构中的医生

    D. 军队医生

    E. 在中国境内申请医生考试、注册、执业或者从事临床示教临床研究等活动的境外人员

35. 医师在执业活动中必须履行下列义务,**除了**（　　　）

    A. 尊重患者,保护患者的隐私

    B. 遵守技术操作规范

    C. 宣传卫生保健知识,对患者进行健康教育

    D. 努力钻研业务,更新知识,提高专业技术水平

    E. 参加所在单位的民主管理

36. 未经批准擅自开办医疗机构行医的,承担以下法律责任,**除了**（　　　）

    A. 暂停1个月以上,6个月以下的执业活动

    B. 注销执业证书

    C. 对个体行医者予以取缔

    D. 行政罚款处罚

    E. 暂停半年以上,1年以下执业活动

37. 医师在执业活动中**不享有**的权利是（　　　）

    A. 获得与本人执业活动相当的医疗设备、基本条件

    B. 参加专业学术团体

    C. 对患者进行无条件临床试验治疗

    D. 在执业范围内进行疾病诊察和治疗

    E. 接受继续医学教育和技能培训

38. 医师在执业活动中违反卫生行政规章制度或者技术操作规范,造成严重后果的责令暂停执业活动。暂停期限为（　　　）

    A. 3个月以上,6个月以下

    B. 半年至1年

    C. 1年以上,1年半以下

D. 半年以上，3 年以下

E. 6 个月以上，2 年以下

39. 对考核不合格的医师，县级以上人民政府卫生行政部门可以（　　）

    A. 吊销其医师执业证书

    B. 责令其暂停执业活动 3~6 个月，并接受培训和继续教育

    C. 降低其执业等级

    D. 变更其工作岗位

    E. 给予行政或纪律处分

40. 常见的误诊、漏诊的原因**不包括**下面选项中的（　　）

    A. 病史资料不完整、不确切

    B. 观察不细致或检验结果误差

    C. 先入为主、主观臆断

    D. 医学知识不足、缺乏临床经验

    E. 疾病的临床表现不同

41. 诊断内容**不包括**（　　）

    A. 病因诊断　　　　　　　　B. 病理解剖诊断

    C. 病理生理诊断　　　　　　D. 并发症的诊断

    E. 既往疾病诊断

42. 临床思维的基本原则**不包括**（　　）

    A. 实事求是的原则，多元论原则

    B. 用发病率和疾病谱的观点选择诊断的原则

    C. 首先考虑器质性疾病，然后考虑功能性疾病

    D. 首先考虑可治的疾病的原则，简化思维程序的原则

    E. 见病见人的原则

43. 首位诊断是（　　）

    A. 病因诊断　　　　　　　　B. 病理解剖诊断

    C. 病理生理诊断　　　　　　D. 并发症的诊断

    E. 伴发疾病诊断

44. 临床思维的两大要素是（　　）

    A. 病史采集和体格检查

    B. 获得诊断信息和验证诊断

    C. 临床实践和科学思维

    D. 临床实践和验证诊断

    E. 获得诊断信息和科学思维

45. **不属于**临床诊断思维方法的是（　　）

    A. 推理　　　　　　　　　　B. 求证

    C. 对照　　　　　　　　　　D. 排除

    E. 经验再现

46. 世界卫生组织和中华人民共和国国家卫生健康委员会规定，当就诊者存在着1种以上的疾病和损伤情况时，主要诊断应选择的疾病是（　　）

    A. 健康危害最小　　　　　　　　B. 医疗花费最少

    C. 住院时间最长　　　　　　　　D. 诊断程度最难

    E. 医疗风险最大

47. 世界卫生组织和中华人民共和国国家卫生健康委员会规定，当就诊者存在着1种以上的疾病和损伤情况时，第一诊断应选择的疾病是（　　）

    A. 导致死亡的疾病

    B. 医疗花费最多的疾病

    C. 住院时间最长的疾病

    D. 诊断程度最难的疾病

    E. 医疗风险最大的疾病

【B1 型题】

（48~52题共用备选答案）

    A. 主诉　　　　　　　　B. 现病史　　　　　　　　C. 既往史

    D. 个人史　　　　　　　　E. 家族史

48. 病史的主体部分应记录疾病发生发展变化的全过程是指（　　）

49. 患者有过对青霉素、磺胺过敏应记录属于（　　）

50. 患者有长期的烟酒嗜好应记录属于（　　）

51. 患者本次就诊的主要原因是指（　　）

52. 询问患者父母亲健康状况应记录属于（　　）

（53~57题共用备选答案）

    A. 病因诊断　　　　　　　　B. 病理解剖诊断　　　　　　　　C. 病理生理诊断

    D. 并发症的诊断　　　　　　　　E. 伴发疾病诊断

53. 最重要、最理想的临床诊断内容，列于诊断首位的是（　　）

54. 与主要诊断不相关的疾病，排在诊断的最后的是（　　）

55. 疾病引起的机体功能变化的诊断，列在诊断第3位的是（　　）

56. 与主要疾病密切相关的疾病，列在原发病之后的是（　　）

57. 对病变部位、范围、性质及组织结构变化做出的判断是指（　　）

（二）名词解释

1. 病历

2. 主诉

3. 病程记录

（三）简答题

1. 住院病历包括的内容有哪些？

2. 日常病程记录有哪些要求？

3. 门诊初诊病历包括哪些内容？

4. 抢救记录包括哪些内容？

5. 书写交接班记录有哪些要求？

6. 阶段小结有哪些内容？

7. 死亡记录有哪些要求？

8. 同意书包括哪些？

9. 病情告知书有哪些内容？

10. 试述临床思维的基本原则。

11. 论述诊断疾病的步骤。

12. 常见诊断失误的原因有哪些？

13. 疾病诊断的内容与顺序是什么？

（杨 旭 刘惠莲）

参考答案

答案一 实训指导参考答案

实训一 体格检查准备

1. 体格检查前的准备有哪些?

答:医生准备,环境准备,患者准备,物品准备。

2. 体格检查时应注意哪些事项?

答:(1) 应以患者为中心,要关心、体贴患者,要有高度的责任感和良好的医德医风。

(2) 检查患者时光线应充足,室内温度应适宜,环境应安静,注意保护患者隐私。

(3) 医生应仪表端庄,着装整洁,指甲修短,举止大方,态度诚恳、和蔼。

(4) 操作前,要对患者做自我介绍,并说明检查的原因、目的和要求,取得患者的密切配合。操作结束应对患者的配合与协作表示感谢。

(5) 应注意避免交叉感染,检查前医生应洗手或用消毒液擦手,必要时可穿隔离衣,戴口罩和手套,并做好隔离消毒工作。

(6) 医生一般站在患者右侧,检查手法应规范轻柔。

(7) 体格检查时应全面、有序、重点、规范和正确。

(8) 检查过程中应注意左右及相邻部位等的对照检查。

实训二 全身体格检查顺序及要求

1. 简述全身体格检查的顺序。

答:一般检查→头颈部→胸部→腹部→脊柱、四肢与肛门→神经系统。

2. 触诊方法有哪些?

答:浅部触诊法;深部触诊法:①深部滑行触诊法②双手触诊法③深压触诊法④冲击触诊法。

实训三 体温测量

1. 测量体温方法最常用的是什么?

答:最常用的是:腋测法。简单、方便,无交叉感染的优点。

2. 测量体温的常用方法包括哪些？

答：腋测法、口测法和肛测法。

3. 何为稽留热？

答：稽留热多为高热，体温常在 39℃ 以上，昼夜间体温变动范围较小，24 小时内波动幅度不超过 1℃，可持续数天或数周，体温可渐退或骤退。

实训四　脉搏测量

1. 脉搏测量方法及注意事项有哪些？

答：检查者用三指（示、中、环指）的指端按压在桡动脉处，按压力量适中，以能清楚测得脉搏搏动为宜，脉搏正常测量 30 秒，乘以 2。注意：勿用拇指诊脉，因拇指小动脉的搏动较强，易与患者的脉搏相混淆。异常脉搏应测量 1 分钟；脉搏细弱难以触诊应测量心尖搏动 1 分钟。

2. 测量脉搏可选择哪些部位？

答：桡动脉、肱动脉、颈动脉、股动脉和足背动脉。

3. 何为交替脉？

答：脉搏节律规则而强弱交替出现，为左心功能不全早期的重要体征之一。

4. 何为短绌脉？

答：心房颤动时单位时间内脉率小于心率，也称脉搏短绌。

实训五　呼吸频率、节律及深度的检查

1. 正常成人静息状态呼吸频率为多少？

答：正常成人静息状态下，呼吸为 12~20 次/min，呼吸与脉搏之比为 1：4。新生儿呼吸约 44 次/min，随着年龄的增长而逐渐减慢。

2. 成人呼吸过速的标准是多少？

答：大于 20 次/min。

3. 何为库斯莫尔呼吸，有何临床意义？

答：其又称为酸中毒深呼吸，尿毒症、糖尿病酮症酸中毒时，因血中酸性代谢产物增多，强烈刺激呼吸中枢导致呼吸困难。常出现深而快的规则呼吸，可伴有鼾音。

4. 何为潮式呼吸，有何临床意义？

答：潮式呼吸，特点为呼吸由浅慢逐渐变为深快，然后再由深快到浅慢，继之暂停，周而复始。其多发生于严重中枢神经系统疾病（如脑炎、脑膜炎、颅内压增高）及中毒等。

实训六　血压测量

1. 当测血压时，为什么不能将听诊器置于袖带下方？

答：将听诊器放于袖带下方，相当于给血管额外增加了一个压力，将导致血压的测量值偏高。

2. 成人高血压的诊断标准是多少？

答：在安静、清醒和未使用降压药物的条件下采用标准测量方法，至少 3 次非同日血压值达到或者超过收缩压 140mmHg 和/或舒张压 90mmHg。

3. 低血压的诊断标准是多少？

答：血压低于 90/60mmHg。

实训七　测体重

1. 如何测量标准体重？

答：嘱患者立正姿势站在测试仪踏板上，上臂下垂，足跟并拢，足尖分开约呈 60°角，躯干自然挺直，头部保持正直，观察体重表的读数，体重为 XXkg。测体重时必须脱鞋。

2. 临床上常见营养状态异常的临床意义有哪些？

答：临床上常见的营养状态异常包括营养不良和营养过度两个方面。

（1）营养不良：由于摄食不足或消耗增多引起。一般轻微或短期的疾病不易导致营养状态的异常，故营养不良多见于长期或严重的疾病。当体重减轻低于标准体重的 10% 时称为消瘦，根据体重指数（BMI）判定，世界卫生组织标准，BMI<18.5 为消瘦，我国标准与此相同。极度消瘦者称为恶病质。

（2）营养过度：体内脂肪积聚过多，主要表现为体重增加，超过标准体重的 20% 为肥胖，根据体重指数（BMI）判定，世界卫生组织标准，BMI≥30 为肥胖，我国标准，BMI≥28 为肥胖。按其病因可将肥胖分为原发性和继发性两种。

实训八　皮肤弹性和水肿检查

1. 皮肤弹性和水肿检查方法及注意事项有哪些？

答：（1）皮肤弹性：检查部位为手背或者上臂内侧皮肤；检查者用拇指和示指将皮肤捏起，松手后正常皮肤皱褶迅速平复，当弹性减退时皱褶平复缓慢，此为皮肤弹性检查。

（2）皮肤水肿：皮肤水肿检查部位为小腿内侧；检查者用手指按压小腿内侧皮肤后呈凹陷，观察凹陷是否恢复。

注意事项：操作过程中注意手法轻柔，操作前后要消毒双手避免交叉感染。

2. 如何鉴别肾源性水肿与心源性水肿？

答：肾源性水肿从眼睑、颜面开始而延及全身，发展迅速，水肿软而移动性大，常常伴随高血压、尿检改变、肾功能异常。心源性水肿从足部开始，向上延及全身，发展缓慢，水肿比较坚实，移动性小，常常伴心脏增大、心脏杂音、肝大、静脉压升高。

实训九　全身浅表淋巴结检查

1. 头颈浅表淋巴结检查顺序有哪些？

答：检查顺序：耳前→耳后→枕部→颌下→颏下→颈前→颈后→锁骨上淋巴结（共8 群）。

2. 腋窝淋巴结检查顺序有哪些？

答：检查顺序：尖群（腋窝顶部）→中央群（内侧）→胸肌群（前群）→肩胛下群（后群）→外侧群（外侧）→滑车上淋巴结（内上髁上方 2~3cm 处肱二、三头肌之间的间沟中）。

注意事项：淋巴结肿大的位置、大小、质地、活动度、有无压痛以外，还要注意有无压痛、粘连、局部皮肤红肿、瘢痕、瘘管等，同时注意寻找引起淋巴结肿大的原发病灶。

3. 浅表局限性淋巴结肿大常见原因有哪些？

答：非特异性淋巴结炎、单纯性淋巴结炎、淋巴结结核、恶性肿瘤淋巴结转移。

4. 浅表全身性淋巴结肿大常见原因有哪些？

答：(1) 感染性疾病包括：病毒感染见于传染性单核细胞增多症、艾滋病等；细菌感染见于布鲁氏菌病、血行弥散型肺结核、麻风等；螺旋体感染见于梅毒、鼠咬热、钩端螺旋体病等；原虫与寄生虫感染见于黑热病、丝虫病等。

(2) 非感染性疾病包括：①结缔组织疾病：如系统性红斑狼疮、干燥综合征、结节病等。②血液系统疾病：如急、慢性白血病，淋巴瘤，恶性组织细胞病等。

实训十　眼部检查

1. 瞳孔的正常大小是多少？

答：正常呈两侧等大等圆，直径 3~4mm。

2. 瞳孔扩大有什么临床意义？

答：常见于外伤、颈交感神经受刺激、青光眼绝对期、视神经萎缩或服用药物（阿托品、颠茄、可卡因）等。

3. 患者昏迷后出现两侧瞳孔不等大，常见于哪些病变？

答：提示颅内病变，如脑外伤、脑肿瘤、脑疝等。

4. 瞳孔对光反射减弱或消失有什么临床意义？

答：见于昏迷，瞳孔散大伴对光反射消失为中脑功能损害的表现。

5. 患者，女，64 岁。发现意识不清 3 小时。查体见双侧瞳孔直径约 1mm，闻及刺激性大蒜气味。该患者最可能患有什么疾病？

答：急性有机磷农药中毒。

6. 涉及眼球运动的相关神经名称及其支配的眼外肌有哪些？

答：眼球运动受动眼、滑车、外展 3 对脑神经支配。动眼神经支配上直肌、下直肌、内直肌、下斜肌；滑车神经支配上斜肌；展神经支配外直肌。

实训十一　鼻旁窦检查

1. 能够在体表进行检查的鼻旁窦有哪些？

答：额窦、筛窦、上颌窦。

2. 筛窦炎时，按压哪个部位可能出现压痛？

答：鼻根部与眼内眦之间。

3. 鼻窦炎时的临床表现有哪些？

答：鼻窦炎时，可出现鼻塞、流涕、头痛和鼻旁窦压痛。

4. 患者，女，18 岁。低热伴鼻塞、头痛 10 日；按压眼眶上缘内侧，出现压痛。最可能是什么疾病？

答：额窦炎。

实训十二 颈部检查（一）

1. 在安静状态下发现颈动脉明显搏动，常见于哪些病变？

答：多见于主动脉瓣关闭不全、甲状腺功能亢进症及严重贫血。

2. 患者取坐位时颈静脉明显充盈或颈静脉怒张，常见于哪些病变？

答：颈静脉怒张提示静脉压增高，常见于右心衰竭、缩窄性心包炎、心包积液、上腔静脉阻塞综合征等。

3. 是否可以同时触诊两侧颈动脉，为什么？

答：不可以，同时机械性压迫颈动脉，可能会产生心血管反应，导致晕厥。

4. 气管向健侧移位有什么临床意义？

答：一侧胸腔积液、积气或纵隔肿瘤及单侧甲状腺肿大时，气管向健侧移位。

5. 气管向患侧移位有什么临床意义？

答：气管向患侧移位常见于患侧肺不张、肺纤维化、胸膜增厚粘连等。

实训十三 颈部检查（二）

1. 当触及肿大的甲状腺时，应注意其哪些内容？

答：注意甲状腺肿大的程度、质地、是否对称、表面是否光滑、有无结节、震颤及压痛等。

2. 甲状腺Ⅱ度肿大如何定义？

答：能看到又能触及，但在胸锁乳突肌以内为甲状腺Ⅱ度肿大。

3. 检查典型甲状腺功能亢进症患者时，可能的临床表现有哪些？

答：甲状腺功能亢进症患者，肿大的甲状腺质地柔软，触诊时可有震颤，可听到"嗡鸣"样血管杂音。

4. 当甲状腺听诊时，若听到低音调的连续性静脉"嗡鸣"样血管杂音有何临床意义？

答：常见于甲状腺功能亢进症。"嗡鸣"样血管杂音，是血管增多、增粗、血流增速的结果。

实训十四 胸壁、胸廓及肺部视诊检查

1. 桶状胸有何特点及临床意义？

答：胸廓呈圆桶状，胸廓前后径增大与左右径几乎相等，常见于肺气肿患者及部分老年人、矮胖体形者。

2. 佝偻病胸的常见临床表现有哪些？

答：鸡胸、肋膈沟、漏斗胸、佝偻病串珠。

3. 患者,男,14 岁。疑诊为急性白血病,胸壁检查时应注意检查哪些内容?

答:观察皮肤有无出血点,胸骨有无压痛。

4. 何为三凹征,有何临床意义?

答:三凹征指引起胸骨上窝、锁骨上窝及肋间隙向内凹陷。其常见于气管狭窄与阻塞。

实训十五 肺部触诊

1. 一侧胸廓扩张度减弱的临床意义有哪些?

答:可见于一侧大量胸腔积液、气胸、肺不张、胸膜增厚和大叶性肺炎等。

2. 病理情况下,影响语音震颤强度的主要因素有哪些?

答:气管与支气管是否通畅、肺组织的密度、胸膜腔有无病变、胸壁传导是否良好。

3. 大叶性肺炎实变期语音震颤有何变化?

答:大叶性肺炎实变期,肺泡内有炎症浸润,肺实变可使语颤传导增强,因此语音震颤增强。

4. 肺气肿患者语音震颤有何变化?

答:肺气肿患者肺泡内含气量过多,肺组织密度较低,不利于声波传导,因此语音震颤减弱。

5. 触及胸膜摩擦感的临床意义有哪些?

答:常见于纤维素性胸膜炎、渗出性胸膜炎早期、胸膜高度干燥等。

实训十六 肺部叩诊

1. 正常人胸部叩诊可出现的叩诊音有哪些?

答:正常人肺部叩诊为清音;肺组织覆盖心脏、肝脏实质脏器的部位为浊音;未被肺组织覆盖的心脏、肝脏为实音;左下胸胃泡区,叩诊呈鼓音。

2. 肺上界叩诊正常值是多少?肺上界变窄的临床意义是什么?

答:肺上界叩诊正常值为 4~6cm。肺上界变窄见于肺尖结核、肿瘤及胸膜肥厚等。

3. 肺下界的正常范围在何位置?

答:当正常人平静呼吸时,肺下界在锁骨中线、腋中线、肩胛下角线的位置分别为第 6、8、10 肋间隙。

4. 肺下界移动度的正常范围是多少?肺下界移动度减小的临床意义有哪些?

答:肺下界移动度的正常值为 6~8cm。肺下界移动度减小见于:肺组织萎缩,如肺纤维化、肺不张;肺组织弹性减弱,如肺气肿;肺组织炎症和水肿;局部胸膜粘连。

5. 患者,男,20 岁。搬重物时突然出现右侧胸痛、呼吸困难。体格检查:气促,气管左偏,右侧呼吸音消失。该患者最可能的诊断是什么?叩诊病变部位为什么音?

答:右侧气胸,叩诊右侧为鼓音。

实训十七 肺部听诊

1. 正常支气管肺泡呼吸音的听诊部位在何位置?

答：胸骨角两侧第1、2肋间隙,肩胛间区的第3、4胸椎水平及肺尖前后部。

2. 肺泡呼吸音的听诊特点有哪些?

答：肺泡呼吸音是一种叹息样的或柔和吹风样的"fu-fu"声。吸气时音响较强,音调较高,时相较长;反之,呼气时音响较弱,音调较低,时相较短。

3. 粗糙性呼吸音的发生机制及临床意义有哪些?

答：粗糙性呼吸音为呼吸道黏膜的炎性浸润或水肿,致使黏膜不光滑或有黏稠分泌物附着,气流通过不畅,产生湍流所致,见于支气管炎、支气管肺炎。

4. 干啰音的听诊特点及临床意义有哪些?

答：干啰音听诊特点:持续时间较长、音乐性的呼吸附加音,音调较高;吸气、呼气时均可闻及,呼气时较清楚;强度、性质、部位、数量均易改变。全肺闻及干啰音,常见于支气管哮喘、慢性支气管炎、慢性阻塞性肺疾病、心源性哮喘等。局部性干啰音,部位固定,见于支气管结核或肿瘤等。

5. 湿啰音的听诊特点及临床意义有哪些?

答：湿啰音听诊特点:断续而短暂,一次连续多个出现;吸气或吸气末最易闻及;性质及部位易变性小,但咳嗽后可出现或消失。其可分为大、中、小水泡音和捻发音。局限性湿啰音提示局部病变,如肺炎、肺结核、支气管扩张等;两肺底的湿啰音,常见于心衰所致的肺淤血、支气管肺炎等;两肺满布湿啰音,见于急性肺水肿和严重支气管肺炎。

6. 胸腔积液患者听诊常见于哪些体征?

答：听诊患侧积液区呼吸音减弱或消失,积液上方可听到异常支气管呼吸音。

实训十八　心脏视诊

1. 心前区膨隆常见于什么疾病?
答：提示心脏增大,多见于先天性心脏病、风湿性心脏病、心肌炎后心脏病。

2. 当右心室增大时,心尖搏动有何变化?
答：右室增大心尖搏动向左侧移位,但不向下移位。

3. 当左心室增大时,心尖搏动有何变化?
答：左室大心尖搏动向左下移位,可达腋中线。

实训十九　心脏触诊

1. 心尖搏动最强点在第4肋间锁骨中线外,考虑什么情况?
答：右心室增大。

2. 心尖区抬举性搏动见于什么病?
答：心尖区抬举性搏动是指心尖区徐缓、有力的搏动,可使手指尖端抬起,见于左心室肥厚。

3. 如何辨别收缩期震颤和舒张期震颤?
答：可通过心尖搏动触及胸壁的时间确认为收缩期的开始。

4. 心前区触到舒张期震颤即肯定有器质性心脏病,是否正确?

答：正确，震颤是器质性心脏病特征性体征之一。

5. 心尖搏动增强见于哪些情况？

答：心尖搏动增强见于左室肥大、甲状腺功能亢进症、发热、贫血时，心尖搏动增强，范围大于直径 2cm，尤其是左室肥大时，心尖搏动明显增强。

6. 心前区触及震颤的常见临床意义有哪些？

答：心前区触及震颤是器质性心血管病的特征性体征之一，常见于某些先天性心脏病、二尖瓣狭窄、主动脉瓣狭窄、肺动脉瓣狭窄。

7. 胸骨左缘第 3~4 肋间触及收缩期和舒张期双相粗糙摩擦感有何临床意义？

答：提示急性纤维素性心包炎。

8. 心包摩擦感的触诊部位在什么位置？

答：检查者右手手掌尺侧（小鱼际肌）放在胸骨左缘 3~4 肋间。

实训二十　心脏叩诊

1. 心脏叩诊的正确顺序是什么？

答：①先叩左界，后右界，由下而上，由外向内。左侧在心尖搏动外 2~3cm 处开始叩诊，逐个肋间向上，直至第 2 肋间。②右界叩诊，先叩出肝上界，然后于其上一肋间由外向内，逐一肋间向上叩诊，直至第 2 肋间。

2. 什么叫梨形心？提示什么病变？

答：二尖瓣型心，提示二尖瓣狭窄。

3. 什么叫靴形心？提示什么病变？

答：主动脉型心，提示主动脉关闭不全、高血压心脏病。

4. 疑为心包积液时心脏叩诊时注意事项有哪些？

答：当疑为心包积液时，叩诊时应嘱受检者改变体位，叩出心浊音界变化：卧位时心底部浊音界增宽；坐位时心浊音界呈三角形烧瓶样。

实训二十一　心脏听诊

1. 主动脉瓣区听到收缩中期喷射样杂音，常提示心脏何种病变？

答：主动脉瓣狭窄。

2. 风湿性心脏病二尖瓣狭窄患者在心尖部听诊会听到哪些变化？

答：当二尖瓣狭窄时，在心尖部常会听到第一心音亢进、二尖瓣开放拍击音（开瓣音）、舒张中晚期隆隆样递增型杂音，可伴有舒张期震颤。

3. 胸骨左缘第 2 肋间听到连续性杂音常见于何种疾病？

答：动脉导管未闭。

4. 心尖部听诊时听到舒张期杂音时应注意什么？

答：应认真辨别其最响的部位、时期、性质、传导、强度及与体位、呼吸、运动的关系。

5. 当二尖瓣关闭不全时，心尖部可听到何种杂音？向什么方向进行传导？

答：在心尖部常可听到全收缩期粗糙响亮的吹风样杂音，杂音常掩盖第一心音，并向左腋下传导。

6. 典型的"主动脉瓣关闭不全"，在主动脉瓣区或主动脉瓣第二听诊区可听到什么？

答：可闻及叹气样、递减型舒张期，向胸骨左下方及心尖区传导的杂音。

7. 严重主动脉瓣关闭不全时，心脏听诊在什么部位可听见何种杂音？描述听到的杂音。

答：在主动脉瓣区或主动脉瓣第二听诊区（要求在人体上具体指出部位），在舒张期可闻及叹气样杂音，如果让患者上身取坐位前倾时则最易听清杂音，在心尖区可听到舒张期杂音。

8. 如果心尖部听到舒张期杂音，还要注意什么？

答：应区分杂音的时相，早、中、晚，杂音的性质。

9. 在心脏听诊时心律绝对不规则、心音强弱不等有何临床意义？

答：提示心房颤动。

10. 心包摩擦音和胸膜摩擦音听诊如何鉴别？

答：让患者屏气，如果杂音消失，即为胸膜摩擦音，如果不消失为心包摩擦音。

实训二十二　血管检查

1. 当主动脉瓣关闭不全时，周围血管检查有何异常？

答：枪击音。

2. 有水冲脉者应考虑哪些疾病？

答：考虑脉压增大，见于主动脉关闭不全、甲状腺功能亢进症、严重贫血。

3. 脉搏消失常见于哪些疾病？

答：见于死亡、严重休克或多发性大动脉炎等。

4. 何谓脉搏短绌？

答：某些心律失常时，如心房颤动，频发室性期前收缩等，每分钟的脉搏次数少于心搏次数（脉率少于心率）。这种现象称为脉搏短绌。

5. 水冲脉的特点及临床意义如何？

答：指节律正常而强弱交替出现的脉搏。交替脉是左室衰竭的重要体征。其常见于高血压心脏病、急性心肌梗死、主动脉瓣关闭不全等。

6. 何谓奇脉？见于哪些情况？

答：指平静吸气时脉搏明显减弱甚至消失的现象。其常见于心包积液、缩窄性心包炎、心脏压塞。

7. 毛细血管搏动主要见于哪些疾病？

答：主要见于主动脉瓣关闭不全、动脉导管未闭、甲状腺功能亢进症、严重贫血等。

实训二十三　腹部视诊

1. 全腹膨隆常见疾病有哪些？

答：见于腹水、腹腔巨大包块、胃肠胀气。

2. 蛙腹临床意义是什么？

答：当腹腔内有大量积液时，平卧位时腹壁松弛，液体下沉于腹腔两侧，致腹部呈扁而宽状，称为蛙腹，见于大量腹水患者。

3. 全腹凹陷常见疾病有哪些？

答：消瘦、脱水、恶病质。

4. 什么是胃肠型及蠕动波？有何临床意义？

答：当胃肠道发生梗阻时，梗阻近端的胃或肠段饱满而隆起，可显出各自的轮廓，称为胃型或肠型。同时伴有该部位的蠕动加强，可以看到蠕动波。幽门梗阻时出现胃型及胃蠕动波；肠梗阻时出现肠型及肠蠕动波。

5. 舟状腹临床意义是什么？

答：患者仰卧时前腹壁水平明显低下凹陷，前腹壁凹陷几乎贴近脊柱，而肋弓、髂嵴和耻骨联合显露，腹外形如舟状，称舟状腹，常见于恶病质，如慢性消耗性疾病晚期、结核病、恶性肿瘤等、神经性厌食及晚期甲状腺功能亢进症患者。

6. 当门静脉高压症时，腹部腹壁静脉曲张特点是什么？

答：当门静脉高压症时，腹壁静脉曲张常以脐为中心，向四周放射状伸展，如水母头状。

实训二十四　腹部触诊

1. 腹壁紧张度如何判断？

答：用浅部触诊的方法来判断腹壁紧张度。正常人腹壁有一定张力，但腹壁柔软。病理情况下，腹壁紧张度可表现为增加或降低。

2. 什么是板状腹？有何临床意义？

答：急性胃肠穿孔或脏器破裂所致急性弥漫性腹膜炎，腹膜受到刺激而引起腹肌痉挛，腹壁常有明显紧张，甚至强直硬如木板，称板状腹。

3. 体检腹部出现肌紧张与反跳痛的临床意义是什么？

答：说明脏器有炎症，如阑尾炎或胃肠穿孔，炎症累及腹膜壁层。

4. 触诊揉面感有何临床意义？

答：结核性腹膜炎症发展较慢，对腹膜刺激缓和，且有腹膜增厚和肠管、肠系膜的粘连，故形成腹壁柔韧而且有抵抗力，不易压陷，称揉面感或柔韧感，此征亦可见于癌性腹膜炎。

5. 右下腹出现压痛、反跳痛，最可能诊断是什么？

答：急性化脓性阑尾炎或女性右侧输卵管炎已经波及腹膜。

6. 触诊腹部包块应采取哪种触诊法？

答：应采取深部滑行触诊法。

7. 如果触到腹部肿块，应注意触诊包块的哪些特性？

答：触到包块后，应注意包块的位置、大小、形态、硬度、移动度、触痛、有无搏动等。

8. 正常人可能触到的包块有哪些？

答：可能会触到腹直肌肌腹及腱划、腰椎椎体及骶骨岬、乙状结肠粪块、横结肠以及盲肠等，不要误认为腹部肿块。

9. 触到包块后，如何形象化地描述肿瘤的大小？

答：可以用公认大小的实物作比喻，如鸡蛋、拳头、核桃、蚕豆大小等。

10. 在腹中线附近触到明显的膨胀性搏动，应考虑哪些疾病？

答：应考虑腹主动脉或其分支的动脉瘤。

11. 炎症性包块和肿瘤性包块在腹部触诊时有什么区别？

答：炎症性包块常有腹痛和腹肌紧张，不易推动；肿瘤性包块一般情况下触痛不重；与肝、脾、肾脏有关者可随呼吸移动。

12. 如果触到腹部肿块形态不规则，表面凸凹不平且坚硬者，应多考虑哪些疾病？

答：应多考虑恶性肿瘤、炎性肿物或结核性包块。

13. 位于右下腹的包块，压痛明显，常见于什么疾病？

答：常为阑尾脓肿、肠结核或克罗恩病等。

14. 腹膜炎典型三联体征是什么？

答：腹壁肌肉紧张、腹部压痛、反跳痛。

15. 腹部浅部触诊法，触诊可触及的深度是多少？

答：可触及的深度是 1cm。

16. 出现板状腹临床意义是什么？

答：多见于急性胃肠穿孔或腹腔脏器破裂所致急性弥漫性腹膜炎。

实训二十五　肝脏触诊

1. 肝脏触诊主要内容有哪些？

答：主要了解肝脏下缘的位置和肝脏的质地、表面情况、边缘及搏动等。当触到肝脏后，应注意其大小、硬度、表面情况、压痛、边缘情况、搏动、摩擦感及震颤等。

2. 如遇到大量腹水患者，触及肝脏不理想时，此时采用的触诊法是什么？

答：应用浮沉触诊法，即用并拢的示、中、环指指端垂直在肝缘附近冲击式连续按压数次，待推开之脏器再次浮起时常可被指尖触及。

3. 触诊肝表面呈大块状隆起、质硬、有压痛者，可能见于什么疾病？

答：巨块型肝癌。

4. 触诊肝脏时，如何对肝脏的质地分级？

答：一般将肝脏质地分为三级：质软、质韧（中等硬度）和质硬。正常肝脏质地柔软，如触口唇；慢性肝炎及肝淤血质韧如触鼻尖；肝硬化、肝癌质硬如触前额。

5. 肝震颤临床意义有哪些？

答：肝震颤检查时需用浮沉触诊法。当手指压下时，如感到一种微细的颤动感，称为肝震颤，可见于肝棘球蚴病。其是由于包裹中的多数子囊浮动，撞击囊壁而形成震颤。

实训二十六　胆囊触诊

1. 墨菲征阳性临床表现有哪些？

答：表现为深吸气后，突然出现胆囊压痛点剧痛而屏住呼吸。

2. 胆囊触诊正常结果是什么？

答：被检查者右侧肋缘下未触及肿大胆囊；被检查者墨菲征阴性。

3. 墨菲征阳性临床意义是什么？

答：常提示胆囊有急性炎症。

4. 黄疸进行性加深患者，当体检时触及肿大的胆囊且有实感，常常提示哪些疾病？

答：胰头癌或壶腹周围癌，胆囊癌或胆石症、胆囊炎。

实训二十七　脾脏触诊、液波震颤

1. 脾大如何分度？

答：深吸气时，脾缘不超过肋下 2cm 为轻度增大；超过 2cm 至脐平线以上为中度增大；超过脐水平线或前正中线则为高度增大，即巨脾。

2. 双手触诊脾脏都可以用哪些体位？

答：既可采用平卧位，也可采用右侧卧位。

3. 脾脏高度增大常见于哪些疾病？

答：常见于慢性髓系白血病、骨髓纤维化、慢性疟疾、黑热病等。

4. 脾脏轻度增大常见于哪些疾病？

答：见于肝炎、伤寒、急性疟疾、粟粒型结核、败血症、亚急性感染性心内膜炎。

5. 脾脏触诊时哪一种体位更容易检查到轻度增大的脾脏？

答：右侧卧位。

6. 脾脏触诊除了平卧位，还有另一种体位，应怎样摆放患者体位？

答：右侧卧位触诊脾脏。请被检查者取右侧卧位，右下肢伸直，左下肢屈曲，然后用双手触诊法进行操作。

7. 什么情况下行侧卧位脾脏触诊？

答：脾脏较小，平卧位触诊不到脾脏时，可采用侧卧位触诊脾脏。

8. 请您描述正常脾脏的位置和大小？

答：正常脾脏位于左腋中线第 9~11 肋间，长度为 4~7cm，其前方不超过腋前线。

9. 触到脾脏后应注意什么？

答：一旦触及脾脏应注意其大小，硬度、触痛、边缘和表面情况以及有否摩擦感等。

10. 液波震颤的临床意义是什么？

答：腹水至少 3 000ml。

11. 正常人腹腔中有液体吗？

答：有。正常腹腔内仅有少量液体，但一般不超过 200ml。

12. 常用的检查腹水的方法有哪些？

答：常用的方法有液波震颤、移动性浊音。

实训二十八　腹部叩诊

1. 体检时正常成人的肝脏大小标准如何描述？

答：正常成人的肝脏，一般在肋缘下触不到，但腹壁松软的患者于深吸气时可于肋弓下触及肝下缘，但在 1cm 以内；在剑突下可触及 3cm 之内的肝下缘，在腹上角较锐的瘦高者在剑突根部下可达 5cm。

2. 如何鉴别肝大与肝下垂？

答：肝下垂时，肝上界下移，可至右侧第 5 肋间隙以下，但上下界距离不变。其见于慢性肺气肿、右侧张力性气胸等。而肝大时，肝上界位置不变，肝的上下径超过 9~11cm。

3. 肝浊音区消失常见于什么疾病？

答：常见于急性胃肠穿孔。

4. 肝浊音界上移常见于哪些疾病？

答：见于右肺纤维化、右下肺不张、气腹鼓肠等。

5. 肝浊音界下移常见于哪些疾病？

答：肝浊音界下移见于慢性肺气肿、右侧张力性气胸等。

6. 肝浊音区缩小常见于哪些疾病？

答：常见于急性和亚急性重型肝炎、肝硬化和胃肠胀气等。

7. 肝脏叩击痛阳性可见于哪些疾病？

答：对于诊断肝炎、肝脓肿有一定意义。

8. 腹水与巨大卵巢囊肿如何区别？

答：卵巢囊肿所致浊音于仰卧时常在腹中部，鼓音区则在腹部两侧，这是由于肠管被卵巢囊肿压挤至两侧腹部所致；卵巢囊肿的浊音不呈移动性；尺压试验可资鉴别。

9. 移动性浊音阳性临床意义是什么？

答：提示腹腔内有游离液体（漏出液，渗出液或血液），而且量已在 1 000ml 以上。

10. 叩诊胃泡鼓音区（特劳贝鼓音区）缩小或消失提示哪些疾病？

答：可见于左侧胸腔积液，大量心包积液或重度脾大及肝左叶增大等疾病，也可见于急性胃扩张或溺水者。

11. 一侧肋脊角叩击痛考虑什么疾病？

答：考虑该侧有肾炎、肾结石、肾结核等。

实训二十九　腹部听诊

1. 肠鸣音听诊部位在何位置？
答：应该将听诊器体件置于脐周或右下腹部听诊肠鸣音。

2. 正常肠鸣音的范围是多少？
答：每分钟 4~5 次。

3. 肠鸣音亢进表现是什么？
答：肠鸣音每分钟 10 次以上，并且肠鸣音响亮，高亢。

4. 肠鸣音消失表现是什么？
答：在腹部听诊 3~5min，仍听不到肠鸣音。

5. 幽门梗阻所致的振水音如何与大量饮水之后所致振水音相鉴别？

答：正常人若进食较多的液体后可出现振水音。但如在空腹或饭后 6~8 小时以上，如果仍有振水音，则表示胃内有液体潴留，见于幽门梗阻、胃扩张等。

6. 机械性肠梗阻的早期，肠鸣音可以亢进且响亮、高亢，但如果肠梗阻持续存在，肠鸣音有何变化？

答：如肠梗阻持续存在，则肠鸣音减弱。

7. 急性腹膜炎时肠鸣音常有什么改变？

答：当急性腹膜炎时，肠鸣音常减弱或消失。

8. 动脉性和静脉性杂音应如何区别？

答：动脉性杂音常在腹中部或腹部一侧，静脉性杂音常出现在脐周或上腹部。

9. 当幽门梗阻时，在上腹部听诊可以检查到什么体征？

答：振水音阳性。

10. 腹中线部位听到动脉性血管杂音要考虑什么？如何进一步检查？

答：腹主动脉瘤（可触及一搏动性肿块）或腹主动脉狭窄（下肢血压低于上肢，严重者足背动脉搏动消失）。

实训三十　脊柱检查

1. 脊柱压痛检查从什么位置开始？

答：从第 7 颈椎棘突开始。

2. 颈椎前屈和后伸的最大角度分别是多少？

答：颈椎前屈和后伸的最大角度为 35~45°。

3. 脊柱过度后凸多见于脊柱的哪一段？

答：胸段。

4. 腰椎前屈和后伸的最大角度分别是多少？

答：前屈 75~90°，后伸 30°。

5. 脊柱叩击痛阳性常见于哪些疾病？

答：常见于脊椎结核、脊椎骨折、椎间盘脱出等。

6. 青少年脊柱后凸常见于哪些疾病？

答：多为胸椎结核，病变常在胸椎下段及腰段，由于椎体被破坏、压缩，棘突向后明显凸出，形成特征性的成角畸形。

实训三十一　四肢检查

1. 什么是杵状指，常见于哪些疾病？

答：杵状指表现为手指或足趾末端增生、肥厚，呈杵状膨大。常见于发绀性先天性心脏病、慢性肺脏疾病和慢性营养障碍性疾病。

2. 什么是反甲？常见于哪些疾病？

答：反甲又称匙状甲。表现为指甲中部凹陷，边缘翘起，较正常变薄，表面粗糙有条纹。常为组织缺铁和某些氨基酸代谢障碍所致。其多见于缺铁性贫血。

3. 何为膝内翻、膝外翻？

答：正常人双脚并拢直立时，两膝及双踝均能靠拢，如双脚的内踝部靠拢时，两膝部因双侧胫骨向外侧弯曲而呈"O"形，称膝内翻或"O"形腿畸形。当两膝关节靠拢时，两小腿斜向外方呈"X"形弯曲，使两脚的内踝分离，称为膝外翻或"X"形腿畸形。膝内翻、膝外翻畸形可见于佝偻病和大骨节病等。

4. 浮髌试验阳性的临床意义是什么？

答：浮髌试验主要用于判断膝关节受损时是否合并关节积液。正常膝关节内有液体约5ml。浮髌试验阳性提示有中等量以上关节积液（50ml）。

5. 指间关节梭形肿胀，且两侧对称，多见于何种疾病？

答：多见于类风湿关节炎。

6. 四肢骨折与关节脱位可能出现哪些临床表现？

答：骨折时可见肢体缩短或变形，骨折部位肿胀、淤血，触诊有压痛、反常活动，有时可触到骨擦感及听到骨擦音。关节脱位时可见肢体位置改变，关节运动受限，不能伸屈、内翻、外展和旋转。

7. 检查浮髌试验阳性临床表现是什么？

答：按压髌骨与关节面有碰触感，松手时髌骨有浮起感。

实训三十二　浅反射检查

1. 腹壁反射消失的临床意义是什么？

答：上、中或下腹壁反射消失，分别见于同平面胸髓病损。双侧上中下部腹壁反射消失，见于昏迷和急性腹膜炎患者。

2. 一侧上中下部腹壁反射消失，常见于哪些病变？

答：多见于同侧锥体束病损。

3. 腹壁反射的传导路径有哪些？

答：传入神经为第7~12肋间神经，通过中枢胸髓第7~12节段后角细胞柱及同节段前角细胞，同时后角细胞的纤维上行到达大脑顶叶皮质，通过大脑联合系到大脑运动区，发出纤维伴锥体束下行，止于第7~12胸髓前角。传出神经为第7~12肋间神经。

4. 神经反射由哪些反射弧构成？

答：神经反射弧由感受器、传入神经元、中枢和传出神经元、效应器构成。

5. 中腹壁反射的反射中枢在何位置？

答：中腹壁反射中枢在胸髓9~10节段。

实训三十三　深反射检查

1. 肱二头肌反射中枢和膝反射中枢在哪个部位？

答：肱二头肌反射中枢为颈髓5~6节。膝反射中枢为腰髓2~4节。

2. 正常肱二头肌反射的临床表现是什么？

答：正常肱二头肌反射表现为敲击肱二头肌肌腱时，可使肱二头肌收缩，前臂快速屈曲。

3. 正常膝反射的临床表现是什么？

答：表现为叩击股四头肌肌腱时，引起股四头肌收缩，下肢伸展动作。

4. 跟腱反射正常表现与异常表现是什么？

答：跟腱反射表现为叩击跟腱时，引发腓肠肌收缩，足向跖面屈曲。跟腱反射消失多提示骶1神经损伤。

实训三十四　病理反射检查

1. 男，68岁。患者早晨锻炼时，突发剧烈头痛伴有右侧肢体活动不能2小时入院，既往原发性高血压病史10年，头颅CT检查示左侧基底节出血，体检时可能有哪些重要神经系统体征？

答：右侧肢体瘫痪、右侧偏身针刺觉（痛觉）减退、右侧病理征阳性。

2. 巴宾斯基征的阳性表现是什么？

答：阳性表现为踇趾背伸，其余四趾呈扇形张开。

3. 女，80岁。发热3天伴嗜睡来急诊。体检时重点检查什么项目？

答：生命体征、意识状态、皮肤黏膜、心肺听诊、脑膜刺激征、病理反射等。

4. 巴宾斯基征的阳性临床意义是什么？

答：提示锥体束受损。

5. 肌力如何分级？

答：医生嘱被检查者做肢体伸、屈、内收、外旋、旋前、旋后等动作，并从相反方向给予阻力，测试被检查者对阻力的克服力量，要注意两侧对比检查。肌力的记录采用0~5级的六级分级法：0级完全瘫痪，测不到肌肉收缩。1级可见肌肉收缩但无肢体活动。2级肢体可作水平移动，但不能抵抗自身重力，即不能抬离床面。3级肢体能抬离床面，但不能抗阻力。4级能抗阻力运动，但不完全。5级正常肌力。

6. 肌张力如何检查？

答：医师嘱咐被检查者肌肉放松，而后持其肢体以不同的速度、幅度进行各个关节的被动运动，根据肢体的阻力判断肌张力（可触摸肌肉，根据肌肉硬度判断），要两侧对比。

实训三十五　脑膜刺激征检查

1. 脑膜刺激征检查主要有哪几种？

答：脑膜刺激征检查主要有颈项强直、克尼格征、布鲁津斯基征检查。

2. 克尼格征与拉塞格征（直腿抬高试验）检查操作时有什么不同？

答：克尼格征的髋关节屈曲成直角，再用手抬高小腿，正常膝关节伸展角度应大于135°，阳性表现为伸膝受限；拉塞格征为伸直双下肢，医生抬高其一侧下肢，阳性反应为伸直的下肢小于70°，伴发下肢屈肌痉挛或沿坐骨神经走向的疼痛。

3. 什么是脑膜刺激征？属于神经反射吗？

答:脑膜刺激征是脑膜受到刺激后所产生的体征。所以,从严格意义上讲,不属于神经反射。因此,脑膜刺激征没有反射弧。

4. 单独的颈项强直阳性可以认为是脑膜刺激征阳性吗?

答:不能。必须在排除颈椎或颈部肌肉局部病变后,方可认为有脑膜刺激征。

5. 在做脑膜刺激征检查时,是否有必要3项都做?

答:是的。为提高诊断的正确率,应该3项都做。

6. 女,32 岁。患者突发剧烈头痛2小时入院。初步诊断蛛网膜下腔出血,既往体健,体检时可能有哪些神经系统体征?

答:颈强直、克尼格征阳性、布鲁津斯基征阳性。

7. 克尼格征阳性表现是什么?

答:患者取仰卧位,屈髋关节、膝关节至90°,逐渐伸直膝关节至135°或以上,如伸膝受阻伴疼痛或下肢屈肌牵拉痉挛者为阳性。

8. 需要除外哪些情况,才能确定颈强直为脑膜刺激征?

答:需要除外颈椎、颈部肌肉局部病变后才能确认颈强直为脑膜刺激征。

实训三十六 心电图机操作

1. 心电图机导联电极如何连接?

答:肢体导联电极的连接:红色-右上肢,黄色-左上肢,蓝或绿色-左下肢,黑色-右下肢;胸前导联电极的连接:V1-胸骨右缘第4肋间,V2-胸骨左缘第4肋间,V3-V2与V4连线中点,V4-左锁骨中线第5肋间,V5-左腋前线第5肋间,V6-左腋中线第5肋间。

2. 心电图机操作的注意事项有哪些?

答:①女性受检者需注意遮挡,以消除紧张不安情绪;②受检者勿携带手机、手表或金属饰品等;③常规情况下,每个导联描记3~5个完整的心动周期即可。

实训三十七 心电图阅读和分析

1. 何为窦性心律?

答:窦性P波规律出现在3次以上(Ⅰ、Ⅱ、aVF导联直立,aVR导联倒置);正常成人频率60~100次/min,婴儿110~150次/min,随年龄增长心率逐渐减慢;同一导联PP间距之差≤0.12秒。

2. 何为文氏现象?

答:P波规律出现,PR间期逐渐延长,直至P波后QRS波脱落,脱落后传导组织得到一定恢复,PR间期又趋缩短,之后又复逐渐延长,如此周而复始地出现,称为文氏现象。

3. 心房颤动的心电图特征有哪些?

答:P波消失,代之以f波,大小不等、形状各异、间隔不等、不规则的细小波。频率一般在350~600次/min,心室律绝对不规则。

4. 急性心肌梗死的心电图特征性改变有哪些?

答：①心肌缺血的心电图特征性改变T波倒置，倒置的T波尖变钝，两支对称，起始角接近终止角。②心肌损伤的心电图特征性改变S-T段显著移位，出现S-T段弓背向上抬高，伴有T波高耸、直立。③心肌坏死的心电图特征性改变，相应导联出现坏死型Q波，可呈QS波、QR波或Qr波，坏死型Q波的特点是Q波时间大于0.04秒，Q波深度大于同导联R波的1/4。

5. 如何进行前间壁、前壁、广泛前壁、下壁的心肌梗死的定位诊断？

答：心肌梗死的定位诊断是根据异常Q波、S-T段和T波改变出现在哪些导联决定的，其中，异常Q波为主要依据。前间壁心肌梗死的异常心电图出现在V1、V2、V3导联；前壁心肌梗死的异常心电图出现在V3、V4、V5导联；广泛前壁心肌梗死的异常心电图出现在V1、V2、V3、V4、V5导联；下壁心肌梗死的异常心电图出现在Ⅱ、Ⅲ、aVF导联。

实训三十八　X线照片阅读和分析（一）

1. X线阅读技巧有哪些？

答：快速浏览胸片找出病变（自上而下，由外向内），注意有无锁骨骨折、肋骨骨折、有无气胸和胸腔积液。肺尖和锁骨下区有无渗出性病变（浸润性肺结核）。左、右肺野有无病变（炎症和肿瘤）。肺门有无结节肿块（中心型肺癌），心脏有无扩大（梨形心、靴形心、普大型心）等。

2. 正常X线胸片应有哪些条件？

答：两侧胸廓、锁骨、肩胛骨对称，肋骨自后斜向前下，肋软骨不显影，胸骨与胸椎纵隔重叠。注意男性乳头，不要误认为肿瘤；注意识别女性乳房阴影，不要误认为异常。

3. 肺炎X线片特点有哪些？

答：斑片状阴影位于肺尖以外的区域：大叶性肺炎多见于成人，表现为高热、咳嗽咳痰+大片致密影（单叶）；小叶性肺炎多见于小儿，表现为高热、咳嗽咳痰+支气管影+多发性小片影。浸润性肺结核一般表现为肺尖或锁骨下区斑片状、云雾状阴影。

实训三十九　X线照片阅读和分析（二）

1. 胸腔积液的X线表现有哪些？

答：少量肋膈角变钝，中量以上外高内低弧形。

2. 肺癌的X线表现有哪些？

答：好发于老年人，临床症状有咳嗽痰中带血，影像学X线表现为肺门或肺野不规则块状阴影。

3. 原发性肺结核X线表现有哪些？

答：①原发综合征：原发病灶、淋巴管炎和淋巴结炎三者组成哑铃状阴影。②胸内淋巴结结核：分为结节型和炎症型。结节型为圆形或椭圆形结节状影，内缘与纵隔相连，突向肺野，外缘边界清晰；炎症型表现为肺门影增大，边缘模糊，境界不清。

4. 何为龛影？

答：胃肠壁局限性溃烂形成凹陷，钡剂充盈后，切线位表现为向外凸出的乳头状或三角形阴影，正位呈圆形或卵圆形致密钡斑影。

5. 何为充盈缺损？

答：胃肠壁的局限性肿块向腔内突出，病变部位不能被钡剂充盈所形成的影像。

6. 胃十二指肠溃疡 X 线检查有何特点？

答：胃溃疡的直接征象是龛影，龛影口部常有一圈黏膜水肿，表现为黏膜线、项圈征和狭颈征，龛影周围瘢痕收缩，导致黏膜纠集。胃溃疡可引起胃大弯的痉挛切迹、胃分泌增加、胃张力和排空功能异常。十二指肠溃疡主要 X 线征象是龛影、球部变形、激惹征、幽门痉挛等。

7. 急性胃肠穿孔 X 线检查有何特点？

答：透视或立位腹部平片，可见膈下游离气体，呈新月形或眉弓状透亮影。

8. 急性肠梗阻 X 线检查有何特点？

答：肠梗阻的基本 X 线征象是肠管积气扩张和肠腔内高低不等的阶梯状气液平面。

实训四十 胸腔穿刺术

1. 胸腔穿刺时胸膜反应的主要表现有哪些？

答：穿刺中患者主要表现为头晕、心慌、胸闷、出汗、面色苍白，甚至昏厥。

2. 胸腔穿刺点进针时为什么沿着肋骨上缘进针？

答：因为肋骨下缘有神经、血管经过，肋间动脉常沿着上一肋骨下缘走行，从肋骨上缘进针可以避免损伤神经和血管。

3. 当进行诊断性胸腔穿刺时，通常应抽取多少胸腔积液？

答：诊断性胸腔穿刺通常抽取 50~100ml 胸腔积液。

4. 气胸患者的穿刺点应选择在胸部什么部位？

答：患侧锁骨中线第 2 肋间或腋中线第 4~5 肋间。

5. 胸腔穿刺抽液的穿刺点应选择在胸部什么部位？

答：常位于肩胛下角线的第 7~8 肋间。

实训四十一 腹腔穿刺术

1. 大量腹水是否可以一次性把腹水抽干净？为什么？

答：不可以。过多放液可引起电解质紊乱，以及腹压突然下降导致血液重新分布，肝硬化患者还会诱发肝性脑病。

2. 大量腹腔穿刺放液后，为什么要用腹带束紧腹部？

答：防止腹腔压力降低过快，以控制腹腔容量，防止内脏血管扩张引起休克。

3. 腹腔穿刺常选用哪些部位？

答：脐与左髂前上棘连线中、外 1/3 交点，脐与耻骨联合连线中点上方 1cm、偏左或偏右 1.5cm 处；侧卧位脐水平线与腋前线或腋中线交点，对少量或包裹性腹水，常需 B 超指导下定位穿刺。

4. 对于肝硬化患者，一次放液量不应超过多少毫升？为什么？

答：腹水一般一次放液量不超过 3 000ml，因为过多放液可诱发肝性脑病和水电解质紊乱。

5. 诊断性腹腔穿刺抽出腹水，应进一步做哪些检查？

答：立即送检腹水常规、生化、细菌培养等，如果为血性腹水，还需送脱落细胞学检查。

实训四十二　腰椎穿刺术

1. 腰椎穿刺时患者感到一条腿放电样疼痛说明什么？

答：穿刺时过于偏向放射痛一侧，刺激了同侧的神经。

2. 腰椎穿刺术后去枕平卧的目的是什么？

答：避免引起低颅压性头痛。

3. 当腰椎穿刺时，为什么尽量让患者抱膝使后背弯曲？

答：为了使腰椎棘突之间的间隙扩大，以利于穿刺。

4. 腰椎穿刺需要透过的层次有哪些？

答：腰椎穿刺依次透过的层次：皮肤→浅筋膜→深筋膜→棘上韧带→棘间韧带→黄韧带→硬膜外腔→硬脊膜→硬膜下间隙→蛛网膜→蛛网膜下腔。

5. 腰椎穿刺液一般要用几管？

答：一般是四管：一管是送细菌学检查；一管是检查脑脊液糖及蛋白质；一管是做细胞计数及分类检查；一管是做特殊检查，如隐球菌做墨汁染色。

6. 腰椎穿刺术禁忌证有哪些情况？

答：颅内压升高、脑疝、后颅窝占位病变、皮肤局部感染、休克。

7. 小儿腰椎穿刺术的深度是多少？

答：一般是 2~4cm。

8. 正常脑脊液的压力是多少？

答：80~180mmH$_2$O。

实训四十三　骨髓穿刺术

1. 骨髓穿刺穿到骨质时一般有什么感觉？

答：穿刺针有阻挡感。

2. 骨髓穿刺的适应证有哪些？

答：外周血细胞数量和质量异常者；原因不明的肝、脾大，淋巴结肿大；需治疗观察或其他检查：白血病治疗观察、骨髓细胞免疫学分型、遗传学检查以及骨髓细胞培养等；恶性肿瘤呈骨髓转移、结缔组织病、寄生虫病等。

3. 骨髓穿刺常见部位有哪些？

答：髂前上棘、髂后上棘、腰椎棘突、胸骨。

4. 疑似血友病能不能做骨髓穿刺检查以明确诊断？

答：不能。

5. 骨髓培养时，需要抽取多少骨髓标本？

　　答：骨髓培养时，骨髓抽取量以 1~2ml 为宜。

6. 做骨髓穿刺检查是否需要同时做外周血涂片检查？为什么？

　　答：需要常规做外周血涂片检查，目的是做对照检查。

答案二　自测习题参考答案

第一章　常见症状

第一节　发热

（一）选择题

1. A	2. C	3. D	4. C	5. E	6. C	7. D	8. E
9. B	10. A	11. C	12. C	13. B	14. A	15. B	16. C
17. E	18. A	19. E	20. B	21. C	22. C	23. C	24. E
25. A	26. C	27. B	28. D				

（二）名词解释

1. 稽留热　持续高热，体温维持在 39~40℃或以上，24 小时内体温波动范围不超过 1℃，可持续数日至数周。其常见于肺炎球菌性肺炎、伤寒等的高热期。

2. 弛张热　又称为败血症热型。体温在 39℃以上，24 小时内波动范围超过 2℃，但体温最低时仍高于正常。其常见于败血症、重症肺结核、感染性心内膜炎、风湿热等。

3. 间歇热　体温突然升高达 39℃以上，持续数小时又迅速降至正常，经过数小时或数日间歇后，体温又突然升高，如此反复交替出现，见于疟疾，急性肾盂肾炎等。

4. 波状热　体温在数小时内逐渐上升至 39℃或以上，经数日降至正常，持续数日后又开始发热，如此反复多次。其常见于布鲁氏菌病。

5. 回归热　体温急骤上升至 39℃或以上，持续数日后又骤然下降至正常，高热期与无热期各持续若干天后规律性交替出现。其见于回归热、霍奇金病。

（三）简答题

1. 答：引起感染性发热的病原体有病毒、细菌、支原体、衣原体、立克次体、螺旋体、真菌、寄生虫等。

2. 答：引起非感染性发热的主要原因有无菌性坏死物质的吸收、抗原-抗体反应、内分泌与代谢疾病、皮肤散热减少、体温调节中枢功能失常和自主神经功能紊乱。

3. 答：①低热 37.3~38℃；②中等度热 38.1~39℃；③高热 39.1~41℃；④超高热 41℃以上。

4. 答：①起病时间、季节、起病缓急、病程、热度高低、频度、诱因；②有无畏寒、寒战、大汗或盗汗；③多系统症状询问；④诊治经过；⑤患病以来一般情况；⑥传染病接触史、疫水接触史、手术史、治疗或分娩史、服药史、职业特点等。

（四）病史采集

1. 简要病史　患者，男，20岁。发热伴鼻塞2日。

（1）现病史

1）根据主诉及相关鉴别询问：①起病诱因，如受凉、疲劳等；②体温多少，发热的热型（1日之间何时开始发热，何时体温最高，何时体温最低，是持续性还是间歇性）；③鼻塞和鼻腔分泌物情况（分泌物的量和性状）；④伴随症状，如寒战、打喷嚏、咳嗽、咽痛、头痛等。

2）诊疗经过：①是否到过医院就诊，做过哪些检查，结果如何；②有无药物及其他治疗，效果如何。

3）起病以来的一般情况，如饮食、睡眠、大小便及体重变化情况。

（2）相关病史

1）有无药物过敏史。

2）与该病有关的其他病史：既往耳鼻喉科病史。

2. 简要病史　患者，2岁。高热2日，惊厥发作半小时。

（1）现病史

1）根据主诉及相关鉴别询问：①发病诱因，是否受凉、劳累等；②起病急缓，是急性起病还是缓慢起病；③发热情况，体温多少，是否持续发热，有无寒战等；④惊厥表现（全身抽搐），发作时间（常在体温骤升的24小时内），发作持续时间（一般10~15分钟），发作过后意识状况（很快恢复），共发作次数（1~2次）；⑤伴随症状，如咳嗽、咳痰、呼吸困难、腹痛、腹泻、恶心、呕吐等；⑥生长发育、喂养状况。

2）诊疗经过：①是否到过医院就诊，做过哪些检查，结果如何；②有无药物及其他治疗，效果如何。

3）起病以来的一般情况，如饮食、睡眠、大小便及体重变化情况。

（2）相关病史

1）有无药物过敏史。

2）与该病有关的其他病史：既往惊厥病史、传染病接触史、预防接种史、出生情况等。

第二节　疼痛

（一）选择题

1. E	2. C	3. E	4. B	5. C	6. A	7. E	8. B
9. C	10. D	11. E	12. B	13. B	14. D	15. E	16. D
17. E	18. A	19. A	20. A	21. D	22. D	23. D	24. B
25. B	26. A	27. D					

（二）简答题

1. 答：急性腹痛的常见病因有腹腔器官急性炎症、腹腔内脏器阻塞或扩张、腹腔内脏器扭转或破裂、腹膜炎症、腹腔内血管阻塞、腹壁疾病、胸腔疾病所致的腹部牵涉性痛、全身性疾病所致的腹痛。

2. 答：胃十二指肠溃疡腹痛多出现在中上腹部，慢性经过，周期性、节律性烧灼痛或钝痛。

3. 答：头痛的发生机制。①血管因素：各种原因引起的颅内外血管的收缩、扩张以及血管受牵引或伸展（颅内占位性病变对血管的牵引、挤压）。②脑膜受刺激或牵引。③具有痛觉的脑神经（第 5、9、10 三对脑神经）和颈神经被刺激、挤压或牵拉。④头颈部肌肉的收缩。⑤五官和颈椎病变引起的颅面痛。⑥生化因素及内分泌紊乱。⑦神经功能紊乱。

常见原因：①颅脑病变，感染、血管病变、占位性病变、颅脑外伤，其他如偏头痛、丛集性头痛、头痛型癫痫。②颅外病变：颅骨病变、颈椎病及其他颈部疾病、神经痛，眼、耳、鼻和齿疾病所致的头痛。③全身性疾病：急性感染、心血管疾病、中毒，其他如尿毒症、低血糖、贫血、肺性脑病、月经期及绝经期头痛、中暑等。④神经症：神经衰弱及癔症性头痛。

4. 答：牵涉痛多指腹部脏器引起的疼痛刺激，经内脏神经传入，影响相应脊髓节段而定位于体表。牵涉痛有体神经传导特点，疼痛剧烈，定位明确，局部有压痛、肌紧张及感觉过敏。

（三）病史采集

1. 简要病史　患者，男，60 岁。间歇性左胸疼痛 1 个月。

（1）现病史

1）根据主诉及相关鉴别诊断，询问：①起病诱因，如劳累、情绪激动等；②左胸疼痛的部位（心前区、胸骨后），性质，有无放射痛，每次持续时间，发作频率，缓解因素，与呼吸、咳嗽、体位、吞咽的关系；③伴随症状，如发热、咳嗽、咳痰、咯血、呼吸困难、心悸、出汗、恶心、呕吐等。

2）诊疗经过：①是否到过医院就诊，做过哪些检查，结果如何；②有无药物及其他治疗，效果如何。

3）起病以来精神、饮食、睡眠、大小便、体重变化情况。

（2）相关病史

1）有无药物过敏史。

2）与该病有关的其他病史：高血压、高血脂、糖尿病史及吸烟、饮酒情况。

2. 简要病史　患者，男，32 岁。右下腹疼痛伴恶心 4 小时。

（1）现病史

1）根据主诉及相关鉴别，询问：①起病的具体时间，是急性起病还是缓慢起病；②腹痛的部位（具体部位、有无放射痛）、程度（剧烈、轻）、性质（隐痛、钝痛、刺痛、刀割样痛、烧灼样痛、绞痛）、疼痛持续时间（阵发性、持续性）、影响因素（发生的诱因、缓解或加重的因素）；③发病的诱因，是否受凉、酗酒等；④病情的发展与演变情况，是否好转或恶化，有无类似发作史；⑤伴随症状，是否伴有尿频、尿急、尿痛、血尿、排尿中断、发热、呕吐（呕吐物的性状，是否为喷射性）等。

2）诊疗经过：①是否到过医院就诊，做过哪些检查及结果如何；②有无药物及其他治疗，效果如何。

3）起病以来精神、饮食、睡眠、大小便、体重变化情况。

（2）相关病史

1）有无药物过敏史，既往有无类似发作及腹部手术史。

2）与该病有关的其他病史：泌尿系统疾病（结石、高尿酸血症、排尿困难）、消化系统疾病（阑尾炎）、内分泌系统疾病（甲状旁腺功能亢进症）。

3. 简要病史 患者，男，36岁。胸痛12日，呼吸困难、水肿5日。

（1）现病史

1）根据主诉及相关鉴别诊断，询问：①胸痛部位、性质、有无放射痛，持续时间，发作频率、有无诱因及缓解因素；②胸痛与呼吸、咳嗽、体位及吞咽的关系；③呼吸困难发作情况，持续时间、诱发和缓解因素；④水肿的发展情况，出现部位、程度、时间、发展快慢及有无凹陷性等；⑤是否伴有咳嗽、咳痰、咯血、黄疸、发热、盗汗、心悸和夜间端坐呼吸等。

2）诊疗经过：①是否到过医院就诊，做过哪些检查，结果如何；②有无药物及其他治疗，效果如何。

3）起病以来精神、饮食、睡眠、大小便、体重变化情况。

（2）相关病史

1）有无药物过敏史。

2）与该病有关的其他病史：既往有无类似发作，有无心脏病、肝炎和肾病的病史。

第三节 水肿

（一）选择题

1. C　　2. D　　3. A　　4. C　　5. E　　6. E　　7. B　　8. B
9. B　　10. E　　11. C　　12. E　　13. C　　14. A　　15. E

（二）简答题

1. 答：心源性水肿的发生机制是有效循环血量减少，肾血流量减少，肾小球滤过率下降，继发性醛固酮增多引起水钠潴留；此外静脉淤血，毛细血管滤过压增高，组织液回吸收减少。

2. 答：肾源性水肿的特点是疾病早期晨起时眼睑与颜面水肿，后期迅速发展为全身水肿；常伴血压升高，尿常规改变及肾功能损害的表现。

3. 答：肾源性水肿和心源性水肿鉴别见表1-3-1。

表1-3-1　肾源性水肿和心源性水肿鉴别

鉴别点	肾源性水肿	心源性水肿
发展快慢	迅速	较缓慢
水肿部位	眼睑、颜面开始延及全身	足部开始向上延及全身
水肿性质	软而移动性大	较坚实，移动性较小
伴随情况	高血压、蛋白尿、血尿、管型尿、眼底改变等其他表现	心脏增大、心脏杂音、肝大、静脉压升高和肝-颈静脉回流征阳性等病征

（三）病史采集

简要病史：患者，男，15岁。颜面水肿、血尿2日。

（1）现病史

1）根据主诉及相关鉴别诊断，询问：①发病诱因，是否有呼吸道、皮肤感染等；②起病急缓，是急性起病还是缓慢起病；③颜面水肿出现的时间（晨起时还是行走活动后）、是否下肢或全身水肿、是否为对称性、是否为凹陷性；④血尿，是否进食引起红色尿的食物、药物，是否全程血尿，是否有血块；⑤伴随症状，是否有发热、腰痛、膀胱刺激征、少尿、心悸、呼吸困难等。

2）诊疗经过：①是否到过医院就诊，做过哪些检查，结果如何；②有无药物及其他治疗，效果如何。

3）起病以来精神、饮食、睡眠、大小便、体重变化情况。

（2）相关病史

1）有无药物过敏史。

2）与该病有关的其他病史：心、肝、肾、内分泌疾病及咽部疾病史，营养状况等。

第四节　皮肤黏膜出血

（一）选择题

1. A　　　2. E　　　3. C　　　4. C　　　5. B　　　6. C　　　7. D　　　8. A

9. B　　　10. A　　　11. E

（二）简答题

1. 答：（1）血管壁功能或结构异常，常见于遗传性出血性毛细血管扩张症等；过敏性紫癜等；严重感染，化学物质中毒，代谢障碍等。

（2）血小板数量或功能异常，常见于特发性血小板减少性紫癜、弥散性血管内凝血等致血小板减少的疾病；原发性血小板增多症、慢性粒细胞白血病等致血小板增多的疾病；血小板无力症、尿毒症等致血小板功能异常的疾病。

（3）凝血功能障碍，常见于血友病等遗传性疾病；严重肝脏疾病等继发凝血功能障碍的疾病；循环血液中抗凝物质增多或纤溶亢进，见于异常蛋白血症类肝素抗凝物质增多、抗凝药物使用过量、原发性纤溶和弥散性血管内凝血继发的纤溶亢进等。

2. 答：血小板数量或功能异常的皮肤黏膜出血的特点，除皮肤黏膜的出血点、紫癜和瘀斑外，可有鼻出血、牙龈出血、血尿、月经过多、咯血、呕血、便血等，严重者可致脑出血。

（三）病史采集

简要病史：患者，男，15岁。因双下肢对称性出现皮肤紫癜1周。

（1）现病史

1）根据主诉及相关鉴别询问：①起病情况，皮肤黏膜出血发生的时间、部位、缓急、是自发还是损伤后、有无诱因。②皮肤黏膜出血的特点，有无伴发其他脏器的出血。③发病年龄和性别，男性患者自幼发病，应考虑遗传性出血性疾病，如血友病A和血友病 B。④皮肤黏膜出血的发展与演变，是逐渐加重，还是逐渐好转，或时轻时重，有无新的症状出现等。⑤伴随症状，如过敏性紫癜多有过敏史或上呼吸道感染史，紫癜呈对称，以下肢多见，累及肾脏时可有血尿；单纯性紫癜为偶发下肢紫癜或瘀斑，且多见于女性患者；除皮肤黏膜出血外伴有内脏出血时多为血小板减少性紫癜及弥散性血管内凝血；血友病一般是 5 岁左右发病，少有自发出血，常在损伤后出现血肿，只有男性发病。

2）诊疗经过：①是否到过医院就诊，做过哪些检查，结果如何；②有无药物及其他治疗，效果如何。

3）起病以来的一般情况，如饮食、睡眠、大小便及体重变化情况。

（2）相关病史

1）既往史：许多出血与用药有关，应询问出血前有无用药史，何种药物、剂量、频度。这样的出血常见于药物性血小板减少性紫癜、药物致血小板功能异常的出血（如阿司匹林）等。

2）个人史：患者重要经历、教育情况、经济情况、习惯嗜好等。

3）家族史：如患者双亲、兄弟、姐妹及子女的健康及患病情况等。

第五节　呼吸困难

（一）选择题

1. B	2. A	3. E	4. D	5. A	6. C	7. C	8. D
9. D	10. A	11. B	12. A	13. A	14. E	15. D	16. B
17. C	18. A	19. B	20. C	21. D	22. E	23. A	24. B
25. D	26. E	27. C	28. E	29. D	30. B	31. A	32. C

（二）简答题

1.肺源性呼吸困难，临床分为 3 种类型。

（1）吸气性呼吸困难：其特点是吸气显著困难，吸气时间明显延长，可伴有干咳及哮鸣音，重者呼吸肌极度紧张，胸腔负压增大，吸气时胸骨上窝、锁骨上窝和肋间隙明显下陷，称为三凹征。其多见于喉部、气管、大支气管的炎症、水肿、痉挛、异物、肿瘤及喉上神经、喉返神经麻痹等。

（2）呼气性呼吸困难：其特点是呼气费力，呼气时间延长，常伴有哮鸣音。其多见于支气管哮喘、慢性喘息性支气管炎、慢性阻塞性肺气肿等。

（3）混合性呼吸困难：其特点是吸气与呼气均费力，呼吸较浅而快，可伴有呼吸音异常。其常见于重症肺炎、重症肺结核、大面积肺栓塞（梗死）、大量胸腔积液或气胸、间质性肺疾病等。

2. 答：左心衰竭发生呼吸困难的主要机制是心肌收缩力减退或心室负荷（收缩期、舒张期）加重，心功能减退，左心搏出量减少，导致舒张末期压升高（二尖瓣狭窄缺少这一过程），相继引起左房压、肺静脉压和毛细血管压升高，引起以下结果。①肺淤血，导致间质性肺水肿、血管壁增厚，弥散功能障碍；②肺泡张力增高，刺激肺张力感受器，通过迷走神经兴奋呼吸中枢；③肺泡弹性降低，导致肺泡通气量减少；④肺循环压力升高，对呼吸中枢的反射性刺激。因输血输液过多过快所致者，尚有血容量过多致肺血管静水压增高因素参与。

（三）病史采集

1. 简要病史 患者，男，36岁。胸痛12日，呼吸困难、水肿5日。

（1）现病史

1）根据主诉及相关鉴别诊断，询问：①胸痛部位、性质、有无放射痛，持续时间，发作频率、有无诱因及缓解因素；②胸痛与呼吸、咳嗽、体位及吞咽的关系；③呼吸困难发作情况，持续时间、诱发和缓解因素；④水肿的发展情况，出现部位、程度、时间、发展快慢及有无凹陷性等；⑤是否伴有咳嗽、咳痰、咯血、黄疸、发热、盗汗、心悸和夜间端坐呼吸等；⑥起病以来的一般情况，如饮食、睡眠、大小便及体重变化情况。

2）诊疗经过：①是否到过医院就诊，做过哪些检查，结果如何；②有无药物及其他治疗，效果如何。

（2）相关病史

1）有无药物过敏史。

2）与该病有关的其他病史：既往有无类似发作，有无心脏病、肝炎和肾病的病史。

2. 简要病史 患者，女，44岁。右侧胸痛伴呼吸困难1周。

（1）现病史

1）根据主诉及相关鉴别诊断，询问：①呼吸困难发生的诱因、缓急、持续时间、发作的情况和缓解的方法；②胸痛的部位、性质、持续时间（持续性或发作性）与呼吸及体位的关系；③有无发热、具体体温、热型、有无盗汗；④伴随症状，有无咳嗽、咳痰、咯血，有无下肢水肿；⑤起病以来的一般情况，如饮食、睡眠、大小便及体重变化情况。

2）诊疗经过：①是否到过医院就诊，做过哪些检查，结果如何；②有无药物及其他治疗，效果如何。

（2）相关病史

1）有无食物、药物过敏史。

2）与该疾病有关的其他病史：结核病病史和结核接触史、糖尿病史、慢性呼吸系统疾病史、下肢静脉血栓形成、口服避孕药史等。

第六节 咳嗽与咳痰

（一）选择题

1. B   2. C   3. D   4. C   5. D   6. A   7. B   8. B

9. D   10. B   11. A   12. C   13. C   14. E   15. D   16. A

17. E   18. C

（二）简答题

1. 答：引起咳嗽的原因有：①呼吸道疾病；②胸膜疾病；③心血管疾病；④中枢神经因素。

2. 答：其多见于呼吸系统慢性疾病，如慢性支气管炎、支气管扩张症、慢性纤维空洞型肺结核、慢性肺脓肿、肺尘埃沉着病等。

（三）病史采集

简要病史：患者，男，23岁。发热、咳嗽1日。

（1）现病史

1）根据主诉及相关鉴别诊断，询问：①发热的诱因、发热情况、热型、具体体温、有无寒战；②咳嗽的性质、程度及音色以及咳嗽发作的时间、急缓和规律；③有无咳痰，痰的性状和痰量；④有无胸痛、咯血、呼吸困难及杵状指等伴随症状；⑤起病以来的一般情况，如饮食、睡眠、大小便及体重变化情况。

2）诊疗经过：①是否到过医院就诊，做过哪些检查，结果如何；②有无药物及其他治疗，效果如何。

（2）相关病史

1）有无药物过敏史。

2）与该病有关的其他病史：心、肝、肾及传染病等病史。

第七节　咯血

（一）选择题

1. B	2. E	3. C	4. A	5. B	6. C	7. E	8. C
9. C	10. D	11. D	12. B	13. D	14. A	15. E	16. D
17. A	18. B						

（二）简答题

1. 答：引起咯血的原因有支气管疾病、肺疾病、心血管疾病、其他疾病。

2. 答：咯血与呕血的鉴别要点主要在于咯血由肺结核、支气管扩张症、原发性支气管肺癌、心脏病等引起，出血前有喉部痒、胸闷、咳嗽等，出血方式为咯出，血的颜色呈鲜红色，血中混有痰液、泡沫，酸碱反应呈碱性，一般无黑便（咽下时可有），出血后仍可痰中带血。呕血多有消化性溃疡、肝硬化、急性胃黏膜病变等病史，出血前有上腹不适、恶心、呕吐等表现，出血方式为呕出，血的颜色呈棕黑色、暗红色，有时鲜红，血中混有食物残渣、胃液，酸碱反应呈酸性，有黑便，无痰或痰中无血。

（三）病史采集

简要病史：患者，男，28岁。间断性咯血1周。

（1）现病史

1）根据主诉及相关鉴别诊断，询问：①咯血的诱因及加重因素；②咯血情况，咯出还是呕出，咯出血的性状、量及颜色，血中混杂物；③伴随症状，有无发热、盗汗、咳嗽、咳脓痰、胸痛及呼吸困难，有无黄疸、杵状指及皮肤黏膜出血点；④起病以来的一般情况，如饮食、睡眠、大小便及体重变化情况。

2）诊疗经过：①是否到过医院就诊，做过哪些检查，结果如何；②有无药物及其他治疗，效果如何。

（2）相关病史

1）有无食物、药物过敏史。

2）与该疾病有关的其他病史：有无心脏病、慢性支气管炎、结核病、全身出血性疾病、上消化道疾病史。

第八节 发绀

（一）选择题

1. D　　2. D　　3. A　　4. D　　5. E　　6. E　　7. D　　8. C

9. B　　10. D　　11. C　　12. E

（二）简答题

1. 答：中心性发绀特点为全身性发绀，除四肢末端、颜面（口唇、鼻尖、颊部、耳垂）、躯干皮肤外，也累及黏膜（如口腔黏膜、舌的腹面黏膜）。发绀部位皮肤温暖，局部加温或按摩发绀不消失。发绀是心、肺疾病导致 SaO_2 降低引起。周围性发绀特点是发绀常出现于肢体的末端与下垂部位，如肢端、耳垂、鼻尖。这些部位的皮肤是冷的，若给予按摩或加温，使皮肤转暖，发绀可消退。发绀是周围循环血流障碍所致。

2. 答：发绀的病因可分为血液中还原血红蛋白增多和血液中存在异常血红蛋白衍生物两大类。

（三）病史采集

简要病史：患者，女，23 岁。心悸、口唇发绀 3 年，再发 1 周。

（1）现病史

1）根据主诉及相关鉴别诊断，询问：①病因诱因，激动、劳累、酒精、咖啡等；②心悸，性质（突发突止、持续时间、间隔时间）、发作时的脉率和脉律、如何恢复（如何深吸气、压眶等）、血压如何；③发绀，部位（全身性、局部）、发绀部位皮肤的温度、局部加温或按摩发绀是否消失；④伴随症状，心前区疼痛、呼吸困难、晕厥、消瘦；⑤睡眠、饮食、大小便及体重变化。

2）诊疗经过：①是否到其他医院就诊过，做过哪些检查，胸片、心电图及结果；②用药情况，疗效如何。

（2）相关病史

1）有无药物过敏史。

2）有无心血管疾病病史；家族史，如患者双亲、兄弟、姐妹及子女的健康及患病情况等。

第九节 心悸

（一）选择题

1. D　　2. D　　3. E　　4. A　　5. A　　6. A　　7. E　　8. C

9. A　　10. E　　11. C

（二）简答题

1. 答：其常见于急性心肌梗死、心包炎、心肌炎、心力衰竭、肺源性心脏病、肺栓塞和贫血等。

2. 答：心悸的发生机制及临床表现见下。

（1）心脏搏动增强：包括生理性或病理性2个方面。

1）生理性原因：包括剧烈运动、精神过度紧张、大量饮酒、喝浓茶或咖啡后及应用某些药物等。

2）病理性原因：①心室肥大，心脏收缩力增强。②发热和甲状腺功能亢进症时，基础代谢率增高，心率加快、心排血量增加。

（2）心律失常：包括心动过速、心动过缓、心律失常（期前收缩、心房扑动或颤动）等。

（3）心血管神经症：临床表现除心悸外尚有呼吸困难、心前区痛、自主神经功能紊乱以及疲乏、失眠、头晕、头痛、耳鸣、记忆力减退等，常在焦虑、情绪激动等情况下发生。

（三）病史采集

简要病史：患者，男，28岁。发作性心悸3年，再发1小时。

（1）现病史

1）根据主诉及相关鉴别，询问：①发病诱因：有无剧烈运动，精神过度紧张或情绪波动；有无大量饮酒、喝浓茶或咖啡；有无应用某些药物，如肾上腺素、麻黄碱、咖啡因、阿托品。②心悸的特点：是否突发骤止，持续时间，发作时的脉率和节律。③心悸发作时如何缓解，发作的频率。④伴随症状：有无心前区疼痛、呼吸困难、晕厥、消瘦、发热及贫血。⑤发病以来精神、饮食、睡眠、大小便及体重变化等一般状况。

2）诊疗经过：①是否到过医院就诊，做过哪些检查，结果如何；②有无药物及其他治疗，效果如何。

（2）相关病史

1）有无食物、药物过敏史。

2）与该疾病有关的其他病史：有无高血压、心脏病、贫血、甲状腺功能亢进症、神经症等病史，有无吸烟、饮酒史。

第十节 恶心与呕吐

（一）选择题

1. E   2. A   3. D   4. D   5. C   6. C   7. B   8. B
9. B   10. A   11. E   12. B   13. E   14. B   15. C   16. B
17. D   18. A

（二）简答题

1. 答：呕吐的常见病因有：①反射性呕吐：由于器官或组织有病理改变或受到刺激，经神经反射而引起的恶心、呕吐。其包括消化系统疾病、循环系统疾病、泌尿与生殖系统疾病和其他如急性传染病、青光眼、屈光不正等。②中枢性呕吐：由于颅内病变直接压迫或药物刺激延髓呕吐中枢引起。其包括神经系统疾病、内分泌与代谢疾病、药物和毒物、妊娠反应。③精神性呕吐。④前庭功能障碍。

2. 答：①呕吐物为发酵、腐败气味的隔夜宿食，见于幽门梗阻；②呕吐物无酸味提示贲门狭窄、贲门失弛缓症；③呕吐物有粪臭味者提示低位肠梗阻；④呕吐物中有蛔虫者见于胆道蛔虫、肠道蛔虫；⑤呕吐物含大量酸性液体者多见于胃泌素瘤、十二指肠溃疡；⑥呕吐物呈咖啡渣样见于上消化道出血。

（三）病史采集

1. 简要病史　患者，男，15岁。右上腹疼痛伴恶心1小时。

（1）现病史：①起病情况：腹痛发生的时间、发病的缓急及原因和诱因等；②腹痛的特点：腹痛部位、性质和程度、有无放射痛、持续性还是阵发性、加重或缓解因素；③恶心呕吐情况：如恶心呕吐时间、方式、呕吐物的性状；④腹痛发展与演变：是逐渐加重，还是逐渐好转，或时轻时重，有无新的症状出现等；⑤伴随症状：有无发热、腹泻等；⑥诊疗经过：是否到过医院就诊，做过哪些检查和治疗，检查结果和治疗情况如何；⑦饮食、睡眠、大小便、体重变化情况。

（2）相关病史：①既往史：有无药物过敏史，胃肠道病史、尿路结石病史；②个人史：患者重要经历、教育情况、经济情况、习惯嗜好等；③家族史：如患者双亲、兄弟、姐妹及子女的健康及患病情况等。

2. 简要病史　患者，男，42岁。右上腹部隐痛不适1个月，呕吐15日。

（1）现病史：①起病情况：腹痛发生的时间、发病的缓急及原因和诱因等；②腹痛的特点：腹痛部位、性质和程度、有无放射痛、持续性还是阵发性、加重或缓解因素；③恶心呕吐情况：如恶心呕吐时间、方式、呕吐物的量、气味及性状；④腹痛与呕吐发展与演变：是逐渐加重，还是逐渐好转，或时轻时重，有无新的症状出现等；⑤伴随症状：有无黄疸、口渴、头晕、心悸等；⑥诊疗经过：是否到过医院就诊，做过哪些检查和治疗，检查结果和治疗情况如何；⑦饮食、睡眠、大小便、体重变化情况。

（2）相关病史：①既往史：有无药物过敏史，消化系统疾病及心血管疾病史等；②个人史：患者重要经历、教育情况、经济情况、习惯嗜好等；③婚姻史：配偶的健康情况；④有无肝炎等传染病病史；⑤家族史，如患者双亲、兄弟、姐妹及子女的健康及患病情况等。

第十一节　呕血与便血

（一）选择题

1. C	2. D	3. B	4. D	5. C	6. E	7. C	8. B
9. B	10. A	11. D	12. D	13. A	14. D	15. D	16. C
17. A	18. C	19. B	20. A	21. E	22. C	23. D	24. E
25. A	26. E	27. B	28. B	29. E	30. D	31. A	32. E
33. C	34. B	35. C	36. D				

（二）简答题

1. 答：呕血最常见的病因是消化性溃疡，其次为食管-胃底静脉曲张破裂、急性胃黏膜病变和胃癌。

2. 答：呕血的临床表现有：①呕血与黑便；②周围循环衰竭；③血常规改变；④氮质血症；⑤发热。

3. 答：口腔、鼻、咽喉、呼吸道等部位出血被咽下和食用动物血、肝等可出现黑便或隐血试验假阳性。另口服某些中草药、碳剂、铋剂、铁剂，粪便呈黑色，一般无光泽，但隐血试验阴性。

（三）病史采集

简要病史：患者，男，35岁。反复上腹部疼痛2年、呕血3日。

（1）现病史：①起病情况：腹痛发生的时间、发病的缓急及原因和诱因等。②腹痛的特点：腹痛部位、性质和程度、有无放射痛、持续性还是阵发性、加重或缓解因素。③呕血情况：呕血的颜色、量、次数、有无黑便。④腹痛发展与演变：是逐渐加重，还是逐渐好转，或时轻时重，有无新的症状出现等。⑤伴随症状：有无发热、腹泻、皮肤黏膜出血及蜘蛛痣等。⑥诊疗经过：是否到过医院就诊，做过哪些检查和治疗，检查结果和治疗情况如何。⑦饮食、睡眠、大小便、体重变化情况。

（2）相关病史：①既往史：有无药物过敏史，胃肠道病史（溃疡、肝炎等）、血液系统疾病等病史；②个人史：患者重要经历、教育情况、经济情况、习惯嗜好等；③婚姻史：配偶的健康情况；④有无肝炎等传染病病史；⑤家族史：如患者双亲、兄弟、姐妹及子女的健康及患病情况等。

第十二节　腹泻

（一）选择题

1. B	2. C	3. C	4. B	5. C	6. A	7. A	8. A
9. E	10. A	11. B	12. E	13. E	14. E	15. A	16. B
17. D	18. C	19. A	20. D	21. E	22. E	23. D	24. A
25. A	26. B	27. B	28. A	29. D	30. A	31. E	32. B
33. E	34. B	35. A					

（二）简答题

1. 答：其可见于急性细菌性痢疾、伤寒或副伤寒、肠结核、肠道恶性淋巴瘤、溃疡性结肠炎急性发作期、败血症等。

2. 答：渗出性腹泻和动力性腹泻的区别：渗出性腹泻是各种急慢性肠炎导致肠黏膜炎症，渗出大量黏液、脓、血，粪便含有脓血，禁食对腹泻无影响；动力性腹泻是由于肠易激综合征、甲状腺功能亢进症引起肠蠕动亢进，粪便呈糊状或水样，常伴肠鸣音亢进和腹痛，禁食可减轻腹泻。

3. 答：①急性肠道疾病：常见的有病毒、细菌、真菌、原虫、蠕虫等感染所引起的肠炎及急性出血性坏死性肠炎、克罗恩病、溃疡性结肠炎急性发作、急性缺血性肠病等。②急性中毒：如毒蕈、河豚、鱼胆及化学毒物（如砷、磷、铅、汞等）中毒引起的腹泻。③全身性感染：如败血症、伤寒或副伤寒、钩端螺旋体病等。④其他：如变态反应性肠炎、过敏性紫癜、肾上腺皮质功能减退危象、甲状腺危象、服用某些药物（如氟尿嘧啶、利血平、新斯的明等）。

（三）病史采集

简要病史：患者，女，65岁。发热伴腹泻5日。

（1）现病史：①起病情况：发热与腹泻的具体时间、有无进食不洁食物、发病的缓急及原因和诱因等;②发热的特点:具体体温、体温变化过程、热型,加重或缓解因素;③腹泻情况:腹泻的次数、粪便量、颜色、性状和气味,与进食的关系;④发热与腹泻的发展与演变:是逐渐加重,还是逐渐好转,或时轻时重,有无新的症状出现等;⑤伴随症状:有无黄疸、里急后重、腹痛等;⑥诊疗经过:是否到过医院就诊,做过哪些检查和治疗,检查结果和治疗情况如何;⑦饮食、睡眠、大小便、体重变化情况。

(2)相关病史:①既往史:有无药物过敏史,消化系统疾病及呼吸系统疾病史等;②个人史:患者重要经历、教育经济情况、习惯嗜好等;③婚姻史:配偶的健康情况;④有无肝炎等传染病病史;⑤家族史:如患者双亲、兄弟、姐妹及子女的健康及患病情况等。

第十三节　便秘

(一)选择题

1. D　　2. A　　3. D　　4. C　　5. B　　6. D　　7. A　　8. C

(二)简答题

1. 答:排便不尽,腹痛可有可无,大便<1 次/周,对纤维素及泻剂反应差,全身不适,易疲劳,多见于青年女性,常伴紧张情绪,排便需要手法辅助。

2. 答:便秘的病因可分为功能性便秘和器质性便秘两大类。

(1)功能性便秘

1)进食量少或进食纤维素类食物过少或水分不足,对结肠运动的刺激减少。

2)生活环境改变导致排便习惯受到干扰:如工作紧张、生活节奏过快、工作性质和时间变化、精神因素等打乱了正常的排便习惯。

3)结肠运动功能紊乱:常见于肠易激综合征,系结肠及乙状结肠痉挛引起,部分患者可表现为便秘与腹泻交替。

4)腹肌及盆腔肌张力不足:排便推动力不足,难以将粪便排出体外。

5)滥用强泻药:形成药物依赖,造成便秘。

6)其他:老年体弱,活动过少,肠痉挛致排便困难;结肠冗长导致食糜残渣经过结肠时水分被过多吸收引起便秘。

(2)器质性便秘

1)直肠与肛门病变:引起肛门括约肌痉挛、排便疼痛造成惧怕排便,如痔、肛裂、肛周脓肿和溃疡、直肠炎等。

2)神经及肌肉病变:局部病变导致排便无力,如淀粉样变性、膈肌麻痹、多发性硬化、脊髓损伤(截瘫)、脑血管意外、皮肌炎、肌营养不良等。

3)结肠机械梗阻:结肠良性或恶性肿瘤、克罗恩病、先天性巨结肠;各种原因引起的肠粘连、肠扭转、肠套叠等。

4)腹腔或盆腔内肿瘤的压迫:如子宫肌瘤等。

5)代谢及内分泌疾病:肠肌松弛、排便无力,如尿毒症、糖尿病、甲状腺功能减退症等;卟啉病及铅中毒引起肠肌痉挛,亦可导致便秘。

6)药物影响:应用吗啡类药、抗胆碱能药、钙通道阻滞剂、神经阻滞药、镇静剂、抗抑郁药以及含钙、铝的制酸剂等使肠肌松弛引起便秘。

（三）病史采集

简要病史：患者，男，65岁。腹痛、便秘3个月。

（1）现病史：①起病情况：腹痛发生的时间、发病的缓急、原因和诱因等；②腹痛的特点：腹痛部位、性质和程度、有无放射痛、持续性还是阵发性、加重或缓解因素；③便秘情况：大便的性状、频度、排便量，有无排便困难或费力、排便不畅等，有无便秘与腹泻交替现象；④腹痛与便秘的发展与演变：是逐渐加重，还是逐渐好转，或时轻时重，有无新的症状出现等；⑤伴随症状：有无呕吐、腹胀、肠绞痛及腹部包块等；⑥诊疗经过：是否到过医院就诊，做过哪些检查和治疗，检查结果和治疗情况如何；⑦饮食、睡眠、大小便、体重变化情况。

（2）相关病史：①既往史：有无消化系统疾病及心血管疾病史等；②个人史：患者重要经历、教育情况、经济情况、习惯嗜好等；③婚姻史：配偶的健康情况；④有无肝炎等传染病病史；⑤家族史：如患者双亲、兄弟、姐妹及子女的健康及患病情况等。

第十四节 黄疸

（一）选择题

1. D	2. A	3. A	4. B	5. E	6. B	7. C	8. D
9. D	10. C	11. A	12. A	13. C	14. A	15. B	16. B
17. E	18. B	19. C	20. A	21. D	22. C	23. A	24. C
25. D	26. C	27. B	28. A	29. E			

（二）简答题

1. 答：黄疸是由于血清中胆红素浓度增高，超过34.2μmol/L时引起皮肤、黏膜、巩膜及体液黄染的现象。血清中胆红素在17.1~34.2μmol/L时，临床不易察觉，称为隐性黄疸。

2. 答：黄疸可分为溶血性、肝细胞性、胆汁淤积性、先天性非溶血性黄疸4种类型。

黄疸的病因：

（1）溶血性黄疸的主要病因：先天性溶血性贫血，如地中海贫血、遗传性球形红细胞增多症等；后天性获得性溶血性贫血，如自身免疫性溶血性贫血、异型输血后的溶血、阵发性睡眠性血红蛋白尿、新生儿溶血及蚕豆病、伯氨喹、蛇毒、毒蕈等引起的溶血。

（2）各种使肝细胞广泛损害的疾病均可发生肝细胞性黄疸，见于各种原因所致的肝细胞严重损害的疾病，如病毒性肝炎、肝硬化、中毒性肝炎、钩端螺旋体病、败血症等。

（3）胆汁淤积可分为肝内性或肝外性：肝内性胆汁淤积见于肝内泥沙样结石、癌栓、寄生虫病、病毒性肝炎、药物性胆汁淤积、原发性胆汁性肝硬化等；肝外性胆汁淤积多由胆总管结石、狭窄、炎性水肿、肿瘤及蛔虫等阻塞所引起。

（4）先天性非溶血性黄疸：临床上少见，多为家族遗传性，吉尔伯特综合征、克-纳综合征、杜-约综合征、罗托综合征。

3. 答：溶血性黄疸的发生机制是溶血时红细胞破坏形成大量非结合胆红素，超过肝细胞的处理能力；同时溶血造成的贫血、缺氧和红细胞破坏产物的毒性作用削弱了肝细胞的代谢功能,导致非结合胆红素在血中潴留超过正常水平而出现黄疸。

4. 答:皮肤、黏膜呈浅黄至深金黄色,伴有轻度皮肤瘙痒;肝细胞损害的程度不同而临床表现各异,如疲乏、食欲减退、肝区不适等,严重者可有出血倾向。

(三)病史采集

简要病史:患者,女,45岁。右上腹疼痛伴巩膜、皮肤黄染5日。

(1) 现病史:①起病情况:腹痛发生的时间、发病的缓急及原因和诱因等;②腹痛的特点:腹痛部位、性质和程度、有无放射痛、持续性还是阵发性、加重或缓解因素;③皮肤黏膜黄染情况:皮肤黏膜黄染特点、粪尿颜色改变、黄疸程度;④腹痛与黄疸的发展与演变:是逐渐加重,还是逐渐好转,或时轻时重,有无新的症状出现等;⑤伴随症状:有无发热、恶心呕吐、皮肤瘙痒等;⑥诊疗经过:是否到过医院就诊,做过哪些检查和治疗,检查结果和治疗情况如何;⑦饮食、睡眠、大小便、体重变化情况。

(2) 相关病史:①既往史:有无药物过敏史,消化系统疾病(胆囊炎、胆结石等)、血液系统疾病、有无病毒性肝炎患者密切接触史等;②个人史:患者重要经历、教育情况、经济情况、习惯嗜好等;③婚姻史:配偶的健康情况;④有无肝炎等传染病病史;⑤家族史:如患者双亲、兄弟、姐妹及子女的健康及患病情况等。

第十五节 血尿

(一)选择题

1. E   2. B   3. D   4. D   5. B   6. C   7. E   8. A

(二)简答题

1. 答:血尿伴膀胱刺激征(尿频、尿急、尿痛)表明病变在膀胱或后尿道,以急性膀胱炎最多见;也可见于急性肾盂肾炎、急性前列腺炎、膀胱结核、肿瘤等。

2. 答:引起血尿的原因一般有5类,分别是:①泌尿系统疾病,②全身性疾病,③尿路邻近器官疾病,④化学品或药品对尿路的损害,⑤功能性血尿。

(三)病史采集

1. 简要病史   患者,男,21岁。肉眼血尿伴双下肢水肿5日门诊就诊。

(1) 现病史:①发病诱因:有无感染、外伤、服用药物或进食特殊食物。②血尿情况:具体尿液颜色和量,有无血凝块,是否为全程血尿,呈间歇性或持续性。③水肿情况:出现部位、时间及程度,是否对称性,是否凹陷性,加重或缓解因素。④伴随症状:有无尿量改变,有无尿频、尿急、尿痛及排尿困难,有无发热、腰痛,有无皮疹、关节痛,有无其他部位出血。⑤诊疗经过:是否到过医院就诊,做过哪些检查,结果如何;有无药物及其他治疗,效果如何。⑥一般情况:近期饮食、睡眠、大便及体重变化情况。

(2) 其他相关病史:①既往史:有无药物或食物过敏史。②与该疾病有关的其他病史:有无结核病、肝肾疾病、尿路结石、结缔组织病、出血性疾病病史。

2. 简要病史   患者,男,48岁。左侧腰痛伴血尿3个月门诊入院。

(1) 现病史:①发病诱因:有无剧烈活动、腰腹部外伤、泌尿道器械检查,有无前驱感染;②腰痛:起病缓急,具体部位、性质、程度,有无放射性或阵发性,与体位的关系,有无规律性;③血尿:发现的时间,与腰痛的关系,是否有肉眼血尿或伴有血丝、血凝块;④伴随症状:有无尿频、尿急、尿痛、排尿困难、水肿、泡沫尿、发热,其他部位有无出血;⑤诊疗经过:是否到过医院就诊,做过哪些检查,如尿常规、肾功能、尿相差显微镜检查、腹部B超检查,检查结果和治疗情况如何;⑥饮食、睡眠、大便、体重变化情况。

(2)相关病史:①有无药物过敏史;②与该病有关的其他病史:有无腹部手术史,有无尿路结石、高尿酸血症、甲状旁腺功能亢进症、肿瘤病史。

第十六节 尿频、尿急、尿痛

(一)选择题

1. B   2. C   3. D   4. C   5. B   6. D   7. B   8. A
9. E   10. C

(二)简答题

1. 答:尿频、尿急和尿痛合称为膀胱刺激征。

2. 答:病理性尿频常见有以下几种情况:①多尿性尿频,②炎症性尿频,③神经性尿频,④膀胱容量减少性尿频,⑤尿道口周围病变。

(三)病史采集

简要病史:患者,女,38岁。尿频、尿急、尿痛1周门诊就诊。

(1)现病史:①发病诱因:有无劳累、受凉或憋尿,有无接受导尿、尿道器械检查。②尿频情况:排尿频率,每次排尿量,夜尿次数。③尿急情况:程度,有无尿失禁。④尿痛情况:部位、性质、程度、出现时间。⑤伴随症状:有无尿色改变、排尿困难,有无寒战、发热、盗汗,有无腰痛、腹痛及放射痛。⑥诊疗经过:是否到过医院就诊,做过哪些检查(尿常规、血常规、尿培养、肾功能),结果如何;是否用过抗菌药物治疗,效果如何。⑦一般情况:发病以来饮食、睡眠、大便及体重变化情况。

(2)其他相关病史:①有无药物过敏史;②有无尿路感染反复发作史;③与该疾病有关的其他病史,有无结核病、糖尿病、尿路结石、盆腔疾病病史;④有无外伤、手术史、月经与婚育史。

第十七节 眩晕

(一)选择题

1. D   2. A   3. C   4. D   5. B   6. C   7. E   8. D
9. A

(二)简答题

1. 答:梅尼埃病所致眩晕有以下特点,发作性眩晕伴耳鸣、听力减退、眼球震颤,重者伴恶心、呕吐、面色苍白、出汗,易反复。

2. 答:椎-基底动脉供血不足引起的眩晕属于中枢性眩晕。其发生机制为动脉管腔变窄、内膜炎症、椎动脉受压或动脉舒缩功能障碍等因素。

(三)病史采集

简要病史:患者,女,23岁。阵发性头晕伴耳鸣、呕吐5年,加重2小时门诊就诊。

(1)现病史:①发病诱因:有无劳累、精神因素、服用药物及外伤。②头晕情况:发作时间、频率、性质及持续时间,加重或缓解因素。③耳鸣情况:低音调还是高音调,双侧还是单侧,与头晕的关系。④呕吐情况:次数、呕吐物的性状和量,是否喷射性,与头晕的关系,加重或缓解因素。⑤伴随症状:有无听力减退、耳痛、视物旋转、视力改变,有无心悸、发热、出汗,有无口周及四肢麻木,站立或行走不稳。⑥诊疗经过:是否到过医院就诊,做过哪些检查(血常规、血生化、头颅 CT、颈椎 X 线片),结果如何;是否用过抗眩晕和止吐药治疗,效果如何。⑦一般情况:发病以来饮食、睡眠、大小便及体重变化情况。

（2）其他相关病史:①有无药物过敏史;②与该疾病有关的其他病史,有无晕动病、贫血、中耳炎及高血压、糖尿病病史、月经与婚育史。

第十八节　晕厥

（一）选择题

1. B　　　2. A　　　3. E　　　4. C　　　5. D　　　6. D　　　7. E　　　8. C

9. A　　　10. B

（二）简答题

1. 答:排尿性晕厥的特点是多见于青年男性,在排尿中或排尿结束时发作,持续约 1~2 分钟,自行苏醒,无后遗症。其发生机制可能为自身自主神经不稳定、体位骤变、排尿时屏气动作或通过迷走神经反射致心排出量减少、血压下降、脑缺血。

2. 答:心源性晕厥是指心脏病患者因心排血量突然减少或心脏停搏导致脑组织缺氧而晕厥。其表现为心搏骤停 5~10 秒出现晕厥,骤停 15 秒以上可出现抽搐,偶有大小便失禁。

3. 答:脑源性晕厥是指脑血管或供应脑部的血管发生循环障碍,导致一时性广泛脑供血不足而晕厥。如脑动脉硬化引起血管腔变窄,高血压引起脑动脉痉挛,偏头痛及颈椎病时基底动脉舒缩障碍,各种原因所致的脑动脉微栓塞、动脉炎病变等。

（三）病史采集

简要病史:患者,男,72 岁。突然晕厥 1 次伴四肢无力半小时急诊入院。

（1）现病史:①发病诱因:有无饮酒、精神刺激及其与发病时间的关系。②晕厥情况:发生时的情况及持续时间,四肢无力的程度。③伴随症状:有无眼球活动障碍、语言困难、吞咽或呼吸困难。④诊疗经过:是否到过医院就诊,做过哪些检查(如头颅 CT 或 MRI 检查),结果如何;曾接受过何种治疗,效果如何。⑤一般情况:近期饮食、睡眠、大小便及体重变化情况。

（2）其他相关病史:①有无药物过敏史;②与该疾病有关的其他病史,有无心脑血管疾病、糖尿病病史。

第十九节　意识障碍

（一）选择题

1. D　　　2. D　　　3. A　　　4. B　　　5. D　　　6. E　　　7. A　　　8. D

9. C   10. B   11. A   12. E

（二）简答题

1. 答：意识障碍是指人对周围环境及自身状态的识别和觉察能力出现障碍，多由于高级神经中枢功能活动（意识、感觉和运动）受损引起，可表现为嗜睡、意识模糊、昏睡，严重者表现为昏迷。

2. 答：嗜睡是最轻的意识障碍，是一种病理性倦睡。患者陷入持续睡眠状态，可被唤醒，并能正确回答和做出各种反应，当刺激去除后很快又入睡。

（三）病史采集

简要病史：患者，女，31 岁。被发现意识障碍伴呕吐 1 小时急诊入院，呕吐物有大蒜气味。

（1）现病史：①发病诱因：近期有无精神和行为异常，有无大量饮酒，有无接触毒物及服用药物。②周围环境：有无药物、空药瓶。③意识障碍情况：程度、发生发展的经过。④呕吐：次数、量，与进食的关系，是否喷射性，呕吐物的性状。⑤伴随症状：有无恶心，有无流涎、多汗、腹泻，有无肌肉震颤，有无大小便失禁；有无头部受伤。⑥诊疗经过：是否到过医院就诊，做过哪些检查（血常规、肝肾功能、血糖、留取血或呕吐物送毒理学检查），结果如何；是否用过阿托品、胆碱酯酶复活药治疗，效果如何。⑦一般情况：近期饮食、睡眠及体重变化情况。

（2）其他相关病史：①有无药物过敏史。②与该疾病有关的其他病史：有无心脑血管疾病、肝肾疾病、糖尿病病史。有无外伤、生活状况、有无烟酒嗜好。有无精神疾病病史。

第二十节　精神症状

（一）选择题

1. A   2. D   3. D   4. C   5. A   6. E   7. D   8. C
9. B   10. C

（二）简答题

1. 答：抑郁患者的临床特点包括情绪低落、兴趣缺乏、快感缺失、思维迟缓、运动性迟滞或激越、自责自罪、自杀观念或行为、躯体症状、其他如幻觉妄想等，不包括惶恐不安。

2. 答：正常的焦虑反应和病理性的焦虑之间存在以下差异：①正常的焦虑中，人们所担心的问题是真实存在的，病理性焦虑者的担忧是不真实的，其所担心的事物不会构成伤害甚至不太可能发生；②正常的焦虑中，人们所体验的紧张和恐惧感，与他们面临的真实的威胁一致，而病理性焦虑者所体验的紧张和恐惧感，与可能发生的危害不成比例；③正常的焦虑，当威胁消失之后人们的恐惧反应会减弱或消失，但病理性焦虑中即使威胁消失，患者的担忧仍然会继续存在，且可能会对未来产生预期性的焦虑。

（三）病史采集

简要病史：患者，女，44 岁。兴趣下降、情绪低落、伤感易哭 2 个月，加重 1 周。

（1）现病史：①情绪低落的诱因及加重因素，有无典型的应激事件。②起病的确切时间和具体的时间跨度。③患者体态、仪表、表情、言语、动作、姿势步态等情况有无改变。④伴随症状：有无失眠健忘、食欲减退、疲乏无力及身体不适，有无幻觉、妄想等症状。⑤了解有无饮酒、用药等情况，用量的增减和精神症状的关系。⑥诊疗经过：是否到过医院就诊，做过哪些检查，结果如何；有无药物及其他治疗，效果如何。⑦一般情况：近期饮食、睡眠、大小便及体重变化情况。

（2）相关病史：①有无药物过敏史；②与该疾病有关的其他病史：有无身体器质性疾病病史，有无其他精神疾病病史及家族史。

第二章　问诊

（一）选择题

1. C	2. E	3. D	4. E	5. B	6. B	7. C	8. E
9. C	10. C	11. D	12. B	13. E	14. C	15. C	16. B
17. D	18. E	19. C	20. C				

（二）名词解释

1. 问诊　是医师通过对患者或相关人员的系统询问获取病史资料，经过综合分析而做出临床判断的一种诊法。

2. 现病史　是病史中的主体部分，它记述患者患病后的全过程，即发生、发展、演变和诊治经过。

3. 主诉　为患者感受最主要的痛苦、最明显的症状和/或体征，也就是本次就诊最主要的原因及其持续时间。

（三）简答题

1. 答：问诊可详细了解疾病的发生、发展、病因、诊疗经过、既往健康状况及曾经患病情况，从中获取诊断依据，对目前疾病的诊断有重要意义。问诊还可为进一步检查与治疗提供线索。采集病史是医生与患者接触的第一步，对加强医患沟通、建立良好医患关系也有重要意义。

2. 答：问诊的内容包括一般项目、主诉、现病史、既往史、个人史、婚姻史、月经史、生育史及家族史。

3. 答：现病史包括的内容有：①起病情况与患病的时间；②主要症状的特点；③病因与诱因；④病情的发展与演变；⑤伴随症状；⑥诊治经过；⑦病程中一般情况。

4. 答：主诉为患者感受最主要的痛苦、最明显的症状和/或体征，即本次就诊最主要的原因及其持续时间。归纳主诉时要注意简明扼要，应尽可能地用患者自己描述的症状，而不是医生对患者的诊断用语；按时间先后顺序记录；主诉要有意向性或特征性。

5. 答：当询问主要症状时，要注意症状发生的部位、性质、持续时间、程度、缓解方式等。

（四）病史采集

简要病史：患者，男，24岁。发热伴咳嗽、咳痰5日。

（1）现病史：①起病情况：发热与咳嗽、咳痰的具体时间、有无受凉或劳累、发病的缓急及原因和诱因等；②发热的特点：具体体温、体温变化过程及规律、热型，加重或缓解因素；③咳嗽、咳痰情况：咳嗽的性质、程度及音色以及咳嗽发作的时间、急缓和规律，痰液的性状、颜色和痰量；④发热与咳嗽、咳痰的发展与演变：是逐渐加重，还是逐渐好转，或时轻时重，有无新的症状出现等；⑤伴随症状：有无咽痛、鼻塞、流涕、喷嚏，有无咯血、胸痛、呼吸困难，有无心悸、头痛等伴随症状；⑥诊疗经过：是否到过医院就诊，做过哪些检查和治疗，检查结果和治疗情况如何；⑦发病以来饮食、睡眠、大小便情况及近期体重变化情况。

（2）相关病史：①既往史：有无呼吸系统疾病及血液系统疾病史，有无药物过敏史、手术史、传染病病史等；②个人史：患者重要经历、教育经济情况、习惯嗜好等，有无结核接触史；③家族史：如患者双亲、兄弟、姐妹及子女的健康及患病情况等。

第三章　检体诊断

第一节　基本检查法

（一）选择题

1. E　　　2. D　　　3. B　　　4. C　　　5. A　　　6. A　　　7. C　　　8. D
9. E　　　10. B

（二）简答题

（1）浅部触诊法：适用于胸部、腹部、皮肤、关节、软组织的浅表病变和阴囊、精索以及浅部动、静脉，浅部淋巴结和神经的检查。

（2）深部触诊法：主要用于腹部检查。①深部滑行触诊法，多用于腹腔深部脏器和包块的检查；②双手触诊法，此法主要用于肝、脾、肾等脏器及腹腔肿块的检查；③深压触诊法，主要用于探测腹腔深部病变的位置或确定腹腔压痛点；④冲击触诊法，此法一般只用于大量腹水时肝、脾或腹腔包块难以触及者。

第二节　一般检查

（一）选择题

1. A　　　2. A　　　3. A　　　4. C　　　5. C　　　6. C　　　7. B　　　8. D
9. B　　　10. B　　　11. D　　　12. D　　　13. B　　　14. B　　　15. A　　　16. E
17. D

（二）名词解释

1. 生命体征　是评价生命活动存在与否及其质量的指标，包括体温、脉搏、呼吸和血压，为体格检查时必须检查的项目。

2. 肥胖　超过标准体重20%时为肥胖。

3. 二尖瓣面容　面色晦暗、双颊紫红、口唇轻度发绀。其见于风湿性心瓣膜病二尖瓣狭窄。

4. 角弓反张位　患者颈及脊背肌肉强直，出现头向后仰，胸腹前凸，背过伸，躯干呈弓形。其见于破伤风及小儿脑膜炎。

5. 共济失调步态　患者起步时一脚高抬，骤然垂落，且双目向下注视，两脚间距很宽，以防身体倾斜，闭目时则不能保持平衡。其见于脊髓痨患者。

6. 间歇性跛行　步行中，因下肢突发性酸痛乏力，患者被迫停止行进，需要稍休息后方能继续行进。其见于高血压、动脉硬化患者。

7. 玫瑰疹　为一种鲜红色圆形斑疹，直径 2~3mm，为病灶周围血管扩张所致。检查时拉紧附近皮肤或以手指按压可使皮疹消退，松开时又复出现，多出现于胸腹部。这是伤寒和副伤寒的特征性皮疹。

8. 发绀　是皮肤呈青紫色，常出现于口唇、耳郭、面颊及肢端。其见于还原血红蛋白增多或异常血红蛋白血症。

9. 蜘蛛痣　为皮肤小动脉末端分支性扩张形成的血管痣，形似蜘蛛。

10. 肝掌　为慢性肝病患者手掌大、小鱼际处发红，加压后褪色。

（三）简答题

1. 答：局部淋巴结肿大的原因有非特异性淋巴结炎、淋巴结结核、恶性肿瘤淋巴结转移。全身淋巴结肿大的原因有感染性疾病如病毒感染，见于传染性单核细胞增多症、艾滋病等；细菌感染，见于布鲁氏菌病、麻风病等；螺旋体感染，见于钩端螺旋体病、梅毒、鼠咬热等；原虫与寄生虫感染见于丝虫病、黑热病等；非感染性疾病，见于血液系统疾病如淋巴瘤、白血病等；结缔组织病，如系统性红斑狼疮、干燥综合征、结节病等。

2. 答：生命体征包括体温、脉搏、呼吸和血压。

3. 答：①头部的长度为身高的 1/8~1/7；②胸围为身高的 1/2；③双上肢展开后，左右指端的距离与身高基本一致；④坐高等于下肢的长度。

4. 答：慌张步态、跨阈步态、醉酒步态、剪刀步态、蹒跚步态、共济失调步态、间歇性跛行。

5. 答：①黄疸首先出现于巩膜、硬腭后部及软腭黏膜上，随着血中胆红素浓度的继续增高黏膜黄染更明显时，才会出现皮肤黄染；②巩膜黄染是连续的，近角巩膜缘处黄染轻、黄色淡，远角巩膜处黄染重、黄色深。

6. 答：常见的皮疹有斑疹、玫瑰疹、丘疹、斑丘疹、荨麻疹。

7. 答：水肿分为轻、中、重 3 度。①轻度，仅见于眼睑、眶下软组织、胫骨前、踝部皮下组织，指压后可见组织轻度下陷，平复较快。②中度，全身组织均可见明显水肿，指压后出现明显的或较深的组织下陷，平复较慢。③重度，全身组织严重水肿，身体低位皮肤紧张发亮，甚至有液体渗出，此外，胸腔、鞘膜腔可见积液，外阴部严重水肿。

8. 检查顺序是耳前、耳后、枕部、颌下、颏下、颈前、颈后、锁骨上淋巴结。

第三节　头颈部检查

（一）选择题

1. D　　2. A　　3. C　　4. E　　5. B　　6. E　　7. D　　8. B
9. B　　10. C　　11. E　　12. B　　13. E　　14. C　　15. A　　16. B

17. E	18. E	19. B	20. B	21. C	22. E	23. D	24. A
25. A	26. B	27. A	28. A	29. D	30. A	31. D	32. A
33. B	34. E	35. C	36. D	37. A	38. E	39. A	40. D
41. E	42. A	43. C	44. A	45. C			

（二）名词解释

1. 小颅　小儿囟门过早闭合形成的头颅畸形。

2. 尖颅　矢状缝与冠状缝过早闭合形成的头颅畸形。

3. 方颅　前额左右凸出,头顶平坦呈方形。

4. 巨颅　额、顶、颞、枕部凸出膨大呈圆形,颈静脉充盈,对比之下颜面很小。

5. 鼻翼扇动　吸气时鼻孔张大、呼气时鼻孔缩小的现象。

6. 颈静脉怒张　指患者取 30°~45° 半卧位时颈静脉充盈度超过锁骨上缘至下颌角距离的下 2/3。

7. 镜面舌　亦称为光滑舌,舌乳头萎缩,舌体较小,舌面光滑呈粉红色或红色,见于缺铁性贫血、恶性贫血及慢性萎缩性胃炎。

（三）简答题

1. 答:鼻旁窦名称为额窦、筛窦、上颌窦、蝶窦。检查时按压部位:额窦按压部位是左右眼眶上缘内侧;筛窦按压部位在鼻根部与眼内眦之间;上颌窦在左右眼眶下缘;蝶窦在体表按压不到。

2. 答:牙齿疾患记录格式如下,如 6 为左上第一磨牙病变,64 龋齿为 6 与 4 位置上有龋齿。

3. 答:扁桃体肿大分为 3 度,不超过腭咽弓者为 I 度,超过腭咽弓者为 II 度,达到或超过咽后壁中线者为 III 度。扁桃体红肿,有黄白色分泌物,见于扁桃体炎,表面可形成假膜,易剥离。白喉假膜不易剥离,若强行剥离,则易引起出血。

4. 答:检查乳突时,若压迫乳突致患者疼痛,要考虑可能引起乳突炎,可继发耳源性脑脓肿或脑膜炎。

5. 答:霍纳综合征又称为颈交感神经麻痹综合征,表现为患侧面部无汗、上睑下垂、眼球凹陷、瞳孔缩小。其可见于肺尖肺癌。

6. 答:由于支配眼肌运动的神经麻痹所发生的斜视,称为麻痹性斜视。其多由脑炎、脑膜炎、脑脓肿、脑肿瘤、脑血管病所致。

7. 答:颈静脉充盈的高度反映静脉压水平。其多取右侧颈静脉进行观察。正常人立位或坐位时,颈静脉常不显露,平卧时可见颈外静脉充盈,30° 半卧位时充盈水平限于锁骨上缘至下颌角距离的下 2/3 内,若超过此水平称为颈静脉怒张,见于右心衰竭、缩窄性心包炎、心包积液或上腔静脉阻塞综合征。

8. 答:甲状腺肿大呈弥漫性,表面光滑多见于单纯性甲状腺肿、甲状腺功能亢进症、慢性淋巴细胞性甲状腺炎(桥本甲状腺炎)。单纯性甲状腺肿腺体肿大显著,多为弥漫性,也可为结节性,不伴有甲状腺功能亢进症体征。甲状腺功能亢进症肿大的腺体质地较柔软,两侧可对称或不对称,触诊可有震颤,听诊可闻及血管杂音。慢性淋巴细胞性甲状腺炎(桥本甲状腺炎),甲状腺肿大呈弥漫性,表面光滑,质地似橡胶,有时可触及质地较硬的结节。

甲状腺肿大呈结节性,见于结节性甲状腺肿、甲状腺瘤、甲状腺癌。结节性甲状腺肿大的腺体不对称,有结节、不光滑、质硬、无震颤及血管杂音。甲状腺瘤生长缓慢,多为单个,呈圆形或椭圆形,无压痛,与周围组织相比,质地较韧。甲状腺癌触诊时呈不规则结节、质硬,可与周围组织发生粘连而使甲状腺移动受限。

第四节　胸壁、胸廓与乳房及肺与胸膜

(一)选择题

1. B	2. D	3. C	4. E	5. C	6. D	7. D	8. B
9. D	10. C	11. D	12. B	13. A	14. B	15. B	16. A
17. A	18. D	19. C	20. E	21. B	22. B	23. C	24. D
25. B	26. C	27. C	28. D	29. C	30. D	31. C	32. A
33. D	34. C	35. C	36. D	37. C	38. A	39. C	40. A
41. D	42. B	43. D	44. A	45. C	46. D	47. E	48. B
49. A	50. D	51. D	52. B	53. C	54. E	55. A	56. E
57. A	58. C	59. E	60. E	61. C	62. A	63. A	64. D
65. E	66. B	67. E	68. B	69. B	70. B	71. E	72. A
73. D	74. C	75. E	76. A	77. B	78. E	79. A	80. D
81. C	82. A	83. C	84. A	85. B	86. C	87. D	88. A
89. C	90. A	91. B	92. E	93. C	94. A	95. E	96. B
97. C	98. B	99. D	100. E				

(二)名词解释

1. 胸骨角　位于胸骨上切迹下约 5cm,由胸骨柄与胸骨体的连接处向前突起而成。其两侧分别与左右第 2 肋软骨连接,为计数肋骨和肋间隙顺序的主要标志。胸骨角还标志支气管分叉、心房上缘和上下纵隔交界,相当于第 5 胸椎的水平。

2. 锁骨中线　为通过锁骨的肩峰端与胸骨端两者中点的垂直线,即通过锁骨中点向下的垂直线。

3. 桶状胸　为胸廓前后径增加,肋骨斜度变小,其与脊柱的夹角常大于 45°,肋间隙增宽且饱满,腹上角增大。其见于严重肺气肿的患者。

4. 三凹征　上呼吸道部分阻塞患者,因气流不能顺利进入肺内,故当吸气时呼吸肌收缩,造成肺内负压极度增高,从而引起胸骨上窝、锁骨上窝及肋间隙向内凹陷,称为三凹征。

5. 潮式呼吸　又称为陈-施呼吸。其是一种由浅慢逐渐变为深快,然后再由深快转为浅慢,随之出现一段呼吸暂停后,又开始如上变化的周期性呼吸。

6. 语音震颤　为被检查者发出语音时,声波起源于喉部,沿气管、支气管及肺泡,传到胸壁所引起共鸣的振动,可由检查者的手触及,故又称为触觉震颤。根据其振动的强弱可判断胸内病变的性质。

7. 支气管呼吸音 为吸入的空气在声门、气管或主支气管形成湍流所产生的声音。吸气相较呼气相短，且呼气音较吸气音强而高调，吸气末与呼气始之间有极短暂的间隙。其多于肺实变部位听及。

8. 湿啰音 系由于吸气时气体通过呼吸道内分泌物形成的水泡破裂所产生的声音，故又称为水泡音。其常连续多个出现，于吸气时或吸气终末较为明显，部位较恒定，性质不易变，咳嗽后可减轻或消失。其多见于支气管、肺炎症时。

9. 干啰音 系由于气管、支气管狭窄或部分阻塞，如炎症、痉挛、肿瘤和异物等，使空气吸入或呼出时发生湍流所产生的声音。

10. 语音共振 为被检查者用一般的声音强度重复发"yi"长音，喉部发音产生的振动经气管、支气管、肺泡传至胸壁，由听诊器听及。语音共振一般在气管和大支气管附近听到的声音最强，在肺底则较弱。语音共振减弱见于支气管阻塞、胸腔积液、胸膜增厚及肺气肿等。

（三）简答题

1. 答：肺与胸膜体格检查中，要注意以下几点：①全面：视、触、叩、听，四诊缺一不可，不应有所偏废，同时要对整个胸部做全面检查，不可只查某一局部。②顺序：要养成按一定顺序检查的良好习惯，一般应按视诊、触诊、叩诊、听诊的顺序进行检查。检查部位的顺序是先上后下，先检查前胸后检查侧胸及后背。③对称：既要注意左右胸部的对称，又要注意左右相应部位的对称，同时要注意前、后胸相应部位的对比检查。

2. 答：胸骨角与第 2 肋软骨相连，为计数前肋骨和肋间隙顺序的主要标志。其相当于支气管分叉、心房上缘、上下纵隔交界及第 5 胸椎的水平。

3. 答：桶状胸是胸廓前后径增大与左右径几乎相等，呈圆桶状，两侧肋骨平举，肋间隙变宽、饱满；腹上角增大，且呼吸时改变不明显。其见于慢性阻塞性肺疾病，亦可见于部分老年人或矮胖体型者。

4. 答：气胸患者的体征。视诊：患侧胸廓饱满，呼吸运动减弱或消失；触诊：气管向健侧移位，患侧语音震颤减弱或消失；叩诊：患侧鼓音；听诊：患侧呼吸音和语音共振均减弱或消失。

5. 答：干啰音亦称为哮鸣音。干啰音是由于气管、支气管或细支气管狭窄或部分阻塞，空气吸入或呼出时发生湍流所产生的声音。其听诊特点为持续时间较长，吸气及呼气时均可听见，呼气较为明显；强度、性质和部位的易变性大。

6. 答：湿啰音是由于吸气时气体通过呼吸道内的分泌物如渗出液、痰液、血液、黏液和脓液等，形成的水泡破裂所产生的声音。其听诊特点为断续而短暂，一次常连续多个出现，于吸气时或呼气终末较明显，部位较恒定，性质不易变，中、小湿啰音可同时存在，咳嗽后可减轻或消失。

7. 答：异常呼吸音有：①异常肺泡呼吸音；②异常支气管呼吸音；③异常支气管肺泡呼吸音。异常支气管呼吸音常由下列因素引起：①肺实变；②肺内大空腔；③压迫性肺不张。

8. 答：肺泡呼吸音减弱或消失的原因有：①胸廓活动受限，如胸痛、肋软骨骨化等；

②呼吸肌疾病，如重症肌无力、膈肌瘫痪等；③支气管阻塞，如慢性支气管炎、支气管狭窄等；④压迫性肺膨胀不全，如胸腔积液和气胸等；⑤腹部疾病，如大量腹水、腹部巨大肿瘤等。

9. 答：语音震颤增强主要见于：①肺泡内有炎症浸润，如大叶性肺炎实变期和肺梗死等；②接近胸膜的肺内巨大空腔，如空洞型肺结核和肺脓肿等；③压迫性肺不张，组织变致密，传导良好。

语音震颤减弱或消失主要见于：①肺泡内含气量过多，如肺气肿；②支气管阻塞，如阻塞性肺不张；③大量胸腔积液或气胸；④胸膜高度增厚粘连；⑤胸壁皮下气肿和水肿。

10. 答：正常胸部可出现清音、浊音、实音、鼓音4种叩诊音，在正常情况下胸部叩诊为清音；叩击胃泡区时为鼓音；叩击被少量含气组织覆盖的实质脏器时可获得浊音，如心、肝脏的浊音区；叩击无肺组织覆盖区域的心、肝脏为实音。病理情况下鼓音见于气胸或肺内有大空洞；过清音见于肺气肿；浊音见于肺炎；实音见于大量胸腔积液和肺实变。

11. 答：当正常人平静呼吸时，肺下界在锁骨中线、腋中线、肩胛下角线的位置分别为第6、8、10肋间隙。正常肺下界因体形、发育等不同而有差异，矮胖者、妊娠者，可上移一个肋间隙；瘦长者可下移一个肋间隙。病理情况下，肺不张、肺间质纤维化、肝大、脾大、大量腹水、腹腔巨大肿物、膈肌麻痹等，可使肺下界上移；肺气肿、腹腔脏器下垂，使肺下界下移。

第五节　心脏及血管检查

（一）选择题

1. C	2. B	3. C	4. D	5. B	6. C	7. D	8. B
9. C	10. B	11. A	12. B	13. B	14. D	15. A	16. B
17. B	18. C	19. A	20. D	21. D	22. D	23. D	24. C
25. B	26. C	27. E	28. B	29. E	30. C	31. A	32. A
33. D	34. C	35. A	36. B	37. C	38. C	39. E	40. E
41. E	42. C	43. C	44. B	45. C	46. B	47. E	48. E
49. D	50. D	51. D	52. D	53. E	54. D	55. E	56. C
57. D	58. E	59. B	60. A	61. C	62. C	63. B	64. D
65. C	66. A	67. B	68. D	69. E	70. D	71. B	72. A
73. B	74. B	75. B	76. B	77. D	78. A	79. D	80. B
81. D	82. B	83. C	84. D	85. C	86. C	87. B	88. A
89. D	90. B	91. C	92. C	93. B	94. E	95. B	96. D
97. C	98. D	99. D	100. D	101. D	102. E	103. D	104. E
105. D	106. E	107. E	108. C	109. D	110. A	111. D	112. C
113. B	114. A	115. D	116. C	117. B	118. C	119. A	120. C
121. D	122. C	123. E	124. B	125. A	126. D	127. C	128. E
129. B	130. A	131. C	132. B	133. E	134. C	135. D	136. A

137. C	138. B	139. B	140. C	141. B	142. A	143. D	144. B
145. A	146. C	147. B	148. A	149. B	150. C	151. D	152. C
153. B	154. C	155. D	156. D	157. E	158. A	159. C	160. B
161. C	162. A	163. A	164. B	165. E	166. C	167. B	168. C
169. E							

（二）名词解释

1. 心尖搏动　主要代表左心室搏动。心脏收缩时心尖向前冲击前胸壁相应部位，使肋间软组织向外搏动而形成心尖搏动。

2. 抬举性心尖搏动　指心尖区徐缓、有力、较局限地搏动，可使手指尖端抬起且持续至第二心音开始。与此同时心尖搏动范围也扩大，为左心室肥厚的体征。

3. 负性心尖搏动　当心脏收缩时，心尖搏动内陷，称为负性心尖搏动，见于粘连性心包炎或心包与周围组织广泛粘连，也可见于重度右心室肥大。

4. 心前区震颤　为触诊时手掌感到的一种细小的震动感，与在猫喉部摸到的呼吸震颤相似，故称为猫喘，是心血管器质性病变的指征。

5. 大炮音　完全性房室传导阻滞时房室分离，当心房、心室同时收缩时可使第一心音明显增强，称为大炮音。

6. 钟摆律　当心肌严重病变时，第一心音失去原有的低钝性质，变得与第二心音相似，同时心率增快，收缩期与舒张期时限几乎相等，第一心音、第二心音均减弱，听诊类似钟摆律，故称为钟摆律或胎心律。钟摆律提示病情严重。

7. 心音分裂　构成第一心音与第二心音的 2 个主要成分之间的间距延长，导致听诊时闻及一个心音分裂成两个声音的现象，称为心音分裂。

8. S_2 固定分裂　不受吸气、呼气的影响，三尖瓣延迟关闭，距二尖瓣关闭的时距较固定，常见房间隔缺。

9. 心包叩击音　见于缩窄性心包炎，是在第二心音后 0.1 秒出现的中频、较响亮而短促的额外心音。心包叩击音为舒张早期心室急速充盈时，心包增厚，阻碍心室舒张以致心室在舒张过程中被迫骤然停止，导致室壁振动而产生的声音，在心尖部和胸骨下段左缘最易闻及。

10. 奔马律　是在 S_2 之后出现的病理性第三心音，当心率快时与第一、第二心音构成的韵律如同奔跑的马蹄声。

11. 心包摩擦感　是由急性心包炎时心包膜纤维素渗出，导致表面粗糙，心脏收缩时脏层与壁层心包摩擦产生的振动传至胸壁所致。在心动周期的收缩期和舒张期，可触及双相的粗糙摩擦感。

12. 期前收缩　是指在规则心律基础上，突然提前出现一次心跳，其后有一较长间歇。

13. 脉搏短绌　心房颤动时听诊心率快于脉率的现象。

14. 额外心音　指在正常心音之外听到的附加心音。与心脏杂音不同，额外心音多数是病理性的。

15. 开瓣音　又称为二尖瓣开放拍击音，出现于心尖内侧第二心音后 0.07 秒，听诊特点为音调高，历时短促而响亮、清脆，呈拍击样。开瓣音见于二尖瓣狭窄且瓣叶弹性尚好时。

16. 心脏杂音　是指在心音与额外心音之外，心脏收缩或舒张时血液在心脏或血管内产生湍流所致的室壁、瓣膜或血管壁振动所产生的异常声音。

17. 奥斯汀·弗林特杂音　当严重的主动脉瓣关闭不全时，左室舒张期容量负荷过高，使二尖瓣基本处于半关闭状态，呈现相对狭窄而产生杂音，称为奥斯汀·弗林特杂音。

18. 格雷厄姆·斯蒂尔杂音　肺动脉扩张导致相对性关闭不全而产生的杂音称为格雷厄姆·斯蒂尔杂音。杂音呈递减型、吹风样、柔和常合并 P_2 亢进，常见于二尖瓣狭窄伴明显肺动脉高压。

19. 交替脉　节律规则而强弱交替出现的脉搏。交替脉为左心室收缩力强弱交替引起，是左心室衰竭的重要体征之一。

20. 水冲脉　脉搏骤起骤落，犹如潮水涨落，故称为水冲脉。其检查方法是握紧患者手腕掌面，将其前臂高举过头部，可明显感知犹如水冲的脉搏。此系脉压增大所致，见于主动脉瓣关闭不全、甲状腺功能亢进症、先天性心脏病、动脉导管未闭和严重的贫血。

21. 毛细血管搏动　用手指轻压患者指甲末端或以玻片轻压患者口唇黏膜，可使局部发白，当心脏收缩时则局部又发红，随心动周期局部发生有规律的红、白交替改变，即为毛细血管搏动。其主要见于主动脉瓣重度关闭不全等。

（三）简答题

1. 答：当心前区视诊时，应仔细观察心前区有无隆起与凹陷、心尖搏动的位置与范围、心前区有无异常搏动。

2. 答：心尖搏动位置的改变，受生理性和病理性因素的影响。

（1）生理情况下的改变：心尖搏动的位置因体位、体型和呼吸的影响而有所变化。仰卧位时，心尖搏动略向上移；左侧卧位，心尖搏动可左移 2.0~3.0cm；右侧卧位，可右移 1.0~2.5cm；小儿、矮胖体型及妊娠者，心脏常呈横位，心尖搏动向上外方移动；瘦长体型者，心尖搏动向下内移位。

（2）病理情况下的改变：有心脏本身因素或心脏以外的因素。

1）心脏疾病：当左心室增大时，心尖搏动向左下移位；当右心室增大时，心尖搏动向左移位，但不向下移位；当右位心时，心尖搏动在右侧第 5 肋间。

2）胸部疾病：一侧胸腔积液或积气时，心尖搏动向健侧移位；一侧肺不张或胸膜粘连时，心尖搏动向患侧移位。心包与纵隔胸膜粘连，心尖搏动无移位。

3）腹部疾病：大量腹水、腹腔巨大肿瘤等，使横膈位置升高，心尖搏动位置上移。

3. 答：心脏触诊的主要检查内容是心尖搏动、心前区异常搏动、震颤及心包摩擦感。

4. 答：传统的心脏瓣膜听诊区有 5 个。①二尖瓣区，位于心尖搏动最强点，又称为心尖区；②肺动脉瓣区，位于胸骨左缘第 2 肋间；③主动脉瓣区，位于胸骨右缘第 2 肋间；④主动脉瓣第二听诊区，在胸骨左缘第 3 肋间，又称为 Erb 区；⑤三尖瓣区，在胸骨体下端左缘，即胸骨左缘第 4、5 肋间。

5. 答：正常心脏的听诊顺序通常从心尖区开始至肺动脉瓣区，再依次为主动脉瓣区、主动脉瓣第二听诊区和三尖瓣区。

6. 答：心脏听诊的主要内容包括心率、心律、心音和额外心音、杂音以及心包摩擦音。

7. 答：心房颤动的听诊特点是心律绝对不齐，第一心音强弱不等和心率快于脉搏（脉搏短绌）。

8. 答：第一心音听诊特点：①音调较低；②强度较响；③性质较钝；④历时较长（持续约 0.1 秒）；⑤与心尖搏动同时出现；⑥心尖部听诊最清楚。第二心音听诊特点：①音调较高；②性质较 S_1 清脆；③强度较 S_1 弱；④历时较短（约 0.08 秒）；⑤在心尖搏动之后出现；⑥心底部听诊最清楚。

9. 答：除了肺含气量多少、胸壁或胸腔病变等心外因素和是否有心包积液，影响心音强度的因素还包括心肌收缩力、心室充盈程度及瓣膜位置的高低，瓣膜的结构及活动性等。

10. 答：第一心音增强常见于二尖瓣狭窄。心室充盈减少减慢，以致在心室开始收缩时二尖瓣位置低垂，以及由于心室充盈减少，以致心室收缩时间缩短，故左室内压上升加速，造成瓣膜关闭振动幅度大，因而 S_1 亢进。在心动过速及心肌收缩力增强时，如高热、贫血、甲状腺功能亢进症等均可使 S_1 增强。完全性房室传导阻滞时房室分离，当心房心室同时收缩时亦可使 S_1 增强，又称为大炮音。第一心音减弱常见于二尖瓣关闭不全，因收缩期血流反流入左心房，左心室舒张期过度充盈，二尖瓣漂浮，瓣膜闭合障碍及心室内压力上升速率较慢，使 S_1 减弱；当主动脉瓣关闭不全时，舒张期左心室过度充盈及压力明显升高，心室收缩前二尖瓣已接近关闭位置，致 S_1 减弱；当心肌炎、心肌病和心肌梗死时，心室肌收缩力减弱，致 S_1 减弱。

11. 答：主动脉瓣第二音增强的常见病因为体循环阻力增高或血流量增多时，主动脉压增高，主动脉瓣关闭有力，振动大，以致 S_2 的主动脉瓣成分 A_2 增强。亢进的 A_2 可向心尖及肺动脉瓣区传导，如高血压、动脉粥样硬化。肺动脉瓣第二音增强的常见病因为肺循环阻力增高或血流量增多时，肺动脉压力增高，S_2 的肺动脉瓣成分 P_2 增强或亢进，亦可向主动脉瓣区和胸骨左缘第 3 肋间传导，但不向心尖传导，见于二尖瓣狭窄伴肺动脉高压、左向右分流的先天性心脏病等。

12. 答：当左、右心室收缩明显不同步时，S_1 两个成分相距 0.03 秒以上，可出现 S_1 分裂。其常见于右束支传导阻滞，偶见于正常儿童与青年。

13. 答：S_2 分裂是由于主动脉瓣和肺动脉瓣关闭明显不同步（>0.035 秒）。其常见于下列情况：①生理分裂：多数正常人，特别是青少年，深吸气末可听到 S_2 分裂。这是由于深吸气时胸腔负压增加，右心室排血时间延长，肺动脉瓣关闭明显延迟。②持续分裂：系由于肺动脉瓣关闭时间明显延迟，或主动脉瓣关闭时间提前。前者常见于完全性右束支传导阻滞、二尖瓣狭窄等，后者常见于二尖瓣关闭不全、室间隔缺损等。③固定分裂：指 S_2 分裂几乎不受呼气、吸气的影响，见于房间隔缺损。④反常分裂：又称为逆分裂，指与一般分裂顺序相反，P_2 在前，A_2 在后，因主动脉瓣关闭延迟所致，见于完全性左束支传导阻滞、主动脉瓣狭窄等。

此分裂于吸气时变窄,呼气时增宽。

14. 答: 在吸气时发生 S_2 生理性分裂是由于深吸气末因胸腔负压增加,右心回心血流增加,右心排血时间延长,左、右心室舒张不同步,使肺动脉瓣关闭明显延迟,因而可出现 S_2 分裂,尤其在青少年更常见。

15. 答:(1) 舒张期额外心音:①奔马律(舒张早期、舒张晚期和重叠型奔马律);②开瓣音;③心包叩击音。

(2) 收缩期额外心音:①收缩早期喷射音(肺动脉收缩期喷射音、主动脉收缩期喷射音);②收缩中、晚期喀喇音。

(3) 医源性额外音:①人工瓣膜音;②人工起搏音。

16. 答:心脏杂音指在心音与额外心音之外,在心脏收缩或舒张时血液在心脏或血管内产生湍流所致的室壁、瓣膜或血管振动所产生的异常声音。

机制:①血流加速,如运动、高热、甲状腺功能亢进症、贫血;②瓣膜口狭窄,如二尖瓣狭窄;③瓣膜关闭不全;④异常血流通道,如室间隔缺损、动脉导管未闭;⑤心脏内异物或异常结构,如心室内腱索、乳头肌断裂;⑥大血管瘤样扩张,如动脉瘤。

杂音的临床意义:对心脏病的诊断有重要价值,但有杂音不一定有心脏病,有心脏病也可无杂音。根据产生杂音的心脏部位有无器质性病变可区分为器质性杂音与功能性杂音;根据杂音的临床意义又可分为病理性杂音和生理性杂音。器质性杂音是指杂音产生部位有器质性病变存在,而功能性杂音包括:①生理性杂音。②全身性疾病造成的血流动力学改变产生的杂音(如甲状腺功能亢进症)。③有心脏病理意义的相对性关闭不全或狭窄引起的杂音。心脏局部虽无器质性病变,但它与器质性杂音又可合称为病理性杂音。

17. 答:心脏杂音的听诊有一定的难度,要注意以下几个方面。

(1) 最响部位和传导方向:杂音最响部位常与病变部位有关。一般认为杂音在某瓣膜听诊区最响则提示该瓣膜有病变。如杂音在心尖部最响,提示二尖瓣病变;杂音在主动脉瓣区或肺动脉瓣区最响,则分别提示为主动脉瓣或肺动脉瓣病变。如在胸骨左缘第 3 肋间闻及响亮的收缩期杂音,应考虑室间隔缺损。杂音的传导方向都有一定的规律。如二尖瓣关闭不全的杂音向左腋下传导,主动脉瓣狭窄的杂音向颈部传导,而二尖瓣狭窄的心尖区隆隆样杂音则局限而不向其他处传导。

(2) 时期:不同时期的杂音反映不同的病变。其可分为收缩期杂音、舒张期杂音、连续性杂音和双期杂音。还可根据杂音在收缩期或舒张期出现的早、晚而进一步分为早期、中期、晚期和全期杂音。一般认为,舒张期杂音为病理性器质性杂音,而收缩期杂音则有器质性和功能性两种可能。

(3) 性质:指由于杂音的不同频率而表现出音色和音调的不同。临床上常用来描述杂音音调的词为柔和、粗糙。一般而言,功能性杂音较柔和,器质性杂音较粗糙。杂音的音色可为吹风样、隆隆样(雷鸣样)、机器样、喷射样、叹气样、乐音样和鸟鸣样等。临床上可根据杂音的性质,推断不同的病变。如心尖区舒张期隆隆样杂音是二尖瓣狭窄的特征；心尖区粗糙的全收缩期杂音，常提示二尖瓣关闭不全；心尖区柔和而高调的吹风样杂音常为功能性杂音；主动脉瓣区舒张期叹气样杂音为主动脉瓣关闭不全等。

（4）强度：强度即杂音的响度及其在心动周期中的变化。强度一般采用莱温（Levine）6级分级法，主要指收缩期杂音。杂音分级的记录方法：杂音级别为分子，6为分母，如响度为2级的杂音则记为2/6级杂音。一般认为3/6级或以上的杂音多为器质性病变。

（5）体位、呼吸和运动对杂音的影响：经体位改变、运动或深吸气、呼气及屏气等动作可使某些杂音增强或减弱，有助于杂音的判别。

1）体位改变：当左侧卧位时，二尖瓣狭窄的舒张期隆隆样杂音更明显；坐位前倾时，主动脉瓣关闭不全的叹气样杂音更容易听到。迅速改变体位，如由蹲位或卧位迅速站立，回心血量瞬间减少，大多数心脏杂音减弱，而梗阻性肥厚型心肌病的杂音则增强。

2）呼吸影响：当深吸气时，胸腔负压增加，回心血量增多，从而使与右心相关的杂音增强，如三尖瓣和肺动脉狭窄与关闭不全。当深呼气时，胸腔内压升高，左心回血量增多，排血量增加；同时，心脏逆钟向转位，使二尖瓣更接近胸壁，使起源于左心的杂音增强。

3）运动使心率增快，心搏增强，在一定范围内亦使杂音增强。

18. 答：生理性杂音与器质性收缩期杂音的鉴别要点见表3-5-1。

表3-5-1　生理性杂音与器质性收缩期杂音的鉴别要点

鉴别要点	生理性	器质性
年龄	儿童、青少年多见	任何年龄
部位	肺动脉瓣区和/或心尖部	任何瓣膜区
性质	柔和、吹风样	粗糙，多样
持续时间	短	较长，常为全收缩期
强度	一般为2/6级或以下	常在3/6级以上
震颤	无	可有震颤
传导	较局限	较广泛而远
心脏形态	正常	有心房和/或心室增大

19. 答：周围血管征由于脉压增大可产生以下体征，常见于主动脉瓣关闭不全、甲状腺功能亢进症、先天性心脏病动脉导管未闭和严重贫血。

（1）水冲脉：脉搏骤起骤落犹如潮水涨落，故称为水冲脉。检查方法是握紧患者手腕掌面，将其前臂高举超过头部，可明显感知犹如水冲的脉搏。此系脉压增大所致。

（2）枪击音：在外周较大动脉表面，常选择股动脉，轻放听诊器膜型体件时可闻及与心跳一致短促如射击的声音。

（3）杜罗济埃双重杂音：以听诊器钟型体件稍加压力于股动脉可闻及收缩期与舒张期双期吹风样杂音，即杜罗济埃杂音。

（4）毛细血管搏动：用手指轻压患者指甲末端或以玻片轻压患者口唇黏膜，出现红、白交替改变即为毛细血管搏动。

20. 答：主动脉瓣关闭不全心脏体格检查的特点见下。

（1）视诊：心尖搏动向左下移位，部分重度关闭不全者颈动脉搏动明显，且随心搏出现点头运动。

（2）触诊：心尖搏动向左下移位，呈抬举性，有水冲脉及毛细血管搏动。

（3）叩诊：心浊音界向左下扩大，心腰凹陷，心浊音界呈靴形。

（4）听诊：主动脉瓣区 A_2 减弱，主动脉瓣区可闻及舒张期叹气样杂音，有相对二尖瓣狭窄时，心尖部出现奥斯汀·弗林特杂音，可有枪击音和杜罗济埃双重杂音。

21. 答：二尖瓣狭窄时可出现的症状有劳力性呼吸困难、夜间阵发性呼吸困难，甚至肺水肿、咳嗽、咳痰和咯血。二尖瓣狭窄的体征如下。

视诊：可出现双颊暗红，即二尖瓣面容。由于右室增大，心尖搏动可向左移。触诊：心尖可触及舒张期震颤。叩诊：轻度狭窄，心界正常；随着狭窄加重，心浊音界可呈梨形。听诊：心尖部第一心音亢进，心尖部可闻及舒张中、晚期递增性隆隆样杂音，左侧卧位更清晰，心尖内侧可闻及开瓣音。肺动脉瓣区第二心音亢进、分裂，可有相对性收缩期吹风样杂音，在肺动脉瓣区可闻及格雷厄姆·斯蒂尔杂音，并发心房颤动时可有脉搏短绌。

22. 答：二尖瓣关闭不全时可出现以下体征。

视诊：心尖搏动向左下移位，搏动强，发生心力衰竭后减弱。触诊：心尖搏动有力，可呈抬举样搏动，重度关闭不全患者可扪及收缩期震颤。叩诊：心浊音界向左下扩大。听诊：单纯二尖瓣关闭不全者心尖部第一心音减弱，可闻及 3/6 级以上全收缩期吹风样杂音，性质粗糙，向左腋下或左肩胛下区广泛传导。

第六节　腹部检查

（一）选择题

1. B	2. C	3. A	4. C	5. D	6. A	7. B	8. D
9. E	10. B	11. A	12. C	13. B	14. C	15. D	16. D
17. A	18. C	19. B	20. E	21. C	22. D	23. C	24. B
25. D	26. A	27. B	28. D	29. D	30. C	31. D	32. A
33. C	34. D	35. E	36. E	37. D	38. C	39. B	40. E
41. E	42. E	43. E	44. B	45. D	46. B	47. E	48. D
49. A	50. C	51. B	52. A	53. D	54. A	55. B	56. C
57. A	58. D	59. C	60. E	61. D	62. A	63. E	64. D
65. A	66. C	67. D	68. E	69. C	70. B	71. E	72. C
73. A	74. B	75. E	76. B	77. A	78. C	79. B	80. D

81. A	82. D	83. B	84. D	85. A	86. B	87. E	88. B
89. D	90. B	91. D	92. A	93. C	94. A	95. C	96. D
97. B	98. A	99. C	100. C	101. A	102. E	103. A	104. C
105. D							

（二）名词解释

1. 腹上角　又称为胸骨下角，为两侧肋弓的交角、剑突的根部，用于判断体型及肝脏的测量。

2. 肋脊角　即背部两侧第12肋骨与脊柱的交角，为检查肾脏叩痛的位置。

3. 蛙腹　当腹腔内有大量积液时，平卧位腹壁松弛，液体下沉于腹腔两侧，致使腹部呈扁而宽状，称为蛙腹。

4. 舟状腹　当全腹部凹陷严重时，前腹壁几乎贴近脊柱，肋弓、髂嵴和耻骨联合显露，腹部外形如舟状，称为舟状腹。

5. 板状腹　因急性胃肠穿孔或脏器破裂所致急性弥漫性腹膜炎患者，因腹膜刺激而引起腹肌痉挛，腹壁明显紧张，甚至强直硬如木板，称为板状腹。

6. 反跳痛　当医师用手触诊腹部出现压痛后手指于原处稍停留片刻，使压痛感觉趋于稳定，然后迅速将手抬起，此时如果患者感到腹痛骤然加重，并伴有痛苦表情或呻吟，称为反跳痛。

7. 麦氏点　位于脐与右侧髂前上棘连线中外1/3交界处，为阑尾的压痛点。

8. 库瓦西耶征阳性　胰头癌压迫胆总管导致胆道阻塞、黄疸进行性加深、胆囊明显肿大，但无压痛，即无痛性胆囊增大征（库瓦西耶征）阳性。

9. 墨菲征阳性　检查者以左手手掌平放于患者右肋下部，以拇指指腹勾压于右肋下胆囊压痛点，嘱患者缓慢深吸气，在吸气过程中发炎的胆囊下移时碰到用力按压的拇指，即可引起疼痛，同时因剧烈疼痛而吸气中止，称为墨菲征阳性。

10. 上输尿管点　在脐水平线上腹直肌外缘。

11. 中输尿管点　在髂前上棘水平腹直肌外缘，相当于输尿管第2狭窄处。

12. 肋腰点　第12肋骨与腰肌外缘的夹角（肋腰点）顶点。

13. 腹膜炎三联征　腹壁肌紧张、腹部压痛及反跳痛。

14. 移动性浊音　当腹腔内有中等以上腹水时，让患者取仰卧位，腹部两侧因腹水沉积而叩诊呈浊音，腹中部因肠管漂浮在液面上叩诊呈鼓音；让患者侧卧位时，因腹水积于下部，肠管上浮，故下部叩诊呈浊音，上侧腹部转为鼓音。此种因体位不同而出现浊音区变动的现象，称为移动性浊音。

15. 振水音　让患者采取仰卧位，将听诊器体件放在上腹部，医生用稍弯曲的手指在患者上腹部做连续迅速地冲击动作，如听到胃内气体与液体相撞击而产生的声音，称为振水音。

（三）简答题

1. 答：腹部视诊内容包括腹外形、呼吸运动、腹壁静脉、胃肠型及蠕动波，以及腹部的皮疹、疝和腹纹等。如有腹壁静脉曲张，应检查其血流方向。方法为选择一段无分支的腹壁静脉，检查者将右示指和中指并拢压在静脉上，然后一手紧压静脉向外滑动以挤出该段静脉内血液，至一定距离放松该手指，另一手指紧压不动，看静脉是否迅速充盈，再同法放松另一手指，即可看出血流方向。如血流方向与正常人相同为门静脉阻塞，如血流方向均向上为下腔静脉阻塞，若均向下为上腔静脉阻塞。

2. 答：肝脏触诊方法常用的有 3 种。

（1）单手触诊法：检查者位于被检查者的右侧，右手四指并拢，掌指关节伸直，与肋缘大致平行地放在右上腹，患者呼气时手指压向腹腔深部，吸气时手指向上迎触下移的肝缘。

（2）双手触诊法：检查者右手位置同单手触诊法，左手托住被检查者右腰部，拇指张开置于肋部，触诊时，左手向上推，使肝下缘紧贴前腹壁，这样吸气时下移的肝脏就易被触及。

（3）钩指触诊法：检查者位于被检查者右肩旁，面向其足部，将右手掌置于右前胸下部，右手第 2~5 指弯成钩状，嘱被检查者深呼气，检查者随吸气而进一步屈曲指关节，这样指腹易触到下移的肝下缘。

3. 答：腹部包块应触诊的内容包括肿块的位置、大小、形态、质地、压痛、搏动和移动度等。

4. 答：急性腹膜炎体征有急性危重病容；典型三联征，腹肌紧张（板状腹）、压痛、反跳痛；肝浊音界缩小或消失；肠鸣音减弱或消失。

5. 答：①肠鸣音：肠鸣音活跃见于急性胃肠炎、服泻药后或胃肠道大出血时；肠鸣音亢进见于机械性肠梗阻；肠鸣音减弱见于老年性便秘、腹膜炎、电解质紊乱和胃肠动力低下等。②血管杂音：动脉性杂音表明相应部位动脉狭窄，静脉性杂音常出现于脐周或上腹部，提示门静脉高压症时侧支循环形成。③摩擦音：腹腔内脏器的病变累及局部腹膜时，可在相应部位听到摩擦音。④搔弹音：用于测定肝下界和微量腹水。

6. 答：移动性浊音的检查方法为先让患者仰卧，腹中部由于肠管内有气体而在液面浮起，叩诊呈鼓音，两侧腹部因腹水积聚而呈浊音；当患者向左侧卧时，左侧腹部浊音区扩大，而在上面的右侧腹部转为鼓音；再向右侧卧时，左侧腹转为鼓音，而浊音移至下面的右侧腹部。这是检查有无腹水的重要方法，当腹腔内游离腹水在 1 000ml 以上时，即可查出移动性浊音。

7. 答：两侧第 10 肋下缘的连线和两侧髂前上棘的连线与左、右髂前上棘至腹中线连线的中点的垂线相交将腹部分成九区，即右上腹部、右侧腹部、右下腹部、左上腹部、左侧腹部、左下腹部、上腹部、中腹部、下腹部。

8. 答：脾大的分度及临床意义如下。

（1）轻度肿大：深吸气时，脾缘不超过肋下 3cm。其见于急、慢性肝炎，伤寒、粟粒型结核、急性疟疾及败血症等。

（2）中度肿大：脾下缘超过 3cm 至脐水平线。其见于肝硬化、疟疾后遗症、慢性淋巴细胞白血病、慢性溶血性黄疸、系统性红斑狼疮等。

（3）高度肿大：脾下缘超过脐水平线或前正中线。其见于慢性粒细胞白血病、慢性疟疾、骨髓纤维化、淋巴肉瘤等。

9. 答：①腹式呼吸增强常见于癔症性呼吸或胸腔疾病；②腹式呼吸减弱常见于腹膜炎症、腹水、急性腹痛、腹腔内巨大肿物或妊娠；③腹式呼吸消失见于胃肠穿孔所致急性腹膜炎或膈肌麻痹。

10. 答：胆囊触痛检查法是医生以左手掌平放于患者右肋缘部，将左手大拇指指腹勾压于右腹直肌外缘与交界点处，嘱患者缓慢深吸气。在吸气过程中，发炎的胆囊下移时碰到用力按压的拇指，可引起疼痛，此为胆囊触痛。

第七节 生殖器、肛门、直肠检查

(一) 选择题

1. C	2. A	3. B	4. C	5. E	6. C	7. A	8. B
9. E	10. D	11. A	12. B	13. D	14. C	15. A	16. B
17. B	18. C	19. D	20. B	21. B	22. C	23. C	24. D

(二) 简答题

1. 答：检查肛门、直肠时常用体位有肘膝位、左侧卧位、仰卧位或截石位、蹲位等。
肘膝位指患者两肘关节屈曲，置于检查床上，胸部尽量接近床面，两膝关节屈曲成直角跪在检查床上，臀部抬高。此体位最常用于检查前列腺、精囊。
左侧卧位指患者向左侧卧在检查床上，右腿向腹部屈曲，左腿伸直，臀部靠近检查床右边。医生面对患者背部进行检查。其适用于病重、年老体弱或女性患者。
仰卧位或截石位指患者仰卧在检查床上，臀部垫高，两腿屈曲、抬高并外展，适用于重症体弱患者或膀胱直肠窝的检查。该体位也适合于直肠双合诊。
蹲位指患者蹲成排大便时的姿势，屏气向下用力。其适用于检查直肠脱出、内痔及直肠息肉等。

2. 答：直肠指诊可以检查肛门及括约肌紧张度、肛管及直肠的内壁，男性的前列腺、精囊，女性的子宫颈、子宫、输卵管等。

3. 答：用不透明的纸片卷成圆筒，一端置于肿大的阴囊表面，手电筒在对侧照射，从纸筒的另一端观察阴囊。如阴囊呈半透明状橙红色，则为阴囊透光试验阳性，见于睾丸鞘膜积液等；不透光则为阴性，见于阴囊疝或睾丸肿瘤。

第八节 脊柱与四肢检查

(一) 选择题

1. B	2. D	3. B	4. B	5. E	6. C	7. B	8. D
9. D	10. C	11. A	12. C	13. C	14. E	15. B	16. D
17. D	18. B	19. C	20. A	21. D	22. A	23. C	24. C
25. C	26. B	27. B	28. E	29. E	30. D	31. C	32. C
33. B	34. A	35. D	36. B	37. B	38. B	39. E	

(二) 名词解释

1. 匙状甲　是指甲具有中央凹陷、边缘翘起，指甲变薄、表面粗糙、干脆有条纹的特点。其原因为组织缺铁或某些氨基酸代谢紊乱所致的营养障碍。其多见于缺铁性贫血、高原疾病，偶见于风湿热及甲癣等。

2. 杵状指　是指手指或足趾末端增生、肥厚，呈杵状膨大或鼓槌状指。

3. 肢端肥大症　指在青春期发育成熟之后发生垂体前叶功能亢进，如垂体前叶嗜酸性细胞肿瘤或细胞增生可使生长激素分泌增多，因骨骺已愈合、躯体不能变得异常高大，而造成骨末端及其韧带等软组织增生、肥大。

4. 爪形手　是指手指关节呈鸟爪样变形，常见于尺神经损伤、进行性肌萎缩、脊髓空洞症及麻风等。

5. 浮髌试验阳性　检查者用左手拇指和其他手指分别固定在肿胀关节上方两侧，并向远侧推动，将髌上囊内液体挤入关节腔，右手的拇指和其他手指分别固定于关节下方两侧，然后用右手示指将髌骨连续向后方按压数次。当按下时有髌骨与股骨关节面的碰触感，松开时有髌骨随手浮起感，称为浮髌试验阳性。

（三）简答题

1. 答：杵状指是手指或足趾末端增生、肥厚，呈杵状膨大。杵状指发生机制一般认为与肢体末端慢性缺氧、代谢障碍及中毒性损害有关。临床常见于以下情况。

（1）呼吸系统疾病，如支气管肺癌、支气管扩张、慢性肺脓肿、脓胸及肺性肥大性骨关节病等。

（2）某些心血管疾病，如发绀型先天性心脏病、亚急性感染性心内膜炎等。

（3）营养障碍性疾病，如肝硬化等。

2. 答：当检查脊柱活动度时，被检查者取直立位，嘱其做前屈、后伸、侧弯、旋转等动作，以观察脊柱的情况以及有无变形。已有脊柱外伤、可疑骨折或关节脱位的患者，应避免脊柱活动，以防止损伤脊髓。

3. 答：当正常人直立时，从侧面观察，脊柱有 4 个生理性弯曲，即颈段稍向前凸、胸段稍向后凸、腰椎明显向前凸、骶椎明显向后凸；从后面看，正常人脊柱无侧弯。检查方法是医生用手指沿脊柱棘突以适当的压力从上向下划压，划压后皮肤出现 1 条红色充血痕，以此痕为标准观察脊柱有无侧弯。

4. 答：儿童多见于佝偻病，青少年多见于胸椎结核，成人多见于类风湿脊柱炎，老年人多见于骨质的退行性病变。另外，外伤后脊柱骨折、青少年发育期坐姿不良、脊椎骨软骨炎也可导致脊柱后凸。

5. 答：浮髌试验的检查方法，患者取仰卧位，下肢伸直，放松，检查者左手拇指、示指分开固定在肿胀关节上方，并加压压迫髌上囊，使关节腔的积液不能上、下流动，然后用右手示指将髌骨连续向后方按压数次，体会是否有碰触感及浮起感。浮髌试验阳性提示膝关节腔内有积液。

6. 答：脊柱离开后正中线向左或右偏曲称为脊柱侧凸。脊柱侧凸的原因见下。

（1）姿势性侧凸：其主要见于儿童期坐或立姿势不良、一侧下肢明显短于另一侧、椎间盘突出引起的坐骨神经痛、脊髓灰质炎等。

（2）器质性侧凸：其主要见于慢性胸膜肥厚、胸膜粘连及肩部或胸廓畸形、先天性脊柱发育不全、佝偻病等。

7. 答：脊柱压痛的检查方法是嘱患者取端坐位，身体稍向前倾，检查者以右手拇指自上而下逐一按压脊椎棘突及椎旁肌肉，观察有无压痛。

脊柱叩击痛的检查方法有2种。

（1）直接叩击法：用手指或叩诊锤直接叩击各椎体的棘突，多用于检查胸椎与腰椎。

（2）间接叩击法：嘱患者坐位，医生将左手掌面置于患者头顶部，右手半握拳以小鱼际部位叩击左手背，观察有无压痛。

第九节　神经系统检查

（一）选择题

1. D	2. D	3. B	4. A	5. A	6. E	7. A	8. D
9. A	10. A	11. C	12. E	13. E	14. B	15. E	16. C
17. A	18. E	19. D	20. B	21. C	22. D	23. A	24. C
25. D	26. D	27. C	28. D	29. A	30. E	31. C	32. A
33. D	34. F	35. B	36. E	37. B	38. E	39. A	40. D

（二）名词解释

1. 肌张力　指静息状态下的肌肉紧张度，以触摸肌肉的硬度和伸屈其肢体时感知的阻力作为判断。

2. 病理反射　是指锥体束病损时，大脑失去了对脑干和脊髓的抑制作用而出现的异常反应。

3. 脑膜刺激征　为脑膜受激惹的体征，见于各种脑膜炎、蛛网膜下腔出血、脑脊液压力增高等。

4. 腹壁反射　受检者仰卧，两下肢稍屈使腹壁松弛，检查者用钝头竹签分别沿肋缘下（胸髓7~8）、脐平（胸髓9~10）及腹股沟上（胸髓11~12）的平行方向由外向内轻划腹壁皮肤，正常反应为腹肌收缩。反射消失提示相应的胸髓节段病损，双侧上、中、下3部分反射均消失见于昏迷或急腹症患者，侧腹壁反射消失见于同侧锥体束病损。

5. 跖反射　受检者仰卧，下肢伸直，医生手持受检者踝部，用钝头竹签由后向前划足底外侧至小趾跖关节处转向趾侧，正常反应为足趾向跖面屈曲。

6. 巴宾斯基征　检查方法同跖反射，阳性表现为踇趾背伸，其他四趾呈扇形展开，见于锥体束损害。

7. 颈强直　受检者仰卧，检查者左手托受检者枕部，右手置于患者胸前做屈颈动作以测试颈肌抵抗力。被动屈颈时如抵抗力增强，称为颈强直。

（三）简答题

1. 答：感觉性共济失调表现为行走缓慢、两腿叉开、左右摇摆、蹒跚如醉，跟-膝-胫试验阳性，两下肢深部感觉及膝腱、跟腱反射减弱或消失。两侧巴宾斯基征阳性。晚期有程度不同的瘫痪和膀胱、直肠功能障碍。

2. 答：病理反射是指锥体束受损时，大脑失去了对脑干和脊髓的抑制作用而出现的异常反射。1岁半以内的婴幼儿由于锥体束尚未发育完善,可出现此类反射,且多为两侧,不属于病理反射。常见病理反射有巴宾斯基征检查,其是最典型的病理反射,用钝头竹签由后向前划足底外侧至小趾掌关节处再转向趾侧,正常表现为足趾向跖面屈曲。若踇趾背伸,其余趾呈扇形展开为阳性表现。奥本海姆征检查,用拇指及示指沿受检者的胫骨前缘用力由上向下滑压,阳性表现同巴宾斯基征。戈登征检查,用拇指和其他四指分置于受检者腓肠肌两侧,以适当的力量捏压,阳性表现同巴宾斯基征。查多克征检查,用钝头竹签划受检者外踝下方及足背外缘,阳性表现同巴宾斯基征。以上4种体征临床意义相同,均提示锥体束损害。

3. 答:肌力是指肌肉运动时的最大收缩力。检查时令患者做肢体伸屈动作,检查者从相反方向给予阻力,测试患者对阻力的克服力量,并注意两侧比较。肌力的记录采用0~5级的六级分级法。

0级完全瘫痪,测不到肌肉收缩;1级可见肌肉收缩但无肢体活动;2级肢体可做水平移动,但不能抵抗自身重力,即不能抬离床面;3级肢体能抬离床面,但不能抗阻力;4级能抗阻力运动,但不完全;5级正常肌力。

4. 答:中枢性面神经受损只出现病灶对侧下半部面部表情肌瘫痪,周围性面神经受损出现同侧面部表情肌瘫痪。因为上半部面肌受双侧皮质运动区的支配,所以蹙额、皱眉、闭眼无明显影响,出现病灶对侧露齿、鼓腮、吹口哨等动作不能完成,鼻唇沟和口角不对称。

第四章 实验诊断

第一节 临床血液学检测

(一) 选择题

1. D	2. B	3. D	4. A	5. D	6. C	7. C	8. D
9. B	10. E	11. E	12. D	13. D	14. E	15. B	16. E
17. D	18. C	19. A	20. C	21. D	22. C	23. A	24. E
25. E	26. E	27. B	28. E	29. B	30. B	31. C	32. A
33. D	34. D	35. C	36. D	37. B	38. D	39. B	40. A
41. D	42. D	43. C	44. E	45. A	46. A	47. B	48. C
49. E	50. D	51. E	52. C	53. D	54. E	55. C	56. D
57. B	58. A	59. E	60. D	61. E	62. B	63. C	

(二) 名词解释

1. 贫血　是指各种病理因素导致红细胞、血红蛋白低于参考值下限。

2. 血细胞比容　是指一定体积的全血中红细胞所占体积的相对比值。

3. 网织红细胞　是晚幼红细胞脱核后到完全成熟红细胞之间的过渡细胞,其胞质中残存核糖体等嗜碱性物质,经煌焦油蓝等活体染色后,形成网状结构。

4. 血沉　是红细胞沉降率的简称,是指在规定条件下,离体抗凝全血中的红细胞自然沉降的速率。

5. **核左移** 是指外周血液中性粒细胞杆状核增多(>5%)和/或出现晚幼粒、中幼粒、早幼粒等幼稚细胞。

6. **核右移** 是指外周血液中性粒细胞核出现5叶或更多分叶,百分比超过3%。

(三) 简答题

1. 答:沉降的速率主要与红细胞本身和血浆成分有关。血浆中纤维蛋白原、球蛋白、胆固醇增多,组织损伤及坏死,恶性肿瘤可使红细胞沉降率加快;严重贫血时红细胞沉降率加快;另外,红细胞的形态对于红细胞沉降率也有一定的影响,红细胞直径越大,厚度越薄,红细胞沉降率越快。

2. 答:①红细胞3种平均值分类法将贫血分为4种:正常细胞性贫血、大细胞性贫血、单纯小细胞性贫血、小细胞低色素性贫血。②MCV/RDW分类法将贫血分为6种:小细胞均一性和不均一性、正细胞均一性和不均一性、大细胞均一性和不均一性。③血涂片根据红细胞形态简单分为正常细胞、大细胞、小细胞性贫血。

3. 答:类白血病反应的特点:①有明确的病因,当病因去除后,血常规随之恢复正常;②分为5型:中性粒细胞型、淋巴细胞型、单核细胞型、嗜酸性粒细胞型、白细胞不增多型;③外周血 WBC>50×10⁹/L,但多数<100×10⁹/L(WBC不增多型<10×10⁹/L);④有形态异常,有前述毒性变,并出现2%~5%的幼稚细胞;⑤RBC正常、PLT正常或增多;⑥骨髓检查除增生活跃和毒性变外,无明显异常;⑦中性粒细胞碱性磷酸酶明显增高。

4. 答:①红细胞形态检查;②RBC、Hb测定;③网织红细胞计数检查;④血清胆红素测定及尿双胆(胆红素、尿胆原)检查;⑤尿隐血试验及含铁血黄素尿检查;⑥血清结合珠蛋白测定;⑦血浆游离Hb测定;⑧骨髓检查等。

5. 答:类白血病反应能找到明确病因,骨髓细胞学检查为白细胞系统增加,核左移,中性粒细胞碱性磷酸酶显著增加,无费城染色体,嗜酸性和嗜碱性粒细胞数量和比例无明显改变;而慢性粒细胞白血病则骨髓极度增生,并有易见原始和幼稚细胞,以中性中幼粒、晚幼粒、杆状核细胞增多为主,嗜酸性和嗜碱性粒细胞也明显增多,中性粒细胞碱性磷酸酶显著减少,95%以上可见费城染色体,且早期巨核细胞系统增生极度活跃。

6. 答:骨髓检查的临床应用见下。

(1) 诊断疾病:①确诊某些造血系统疾病,如白血病、巨幼红细胞贫血、多发性骨髓瘤、骨髓转移癌、尼曼-皮克病、戈谢病等;②协助诊断某些疾病,如缺铁性贫血、溶血性贫血、再生障碍性贫血、脾功能亢进、原发性血小板减少性紫癜、骨髓增生异常综合征等;③提高某些疾病的诊断率,如骨髓液找疟原虫、黑热病小体、狼疮细胞,或做细菌培养、染色体检查、分子生物学检查、干细胞培养等,均可提高相应疾病诊断的阳性率。

(2) 治疗效果观察:可通过骨髓细胞学复查来评价疗效和判断预后。

第二节　出血与血栓性疾病检测

（一）选择题

1. A	2. A	3. D	4. E	5. B	6. B	7. D	8. C
9. A	10. B	11. C	12. B	13. C	14. C	15. D	16. E
17. E	18. C	19. A	20. A	21. C	22. B	23. D	24. E
25. F							

（二）简答题

1. 答：当原发性纤溶发生时，纤溶酶降解的是纤维蛋白原，其产物中没有D-二聚体。而继发性纤溶时，纤溶酶的底物是可溶性纤维蛋白复合物和交联蛋白，D-二聚体是交联蛋白的降解产物之一。因此，D-二聚体测定有利于原发性纤溶与继发性纤溶的区别。

2. 答：血栓前状态又称为血栓前期，是指血液有形成分和无形成分的生物化学和流变学发生了某些变化，这些变化可能表现在：①血管内皮细胞受损或受刺激；②血小板和白细胞被激活或功能亢进；③凝血因子含量增高或被活化；④抗凝蛋白质含量减少或结构异常；⑤纤溶成分含量减低或活性减弱。在上述病理状态下，血液有可能发生血栓形成或血栓性疾病。血栓前状态仅是一种血栓与止血的病理状态，可以长期存在，故临床上常无特异的症状和体征。

第三节　排泄物、分泌物及体液检测

（一）选择题

1. B	2. A	3. C	4. A	5. A	6. C	7. A	8. D
9. D	10. A	11. A	12. E	13. E	14. C	15. D	16. C
17. E	18. A	19. E	20. D	21. D	22. B	23. C	24. D
25. C	26. A	27. B	28. D	29. A	30. D	31. D	32. E
33. B	34. D	35. C	36. C	37. B	38. A	39. E	40. D
41. C	42. D	43. B	44. C	45. E			

（二）名词解释

1. 颗粒管型　是由肾实质性病变的变性细胞分解产物或由血浆蛋白及其他物质等崩解的大小不等颗粒聚集于T-H糖蛋白中形成的。管型内的颗粒量常超过1/3，故称为颗粒管型。

2. 隐血试验　隐血是指胃肠道少量出血，粪便外观颜色无变化，肉眼及显微镜均不能证实的出血。血红蛋白有类似过氧化物酶的作用，能催化过氧化氢释放新生态氧，氧化色原物质而显色，故称为隐血试验。

3. 浆膜腔积液　人体的胸腔、腹腔、心包腔统称为浆膜腔。在生理状态下，腔内有少量液体，正常成人胸腔液少于20ml、腹腔液少于50ml、心包腔液为10~50ml，在腔内主要起润滑作用。当腔内液体增多、潴留，成为一种病理状态，称为浆膜腔积液。

4. 血尿　尿内含有一定量红细胞时称为血尿。

5. **镜下血尿** 尿外观变化不明显，离心沉淀后，镜检时每高倍视野红细胞平均数超过 3 个称为镜下血尿。

6. **肉眼血尿** 每升尿内含血量超过 1ml 即可出现淡红色，称为肉眼血尿。

7. **少尿** 正常人 24 小时尿量为 1 000~2 000ml，若 24 小时尿量少于 400ml 或每小时尿量持续少于 17ml 称为少尿。

8. **多尿** 正常人 24 小时尿量为 1 000~2 000ml，若 24 小时尿量多于 2 500ml 称为多尿。

9. **无尿** 正常人 24 小时尿量为 1 000~2 000ml，若 24 小时尿量少于 100ml 称为无尿。

（三）简答题

1. 答：①24 小时尿量；②颜色及透明度；③尿比重；④气味。

2. 答：①尿酸碱值；②尿蛋白；③尿葡萄糖；④尿酮体；⑤尿胆红素；⑥尿胆原；⑦尿隐血试验；⑧尿亚硝酸盐；⑨尿白细胞。

3. 答：尿液中含有一定量的红细胞，称为血尿，此时隐血试验阳性，显微镜下可见红细胞。当尿中血液>1ml/L 时即可呈现淡红色，称为肉眼血尿；若尿外观变化不明显，离心沉淀后显微镜下红细胞>3 个/HP，称为镜下血尿。血尿多见于泌尿系统炎症、结石、肿瘤、结核、外伤等，也可见于血液系统疾病，如血友病、血小板减少性紫癜等。

4. 答：粪便的量、颜色与性状、气味，寄生虫，结石。

5. 答：①诊断消化道少量出血阳性见于各种原因引起的消化道出血，如药物致胃黏膜损伤、溃疡性结肠炎、钩虫病、胃溃疡、消化道恶性肿瘤等。临床粪便隐血试验转为阴性，可判断消化道出血停止。②鉴别消化道出血的性质，消化道恶性肿瘤粪便隐血试验多呈持续性阳性，良性病变多为间歇性阳性，治疗好转后即可转阴。③筛选消化道恶性肿瘤，连续检测对早期发现消化道恶性肿瘤有重要价值，建议 50 岁以上人群每年或每两年做 1 次筛查。

6. 答：①颜色与透明度；②凝固性；③比重。

（四）论述题

1. 病理性蛋白尿的类型及意义。

（1）**肾小球性蛋白尿**：是指因肾小球滤过膜损伤，血浆蛋白大量滤出，超过了肾小管重吸收的能力而形成的蛋白尿。其常见于肾小球肾炎、肾病综合征等原发性肾小球损伤性疾病；也可见于糖尿病、高血压、系统性红斑狼疮、妊娠高血压综合征等继发性肾小球损伤性疾病。根据病变滤过膜损伤程度及蛋白尿的成分可分为选择性蛋白尿和非选择性蛋白尿。

1）选择性蛋白尿：以清蛋白为主，并有少量的低分子量蛋白质（β_2-MG），尿中无大分子量的蛋白质（IgG、IgA、IgM、C3、C4），半定量多在（+++）~（++++），典型病种是肾病综合征。

2）非选择性蛋白尿：说明肾小球毛细血管壁有严重的损伤断裂，尿中有大分子量的免疫球蛋白、补体，中分子量的清蛋白及低分子量的 β_2-MG。半定量在（+）~（++++），几乎均是原发性肾小球疾病，也可见于继发性肾小球疾病。非选择性蛋白尿治疗效果常不十分满意,提示预后不良。

(2) 肾小管性蛋白尿:是指肾小球滤过功能正常,而近端肾小管病变,对原尿中低分子量蛋白质的重吸收功能障碍所致的蛋白尿。以 α_1、β_2 微球蛋白为主,清蛋白或有轻度增加,蛋白定量在 1~2g/24h,见于肾盂肾炎、肾小管性酸中毒、间质性肾炎、重金属中毒、药物(如庆大霉素、多黏菌素 B)及肾移植术后。

(3) 混合性蛋白尿:是指肾小球和肾小管均受损而出现的蛋白尿,如肾小球肾炎或肾盂肾炎后期,以及可同时累及肾小球和肾小管的全身性疾病,如糖尿病、系统性红斑狼疮等。

(4) 组织性蛋白尿:是指肾组织破坏或肾小管分泌的蛋白质增多,或由于炎症、中毒或药物刺激所形成的蛋白尿。以 T-H 糖蛋白为主,常见于尿路感染,蛋白质定量在 0.5~1g/24h。

(5) 溢出性蛋白尿:是指血浆中出现异常增多的低分子量蛋白质,超过肾小管重吸收能力所致的蛋白尿,如血红蛋白尿、肌红蛋白尿、本周蛋白尿等。

(6) 假性蛋白尿:是尿中混入大量血、脓、黏液等成分而导致蛋白尿定性试验阳性。其一般不伴有肾本身的损害,经治疗后很快恢复正常。肾以下的泌尿系统疾病,如膀胱炎、前列腺炎、尿道出血及尿内混入阴道分泌物时,尿蛋白定性试验可呈阳性。

2. 管型的类型及临床意义。

(1) 透明管型:正常人偶尔见,老年人清晨浓缩尿中也可见到。剧烈运动后、高热、全身麻醉及心功能不全等情况下也可见增多。大量出现提示早期、急性的肾脏疾病,常与其他管型同时存在。

(2) 细胞管型:①红细胞管型,见于肾小球肾炎等所致肾实质出血,常与肾小球性血尿同时存在,临床意义与血尿相似;②白细胞管型,见于肾盂肾炎等肾实质感染性疾病,为上尿路感染的标志物;③肾上皮细胞管型,见于各种原因所致的肾小管损伤;④混合管型,同时含有各种细胞和颗粒物质的管型,可见于各种肾小球疾病。

(3) 颗粒管型:颗粒管型提示肾脏有实质性损伤,尤其是肾小管有器质性病变,多见于急性或慢性肾小球肾炎、肾盂肾炎、慢性肾小管间质纤维化、慢性铅中毒及肾移植的急性排斥反应。

(4) 脂肪管型:为肾小管上皮脂肪变性后脱落形成,见于肾病综合征、亚急性肾小球肾炎、慢性肾小球肾炎肾病型、类脂性肾病等。

(5) 蜡样管型:蜡样管型提示肾单位有严重的淤滞现象,见于严重肾小管变性坏死、肾小球肾炎晚期、肾衰竭等。

(6) 肾衰竭管型:见于慢性肾衰竭少尿期,提示预后不良。

(7) 其他管型:如血红蛋白管型、血小板管型、肌红蛋白管型、胆红素管型、细菌管型、真菌管型、结晶管型等。

3. 常见脑、脑膜疾病的脑脊液鉴别要点见表4-3-1。

表 4-3-1　常见脑、脑膜疾病的脑脊液鉴别要点

疾病	外观	蛋白质定性	蛋白质定量/(g·L⁻¹)	葡萄糖/(mmol·L⁻¹)	氯化物/(mmol·L⁻¹)	细胞计数及分类/(×10⁶·L⁻¹)	细菌
化脓性脑膜炎	混浊有凝块	>+++	↑↑↑	↓↓↓	↓	重度到极度增多,以中性粒细胞为主	(+)
结核性脑膜炎	微浊,呈毛玻璃样,静置后有薄膜形成	+~+++	↑↑	↓↓	↓↓	重度增多,早期中性粒细胞为主,以后淋巴细胞为主	抗酸染色可以看到分枝杆菌
病毒性脑膜炎	清晰或微浊	+~++	↑	正常	正常	轻度到中度增多,以淋巴细胞为主	(−)
流行性乙型脑炎	清晰或微浊	+	↑	正常	正常	中度增多,早期以中性粒细胞为主,后期以淋巴细胞为主	(−)
新型隐球菌脑膜炎	清晰或微浊	+	↑	↓	↓	轻度至中度增多,淋巴细胞为主	新型隐球菌
脑室及蛛网膜下腔出血	血性	+~++	↑	↑	正常	中度至重度增多,以红细胞为主	(−)

4. 漏出液与渗出液的鉴别要点见表 4-3-2。

表 4-3-2　漏出液与渗出液的鉴别要点

鉴别要点	漏出液	渗出液
原因	非炎症所致	炎症、肿瘤、化学或物理刺激
外观	淡黄色	不定,可为深黄色、血色、脓样、乳糜样
透明度	透明、半透明	多混浊
比重	<1.015	>1.018
凝固性	不自凝	能自凝
黏蛋白定性	阴性	阳性
蛋白质定量(g/L)	<25	>30
葡萄糖定量	与血糖相近	常低于血糖

鉴别要点	漏出液	渗出液
细胞计数(×10^6/L)	常<100	>500
细胞分类	以淋巴细胞、间皮细胞为主	根据不同病因分别以中性粒细胞或淋巴细胞为主
癌细胞	不定	可找到癌细胞或病理性核分裂
细菌学检测	未找到	可找到病原菌
积液/血清总蛋白比值	<0.5	>0.5
积液/血清LDH比值	<0.6	>0.6
LDH(IU)	<200	>200

第四节 肾脏病常用实验室检测

(一)选择题

1. D   2. E   3. B   4. C   5. B   6. D   7. D   8. C

9. D   10. E   11. B   12. A   13. C   14. E   15. D   16. D

17. D   18. E   19. A   20. B

(二)简答题

1. 答:临床上反映肾小球功能检测的项目包括血肌酐测定、内生肌酐清除率测定、血尿素氮测定、血清半胱氨酸蛋白酶抑制剂C测定等。

2. 答:血尿素氮增高的原因包括以下几点。

(1)肾性增高是由于肾脏疾病如急性肾小球肾炎、慢性肾炎、肾衰竭、严重肾盂肾炎、晚期肾病等导致;另外肾结核、肾肿瘤、肾盂积水等疾病也可引起血浆尿素浓度升高,但升高程度与肾组织的破坏程度有关。

(2)肾前性是由于肾血流灌注不足,尿量减少,如脱水、失血、休克、循环功能衰竭等。

(3)肾后性是指输尿管、膀胱、尿道的排尿受阻,引起血浆尿素升高,如尿路结石、前列腺肥大、尿道狭窄、膀胱肿瘤等。

(4)体内蛋白质分解过多,如发热、上消化道出血、大面积烧伤、大手术后、甲状腺功能亢进症等,由于尿素生成过多,可使血浆尿素暂时升高,但其他肾功能试验一般正常。

(三)论述题

答:内生肌酐清除率测定的临床意义见下。

(1)Ccr能敏感地反映肾小球滤过功能有无损害:成人Ccr<80ml/min应视为肾小球滤过功能下降。急性肾小球肾炎患者首先出现Ccr下降,并随病情好转而回升。慢性肾小球损害时,Ccr呈进行性下降。

(2)Ccr可反映肾小球滤过功能受损程度:Ccr 80~51ml/min提示为肾功能不全代偿期;Ccr 50~20ml/min提示为肾功能不全失代偿期;Ccr19~10ml/min提示为肾衰竭

期；Ccr<10ml/min 提示为尿毒症终末期。

（3）Ccr 对临床治疗的指导作用：Ccr<30~40ml/min 时，应限制蛋白质摄入；Ccr≤30ml/min 时，噻嗪类利尿剂常无效；Ccr≤10ml/min 时，应结合临床进行肾替代治疗。此外，肾衰竭时凡由肾代谢或经肾排出的药物也可根据 Ccr 降低的程度来调节用药剂量和决定用药的时间间隔。

第五节　肝脏病常用实验室检测

（一）选择题

1. B	2. C	3. D	4. E	5. C	6. A	7. D	8. D
9. E	10. C	11. D	12. B	13. A	14. E	15. B	16. E
17. A	18. E	19. A	20. E	21. B	22. D	23. C	24. C
25. A	26. E	27. A	28. D	29. D	30. D	31. A	32. C
33. B	34. E	35. D					

（二）名词解释

1. 低蛋白血症　血清总蛋白小于 60g/L 或清蛋白小于 30g/L 称为低蛋白血症。
2. 胆酶分离　当急性重症肝炎在症状恶化时，黄疸进行性加深，酶活性反而降低称为胆酶分离。

（三）简答题

1. 答：胆汁淤积性、溶血性和肝细胞性黄疸的实验室鉴别要点见表 4-5-1。

表 4-5-1　胆汁淤积性、溶血性和肝细胞性黄疸的实验室鉴别要点

类型	血清总胆红素		结合胆红素与总胆红素之比	尿液	
	结合	间接		胆红素	尿胆原
正常	无或轻微	有		阴性	阳性
溶血性黄疸	正常或轻微	明显增加	比值<20%	阴性	显著增加
肝细胞性黄疸	中度增加	中度增加	20%<比值<50%	阳性	轻度增加或正常
胆汁淤积性黄疸	明显增加	不变或轻增	比值>50%	强阳性	减少或消失

2. 答：血清转氨酶测定在急性病毒性肝炎诊断中的临床意义主要见下。

（1）有 80%~100% 的患者 ALT 和 AST 升高，可达 500U 以上，多为 AST<ALT。

（2）ALT 高低与临床病情轻重相平行，常常是肝炎恢复期最后降至正常的酶，是判断急性肝炎是否恢复良好的指标。

（3）当急性重症肝炎病情恶化时，可出现黄疸加重，胆红素明显升高，但转氨酶却降低，即"胆酶分离"现象，提示肝细胞严重坏死。

（4）在急性肝炎的恢复期，如转氨酶活性在 100U 左右反复波动或再次上升，提示可能转为慢性。

3. 答：肝功能实验项目的选择见下。

（1）急性肝损伤：①血清酶检测，如 ALT、AST，重症肝炎还可选择 ASTm、前清蛋白；②胆红素检测，如 STB、CB、UCB；③血清总胆汁酸检测；④肝炎病毒标志物检测。

（2）慢性肝损伤：①血清酶检测，如 ALT、AST、ALP、γ-GT；②蛋白质检测，如总蛋白、清蛋白、A/G、蛋白电泳；③PT；④肝炎病毒标志物检测。

（3）肝硬化：①血清酶检测，如 AST/ALT、胆碱酯酶等；②蛋白质检测，如清蛋白、A/G、蛋白电泳、PT 与凝血酶原活动度（PTA）；③肝纤维化血清学指标，如血清Ⅲ型胶原蛋白（PⅢP）、Ⅳ型胶原（CⅣ）、透明质酸酶（HA）、层粘连蛋白（LN）、单胺氧化酶（MAO）等；④胆红素检测，如 STB、CB；⑤血氨检测。

（4）原发性肝癌：①血清酶检测，如 ALT、AST、γ-GT、ALP；②胆红素检测，如 STB、CB；③异常凝血酶原；④AFP、AFU。

4. 答：乙型肝炎病毒表面抗原（HBsAg）是乙型肝炎病毒早期诊断及传染性标志。急、慢性乙型肝炎及携带者 HBsAg 可呈阳性。乙型肝炎病毒表面抗体（抗 HBs）是保护性抗体，阳性提示机体对乙肝病毒有一定程度的免疫力。阳性见于既往感染过 HBV，现已恢复；注射过乙肝疫苗或抗 HBs 免疫球蛋白者。乙型肝炎病毒 e 抗原（HBeAg），阳性表明乙肝病毒处于复制期，具有较强的传染性。如持续阳性提示肝细胞损害较重，可发展为慢性乙肝或肝硬化。

乙型肝炎病毒 e 抗体（抗 HBe），阳性提示 HBV 复制减少，传染性减低，病情好转，预后良好。乙型肝炎病毒核心抗体（抗 HBc），抗 HBc 总抗体对机体无保护作用，阳性可持续数十年甚至终身，见于急、慢性乙肝，肝癌及部分 HBsAg 阴性者；抗 HBc-IgM 滴度显著增高，提示新近感染和 HBV 复制；临床上常将 HBsAg 阳性、HBeAg 阳性、抗 HBc 阳性称为"大三阳"，HBsAg 阳性、抗 HBe 阳性、抗 HBc 阳性称为"小三阳"。

第六节　临床常用生物化学检测

（一）选择题

1. C	2. A	3. A	4. E	5. D	6. E	7. A	8. D
9. E	10. D	11. A	12. E	13. E	14. D	15. D	16. D
17. C	18. B	19. B	20. D	21. B	22. A	23. E	24. D
25. B	26. D	27. C	28. C	29. B	30. B	31. D	32. A
33. B	34. B	35. C	36. B	37. E	38. C	39. D	40. E
41. B	42. D	43. E	44. A	45. B	46. C	47. A	48. E
49. B	50. D	51. C					

（二）简答题

1. 答：①心肌损伤的首选指标为心肌肌钙蛋白；②对 cTnT、cTnI 测定只需检测一项即可，如已经常规提供一项心脏肌钙蛋白测定，建议不必同时进行 CK-MB 质量测定；③不能开展心肌肌钙蛋白测定的实验室，可用 CK 和 CK-MB 测定来诊断有无心肌损伤患者，但建议使用 CK-MB 质量测定法；④Mb 列为常规早期心肌标志物，主要用于早期排除急性心肌梗死诊断；⑤有典型的可确诊急性心肌梗死的心电图变化的患者，应立即进行针对急性心肌梗死的治疗，对这些患者进行心脏标志物的检查有助于进一步确认急性心肌梗死的诊断，判断梗死部位的大小，检查有无并发症如再梗死或者梗死扩展，但应减少抽血频率；⑥对发病6小时后就诊的患者，只需要测定确诊标志物如心肌肌钙蛋白即可。

2. 答：

（1）当原发性甲状腺功能亢进症时，T_3、T_4 增高，TSH 降低，主要病变在甲状腺；当继发性甲状腺功能亢进症时，T_3、T_4 增高，TSH 也增高，主要病变在垂体或下丘脑。

（2）当原发性甲减时，T_3、T_4 降低而 TSH 增高，主要病变在甲状腺；当继发性甲减时，T_3、T_4 降低而 TSH 也降低，主要病变在垂体或下丘脑。

3. 答：糖代谢紊乱的检查指标有空腹血糖（FBG）、口服葡萄糖耐量试验（OGTT）、胰岛素测定、血清 C 肽测定、糖化血红蛋白（GHb/HbA1c）、糖化清蛋白（glycated albumin，GA）等，在临床应用时应根据需要进行选择。

（1）FBG 是常用指标，也是诊断糖尿病的主要依据和首选指标。

（2）OGTT 可了解血糖调节能力，但不作为常规检查项目。当 FBG 增高但未达糖尿病诊断标准时可进行 OGTT 试验以帮助诊断糖尿病，了解糖代谢情况。

（3）胰岛素和 C 肽：胰岛素是胰岛 β 细胞产生的多肽激素，可促进糖原合成、抑制糖异生，从而降低血糖。C 肽是胰岛素水解的片段，与胰岛素的浓度变化相同，但半衰期长，不受外源性胰岛素的干扰，比胰岛素更能反映胰岛 β 细胞的功能，可用于糖尿病的分型，以进一步帮助确定治疗方案，但对糖尿病的常规检测作用不大。

（4）GHb/HbA1c 和 GA：GHb/HbA1c 不受每日的葡萄糖波动、运动及食物的影响，反映的是过去 6~8 周的平均血糖浓度，可作为评估血糖控制情况的可靠指标，还可作为心血管事件的独立预测危险因素。GA 反映的是近 2~3 周血糖平均水平，是一个短期血糖控制的评价指标，可作为自我血糖监测和长期监控指标 HbA1c 的补充。

第七节　临床常用免疫学检测

（一）选择题

1. C	2. E	3. D	4. D	5. C	6. E	7. B	8. C
9. E	10. B	11. A	12. D	13. A	14. A	15. D	16. B
17. D	18. E	19. A	20. D	21. E	22. C	23. C	24. E
25. D	26. B	27. C	28. A				

（二）名词解释

1. C 反应蛋白　是一种由肝脏合成的，能与肺炎胞壁 C-多糖起反应的急性时相反应蛋白。C 反应蛋白不仅能结合多种细菌、真菌等体内的多糖物质，在钙离子存在下，还可以结合卵磷脂和核酸等，有激活补体、促进吞噬和调节免疫的作用。

2. **抗核抗体** 是一种泛指抗各种细胞核成分的自身抗体。其靶抗原包括细胞核、细胞质、细胞骨架、细胞分裂周期蛋白等。ANA 常用免疫荧光法检测，阳性的常见荧光染色模型有周边型、均质型、核颗粒型、核仁型 4 型。ANA 一般作为自身免疫性风湿性疾病的筛选试验，可见于多种自身免疫性疾病，尤其是系统性红斑狼疮（系统性红斑狼疮患者 ANA 阳性率达 95%，除非有明显的临床征象，ANA 阴性可排除系统性红斑狼疮诊断）。此外低滴度的 ANA 还可见于感染、肿瘤以及正常人。

（三）简答题

1. 答：①目前尚没有完全特异性的肿瘤标志物，同一种肿瘤可含多种标志物，而一种标志物可出现在多种肿瘤当中。②不能作为确诊肿瘤的指标。由于存在个体差异及肿瘤的异质性，一些患者可低表达或不表达相对特异的标志物，甚至某些标志物在良性病变中也可出现阳性。因此，必须密切结合临床资料和其他辅助检查结果，否则易使诊断思路误入歧途。③肿瘤标志物的联合检测及动态观察有利于提高肿瘤诊断的阳性率。

2. 答：免疫球蛋白检测的临床意义如下。

(1) 单克隆性免疫球蛋白增高：即仅某一种 Ig 增高，见于免疫增殖性疾病，如多发性骨髓瘤、原发性巨球蛋白血症等。

(2) 多克隆性免疫球蛋白增高：即机体受抗原刺激后，引起多株浆细胞过度增生而引起多种 Ig（IgG、IgA、IgM）同时增高，见于各种慢性感染、自身免疫病、慢性肝病、肝硬化、淋巴瘤及某些自身免疫性疾病（如类风湿关节炎及系统性红斑狼疮等）等。IgG 高于 50g/L 应高度怀疑患有 IgG 型单克隆性丙种球蛋白病，如 IgG 型多发性骨髓瘤；IgA 高于 10.0g/L 则高度怀疑为 IgA 型丙种球蛋白病病，如 IgG 型多发性骨髓瘤。

(3) IgD 升高：可见于甲状腺炎、流行性出血热等。妊娠末期、大量吸烟者中 IgD 也可出现生理性升高。

(4) IgE 增高：IgE 是血清中含量最少的 Ig，主要由消化道、呼吸道黏膜下的浆细胞产生。IgE 增高常见于变态反应、寄生虫感染等，亦可见于肝炎、系统性红斑狼疮、类风湿关节炎等。

(5) 免疫球蛋白减少：IgG 低于 6.0g/L，IgA、IgM 低于 0.40g/L 多与免疫缺陷病有关。

第八节　临床常见病原体检测

（一）选择题

1. B	2. D	3. B	4. E	5. E	6. E	7. D	8. D
9. D	10. E	11. A	12. E	13. A	14. D	15. A	16. D
17. E	18. A	19. E	20. D	21. B	22. C	23. A	24. D

（二）简答题

答：

(1) 药敏试验中，敏感（S）表示被测抗菌药物常规剂量在体内达到的浓度大于被测定细菌的 MIC,治疗有效。

（2）剂量依赖性敏感（SDD）指试验菌的敏感性依赖于对患者的用药方案。对药物结果在 SDD 范围内的试验菌,为使血药浓度达到临床疗效,给药方案的药物暴露应高于以前常用敏感折点的剂量。

（3）中介（I）是指试验菌能被大剂量测试药物在体内达到的浓度所抑制,或在测定药物浓集部位的体液中被抑制。

（4）耐药（R）表示被测抗菌药物最大剂量在体内浓度小于被测菌的 MIC,即使用大剂量该抗菌药物治疗仍无效。

第五章　医学影像诊断

第一节　X 线与 CT 诊断

（一）选择题

1. A	2. D	3. E	4. C	5. A	6. E	7. A	8. B
9. C	10. A	11. A	12. A	13. E	14. C	15. B	16. A
17. E	18. A	19. D	20. B	21. B	22. D	23. E	24. E
25. C	26. B	27. E	28. A	29. B	30. A	31. B	32. A
33. B	34. A	35. B	36. E	37. A	38. A	39. B	40. B
41. B	42. E	43. A	44. D	45. C	46. D	47. A	48. B
49. A	50. D	51. B	52. A	53. E	54. A	55. E	56. E
57. A	58. E	59. B	60. E	61. E	62. E	63. C	64. D
65. A	66. E	67. A	68. B	69. D	70. E	71. D	72. C
73. C	74. E	75. B	76. B	77. B	78. A	79. E	80. D
81. A	82. A	83. D	84. A	85. B	86. C	87. A	88. C
89. E	90. A	91. E	92. C	93. C	94. B	95. A	96. C
97. D	98. C	99. C	100. C	101. D	102. A	103. B	104. A
105. D	106. B	107. D	108. E	109. A	110. D	111. A	112. B
113. D	114. E	115. B	116. B	117. B	118. D	119. D	120. B
121. D	122. B	123. B	124. C	125. E	126. A	127. B	128. C
129. D	130. A	131. B	132. A	133. C	134. B	135. A	136. D
137. C	138. E	139. E	140. A	141. C	142. B	143. C	144. B
145. D	146. B	147. C	148. A	149. A	150. C	151. D	152. A
153. E	154. B	155. A	156. D	157. B	158. B	159. A	160. D

（二）名词解释

1. 肺纹理　是由肺血管、支气管和淋巴管等组成,主要成分是肺动脉分支,呈自肺门区向外延伸放射状分布的枝状影,逐渐变细,一般肺野外带肺纹理已显示不清。

2. 心胸比例法　是测量心最大横径与胸廓最大横径之比。心大横径取心影左、右缘最凸出点至胸廓中线垂直距离之和,胸廓最大横径是在右膈顶平面取两侧胸廓肋骨内缘之间的最大距离,心胸比率等于或小于0.5。

3. 龛影　胃肠道内壁因病变侵蚀造成的溃烂部分被造影剂充填后显示的影像称为龛影,是溃疡性病变的直接 X 线征象。

4. 充盈缺损　病变向消化管腔内凸出,使该处不能被造影剂充盈而形成缺损,称为充盈缺损。

5. 计算机体层成像　是利用 X 线束对人体选定层面进行扫描,取得信息,经计算机处而获得重建图像的一种成像技术。

(三)简答题

1. 答:医学影像学是应用医学成像技术对人体疾病进行诊断和在医学成像技术引导下,应用介入器材对人体疾病进行微创性诊断及治疗的医学学科。

2. 答:医学影像学包括 X 线成像、X 线计算机体层成像、磁共振成像、超声成像、发射体层成像及介入放射学等。

3. 答:X 线除了具有普通光线的性质外,还有以下特性,如穿透性、荧光效应、摄影效应、电离和生物效应。

4. 答:X 线成像的基本原理是基于 X 线的特性、人体不同密度的组织对 X 线吸收的量不同,X 线透过人体不同密度和厚度的组织后,剩余的 X 线在荧光屏或胶片上产生不同的荧光效应或感光作用,形成影像,并用于疾病诊断。

5. 答:腹部器官造影的前一日,应进食少渣食物;钡剂灌肠检查前要清洁肠道。正确掌握造影检查的适应证和禁忌证。

6. 答:①根据正常解剖、生理学知识,认识人体器官组织在荧光屏或 X 线片上的正常表现。②根据病理解剖及病理生理学知识,分析病理改变时所产生的 X 线影像,并进一步了解病理演变过程中的 X 线表现。③结合临床资料,综合分析,做出诊断。

7. 答:①首先注意 X 线照片质量,如对比度、清晰度、标号、有无人为伪影、投照位置等。其次按顺序系统观察,如阅读胸片时,可按胸廓、纵隔、横膈、肺、胸膜及心脏顺序进行。在观察肺野时,应从肺尖到肺底,从内带到外带,两侧对比分析。②对异常 X 线影像,应注意它的位置、分布、数目、大小、形状、边缘、密度、邻近器官组织改变、器官功能变化等,最后结合其他资料,综合分析,做出定位、定性诊断。

8. 答:胸廓软组织阴影包括胸大肌阴影、胸锁乳突肌及锁骨上皮肤皱褶阴影、女性乳房及乳头阴影。

9. 答:以第 2、4 肋骨前端下缘各画一水平线,将肺野分为上、中、下三野,并将每侧肺野纵行分为 3 等份,称为内、中、外三带。

10. 答:在侧位片上,将纵隔分为六区:胸骨之后,心脏、升主动脉和气管之前为前纵隔;心脏、主动脉弓、气管及肺门为中纵隔;食管前壁以后为后纵隔。自胸骨柄下缘至第 4 胸椎下缘连一水平线,其上为上纵隔;其下至膈为下纵隔。

11. 答:大叶性肺炎实变期 X 线表现为密度均匀的致密影,其内肺纹理一般都消失,有时在致密阴影内可见密度减低的条状影,称为空气支气管征,实变影形状与肺叶的解剖轮廓一致。CT显示支气管气象更清晰。

12. 答：支气管肺炎X线表现，两肺中、下肺野的内、中带肺纹理增强，并可见不规则小片状或斑点状致密阴影，病灶边缘模糊，大小不等，两侧可对称或不对称。小片阴影有时可互相融合成大片状。

13. 答：弥漫性阻塞性肺气肿的X线表现为肺野透亮度增高，膈低平、活动度减弱，纵隔变窄，肋间隙增宽。

14. 答：浸润性肺结核为继发性结核感染。X线表现为锁骨下浸润、结核性肺炎、空洞性结核和结核球。

浸润性结核的3个显著特征：①双肺锁骨上下区发病；②多形性病变；③慢性病程经过。表现为大小不等的片状或云絮状阴影，边缘模糊，密度不匀。干酪样坏死组织溶解后形成空洞，可见圆形和椭圆形的透光区，两肺下野有时可见多发性斑点状支气管播散病灶。

15. 答：干酪性肺炎见于机体抵抗力较差，对结核菌高度过敏的患者。其X线表现为大叶性或肺段性致密影，密度不甚均匀，其中可见多数小的边缘不规则的透亮区，同侧或对侧肺下野往往可见支气管播散性病灶。小叶性干酪性肺炎常表现为两肺散在的小叶性实变影。

16. 答：①X线表现：直接征象是肺门肿块，间接征象有阻塞性肺气肿、肺不张、肺炎，远处转移的征象；②CT表现：支气管壁增厚，支气管腔狭窄，肺门肿块，侵犯纵隔结构，纵隔淋巴结转移；③MRI表现：支气管受侵及阻塞性改变，肺门肿块，侵犯纵隔结构，纵隔淋巴结转移。

17. 答：周围型肺癌的典型X线与CT表现，肺内孤立球形病灶，边界清楚，密度均匀，外缘呈分叶状，边缘毛糙常呈短细毛刺，肿块的外侧可出现小片阴影，肿块中心可坏死，形成偏心性不规则厚壁空洞。纵隔内可出现淋巴结转移。

18. 答：当少量积液时，液体聚积于后肋膈角，正位胸片难以发现。液体量在300ml以上时，立位表现为肋膈角变钝、变平，透视下液体可随呼吸及体位改变而移动。当中等量积液时，表现为下肺野均匀致密，肋膈角消失，膈面及心缘被遮盖，致密影上缘呈外高内低的斜行弧线。

大量积液是指液体上缘达第2前肋间以上，患侧肺野均匀致密，有时仅肺尖透明，肋间隙增宽，纵隔向健侧移位。

19. 答：①表现为慢性支气管炎、肺气肿，或广泛肺组织纤维化的X线征象；②肺动脉高压的征象，右下肺动脉横径超过15mm，肺门血管阴影明显扩张而外周血管分支变细，在右前斜位片上肺动脉圆锥明显膨隆，其高度大于7mm，肺门动脉搏动增强；③心脏变化，表现为右心室增大，肺动脉段突出，心左缘圆隆。

20. 答：风湿性心脏病二尖瓣狭窄主要表现为左心房和右心室增大、肺静脉淤血及肺循环高压征象。

21. 答：当立位或坐位时，游离气体积存于膈与肝或者膈与胃之间。少量气体沿膈下呈线状分布，形如眉弓；中等量气体在膈下呈新月形透亮带；大量气体可见气液平面。当仰卧位时，气体集中于腹中部呈圆形或卵圆形透光影。

22. 答：肠梗阻的基本 X 线征象是肠管积气扩张和肠腔内高低不等的气液平面形成。

23. 答：①黏膜皱襞破坏，表现为局部黏膜皱襞紊乱、增粗、迂曲、变浅，病变范围较大时，黏膜皱襞可见破坏、中断、消失。②腔内充盈缺损。③食管腔狭窄，狭窄上方可见管腔扩张。④局部管壁僵硬，蠕动消失。⑤龛影形成，有时在其周围可见因充盈缺损而形成的透光带。

24. 答：其表现为胃壁变厚、变硬、胃腔狭窄。弥漫性浸润者呈革囊胃。

25. 答：其表现为切线位处于胃轮廓以内的不规则的盘状或半月形龛影。龛影口部有凸面向着龛影的手指状弧形压迹。其间有向外伸出的尖角状影。正位可见龛影周围出现一不规则的透光带，称为环堤征。龛影周围环堤征，连同龛影统称为半月征，为溃疡型胃癌特征性表现。

26. 答：急性化脓性骨髓炎的典型 X 线表现是早期表现为患肢软组织肿胀；发病 2 周后出现干骺端松质骨内多发、分散的不规则破坏区边缘模糊；骨皮质呈筛孔状或虫蚀状破坏，可达全骨干；骨皮质周围可见与骨干平行或花边状骨膜新生骨；可见长条形死骨，并可发生病理性骨折。

27. 答：①椎体骨质破坏；②椎间隙变窄；③椎旁脓肿。

28. 答：急性硬膜外血肿的典型 CT 表现为颅骨内板下方局限性梭形或半月形高密度区，与脑表面接触缘清楚，常有轻微占位效应。

29. 答：脑膜瘤的典型 CT 表现是肿瘤多数为圆形或卵圆形，边缘清楚，平扫为高密度，增强扫描呈均匀明显强化。

第二节　超声诊断学

（一）选择题

1. B	2. B	3. A	4. B	5. D	6. A	7. B	8. A
9. D	10. C	11. A	12. C	13. E	14. A	15. D	16. E
17. E	18. E	19. A	20. D	21. D	22. C	23. D	24. B
25. C	26. A	27. C	28. A				

（二）简答题

1. 答：①子宫增大，形态不规则，增大程度与肌瘤的位置和数目有关；②肌瘤结节一般为圆形低回声或等回声团块，少数可呈现为漩涡状或条纹状结构，其后壁回声衰减；③子宫内膜移位、变形；④较大的肌瘤可使膀胱受压移位变形；⑤子宫肌瘤变性的声像图表现：若肌瘤发生玻璃样变或液化囊性变，病变区则出现相应的弱回声或无回声暗区，其后回声增强；若肌瘤发生钙化，则可形成强回声光环或弧形强光带，其后有声影。

2. 答：法洛四联症的病理解剖特征是主动脉骑跨、肺动脉狭窄、室间隔缺损、右心室前壁增厚。
其超声诊断标准：①M 型：主动脉增宽，前连续性中断呈特异的主动脉骑跨室间隔之上表现。②二维超声心动图：左室长轴切面可见右室壁增厚，右室流出道变窄，主动脉前壁骑跨室间隔之上及室间隔缺损的表现；大动脉短轴可观察到漏斗部、肺动脉瓣和瓣环的狭窄，以及肺动脉主干及分支发育情况。③多普勒检查：室间隔缺损处可见双向或者右向左为主的分流信号；收缩期在右室流出道、肺动脉内可以探及高速的射流信号。

3. 答：①肝脏体积缩小，形态失常，肝尾状叶增大；②肝表面不光滑，包膜呈锯齿状或凹凸状；③肝实质回声增粗、增强，有结节感；④门静脉主干扩张；⑤脾脏增大，脾静脉增宽；⑥腹水。

4. 答：风湿性心内膜炎反复发作致二尖瓣膜间发生融合粘连，瓣叶与腱索增厚，以致钙化缩短，瓣叶与腱索也可发生粘连，使瓣膜僵硬、瓣口狭窄，按病变程度可分为隔膜型与漏斗型。

其主要的超声所见：①M 型：二尖瓣活动曲线呈"城墙样"改变，前后叶呈同向运动。②二维超声心动图：二尖瓣增厚，回声增强，瓣叶活动幅度减少。二尖瓣短轴切面上，舒张期二尖瓣前后叶开启受限，瓣口变小，呈鱼嘴样改变。还可观察左心房、右心室腔的大小以及心壁厚度，并可直接检查左心房有无血栓存在。③多普勒超声心动图：彩色多普勒显示二尖瓣口舒张期红色为主、五彩镶嵌的变细的射流束；连续多普勒取样容积置于二尖瓣口检测到正向、充填、高速湍流频谱。

5. 答：①胆囊腔内团状或斑点状强回声；②结石后方伴有声影，根据结石类型不同各有差异；③强回声团随体位移动。同时具备以上 3 个特征，是超声诊断胆囊结石的可靠依据。

第六章　器械检查

第一节　心电图检查

（一）选择题

1. B	2. C	3. A	4. E	5. C	6. E	7. C	8. D
9. C	10. D	11. A	12. B	13. C	14. C	15. C	16. D
17. A	18. B	19. C	20. E	21. C	22. D	23. A	24. C
25. E	26. C	27. C	28. D	29. D	30. E	31. A	32. A
33. C	34. C	35. E	36. B	37. C	38. D	39. A	40. A
41. C	42. D	43. B	44. A	45. C	46. B	47. A	48. C
49. D	50. B	51. E	52. E	53. B	54. D	55. A	56. D
57. D	58. D	59. D	60. D	61. B	62. B	63. A	64. D
65. B	66. C	67. D	68. D	69. E	70. B	71. B	72. A
73. A	74. D	75. C	76. A	77. B	78. D	79. A	80. E
81. A	82. A	83. C	84. B	85. C	86. D	87. E	88. D
89. A	90. C						

（二）名词解释

1. 平均心电轴　通常指平均 QRS 电轴，是指心室除极过程中各瞬间综合心电向量的综合，代表心室除极过程内的平均电动势方向和强度。

2. S-T 段　是从 QRS 波群终点至 T 波起点间的线段，是心室除极后缓慢复极的一段时间。正常 S-T 段多为一等电位线。

3. 异常 Q 波　指 Q 波的时间≥0.04 秒，其振幅>同导联中 R 波的 1/4（除 aVR 导联）。

4. 冠状 T 波　指心电图上出现倒置、深尖、双肢对称的 T 波，多在冠状动脉供血不足时出现。

5. 肺型 P 波　通常指 P 波尖而高耸，其振幅>0.25mV，以 Ⅱ、Ⅲ、aVF 导联表现最为突出。其常见于肺心病、肺动脉高压，故称为"肺型 P 波"。

6. 二尖瓣型 P 波　通常指 P 波增宽，其时限≥0.12 秒，P 波常呈双峰型，两峰间距≥0.04 秒，以 Ⅰ、Ⅱ、aVL 导联明显。其多见于风湿性心脏病二尖瓣狭窄，故称为二尖瓣型 P 波。

7. 窦性停搏　又称为窦性静止，窦房结病变或迷走神经功能亢进时，在一段时间内窦房结停止发放激动。在规则的 PP 间距内出现长 PP 间距，长 PP 间距与正常的 PP 间距无倍数关系。

8. 期前收缩　指起源于窦房结以外的异位起搏点提前发出的激动，又称为早搏。

9. 二联律　指期前收缩与窦性心搏交替出现，是一种有规律的频发性期前收缩。

10. 文氏现象　指二度Ⅰ型房室传导阻滞时，心电图上 P 波规律出现，PR 间期逐渐延长，直至一个 P 波后脱漏一个 QRS 波群，漏搏后 PR 间期又趋缩短，之后又复逐渐延长，直至再次心搏脱漏，如此周而复始地出现。

（三）简答题

1. 答：

（1）P 波：一般为钝圆形。在 Ⅰ、Ⅱ、aVF、V₄~V₆ 导联直立向上，aVR 导联倒置，时间<0.12 秒；振幅在肢体导联<0.25mV，胸导联<0.2mV。

（2）QRS 波群

1）波形特点：胸导联自 V₁ 至 V₆ 导联 R 波逐渐增高、S 波逐渐变浅。其中 V₁、V₂ 导联多呈 rS 型，R/S<1；V₃、V₄ 导联 R/S ≈ 1；V₅、V₆ 导联呈 R、qR、qRs、Rs 型，R/S>1。一般 V₁ 的 R 波≤1.0mV，V₅、V₆ 的 R 波≤2.5mV；肢体导联 Ⅰ、Ⅱ 导联其主波一般向上，Ⅲ 导联的 QRS 波群主波方向多变，aVR 导联 QRS 波群主波恒定向下。aVL、aVF 导联 QRS 波群主波方向不定。

2）时间与振幅：正常成人时间不超过 0.11 秒，多数在 0.06~0.10 秒。振幅 R_{V1}≤1.0mV，R_{V5}、R_{V6}≤2.5mV；R_I<1.5mV，R_{aVR}<0.5mV，R_{aVL}<1.2mV，R_{aVF}<2.0mV。在以 R 波为主的导联，Q 波时间<0.04 秒、振幅<1/4R。R 峰时间在 V₁、V₂ 导联≤0.04 秒，V₅、V₆ 导联≤0.05 秒。

（3）T 波：其常与 QRS 主波方向一致，若 V₁ 的 T 波向上，则 V₂~V₆ 导联 T 波不应再向下。在以 R 波为主的导联 T 波的振幅≥同导联 R 波的 1/10，但不应超过同导联 R 波的高度。

2. 答：

（1）缺血型改变：心内膜下心肌缺血，T 波高大而直立；心外膜缺血，T 波倒置。

（2）损伤型改变：心内膜下心肌损伤，S-T 段压低；心外膜下心肌损伤时，面对损伤区的导联 S-T 段抬高。

（3）坏死型改变：在面向坏死区的导联出现异常 Q 波（时间≥0.04 秒，振幅≥1/4R）或者呈 QS 波。但在心内膜下心肌梗死时，无异常 Q 波。

因此，体表心电图导联如同时记录到缺血型 T 波倒置、损伤型 S-T 段抬高和坏死型 Q 波或 QS 波，则急性心肌梗死的诊断基本确立。

3. 答：

（1）分期：急性心肌梗死发生后，随着心肌缺血、损伤、坏死的发展和恢复，心电图将呈现一定演变规律，可分为超急性期、急性期、近期（亚急性期）和陈旧期（愈合期）。

（2）各期心电图特点

1）超急性期：出现高大的 T 波，后迅速出现 S-T 段上斜型或弓背向上型抬高，与高耸直立的 T 波相连。无异常 Q 波。

2）急性期：S-T 段呈弓背向上型抬高，显著者可形成单向曲线，继而逐渐下降。出现异常 Q 波或 QS 波。T 波由直立开始倒置，并逐渐加深。坏死型的 Q 波、损伤型 S-T 段抬高和缺血型的 T 波倒置在此期内可同时并存。

3）近期（亚急性期）：以坏死及缺血图形为主要特征。抬高的 S-T 段逐渐下降至基线。倒置的 T 波逐渐变浅。坏死型 Q 波持续存在。

4）陈旧期（愈合期）：S-T 段和 T 波恢复正常或 T 波持续倒置、低平，趋于恒定不变，残留下坏死型 Q 波。

4. 答：常见三类期前收缩的心电图特点比较见表 6-1-1。

表 6-1-1　常见三类期前收缩的心电图特点比较

分类	P 波	PR 间期	QRS 波群	代偿间歇
房性期前收缩	异位 P 波	≥0.12s	正常形态	不完全
交界性期前收缩	逆行 P 波	P'R 间期<0.12s 或 P'R 间期<0.20s	提前出现正常形态	完全
室性期前收缩	无相关 P 波	无	提前出现宽大畸形	完全

5. 答：①QRS 波群呈宽大畸形，其时间>0.12 秒，并有继发性 ST-T 改变；②心率为 140~200 次/min，节律略有不规则；③QRS 波与 P 波无固定关系（房室分离），P 波频率慢于 QRS 波频率，此可明确诊断；④如出现心室夺获或室性融合波，更支持室性心动过速诊断。

6. 答：房室传导阻滞按阻滞程度分为一度（传导延缓）、二度（部分激动传导发生中断）和三度（传导完全中断）。

（1）一度房室传导阻滞：①PR 间期≥0.21 秒；或在前后 2 次心电图在心率相同时，PR 间期延长超过 0.04 秒；②每个 P 波之后均继有 QRS 波群。

（2）二度房室传导阻滞：①二度Ⅰ型房室传导阻滞（称 Morbiz Ⅰ型），P 波规律出现，PR 间期逐渐延长，直至 P 波后 QRS 波群脱落，脱落后的第一个 PR 间期最短，以后又逐渐延长，直至 P 波后再有 QRS 波脱落，如此周而复始出现，称为文氏现象。②二度Ⅱ型房室传导阻滞（称 Morbiz Ⅱ型），PR 间期恒定，有部分 P 波后无 QRS 波。

（3）三度房室传导阻滞：①P 波与 QRS 波毫无关系，心房率快于心室律。②交界性逸搏心律（QRS 波形态正常，频率为 40~60 次/min）或室性逸搏心律（QRS 波增宽畸形，频率为 20~40 次/min）。

第二节　肺功能检查

（一）选择题

1. D	2. B	3. A	4. C	5. B	6. C	7. A	8. B
9. A	10. A	11. E	12. A	13. C	14. C	15. A	16. D
17. A	18. B	19. C	20. D	21. C	22. A	23. C	24. E
25. C	26. B	27. C	28. A	29. D	30. B	31. A	32. C
33. B	34. A	35. D	36. B	37. D	38. C	39. A	

（二）名词解释

1. pH　指动脉血浆中氢离子浓度的负对数值。其正常范围为 7.35~7.45。

2. 最大通气量　是以最快呼吸频率和尽可能深的呼吸幅度最大自主努力重复呼吸 1 分钟所取得的通气量。

3. 第 1 秒用力呼气容积　指最大吸气至肺总量位后开始呼气第 1 秒内的呼出气量，是测定呼吸道有无阻力的重要指标，肺气肿和支气管哮喘的患者常降低，限制性通气功能障碍时则可正常。

4. 支气管激发试验　是用于协助支气管哮喘的诊断，对于无症状、体征者，或有可疑哮喘病史，或在症状缓解期肺功能正常者，或仅以咳嗽为主要表现的咳嗽变异性哮喘者，若支气管激发试验阳性可确定诊断。

（三）简答题

1. 答：阻塞性通气功能障碍是呼吸道的肿瘤、水肿、炎症以及气道痉挛等导致以呼气障碍为主，肺容量增加，呼气困难，所以，呼气延长。限制性通气功能障碍是指肺扩张受限制引起的通气障碍，肺容量减少，所以，呼气时间缩短。

2. 答：该患者为代偿性呼吸性酸中毒合并代谢性酸中毒。$PaCO_2$ 65mmHg 说明该患者有呼吸性酸中毒，但 HCO_3^- 20mmol/L，BE −2mmol/L 表明该患者可能还有代谢性酸中毒。pH 7.34 在正常范围内，所以为代偿性酸碱失衡。

3. 答：

（1）通气功能障碍分为阻塞性、限制性和混合性 3 种类型。

（2）阻塞性通气功能障碍的特点是以流速降低为主（如 $FEV_{1.0}$/FVC%），见于各种原因所致的气道阻塞以及肺气肿等；限制性通气功能障碍则以肺容积（如 VC）减少为主，见于肺间质病变、肺占位性病变、胸膜病变、胸廓病变等使肺扩张受限的情况；混合性通气功能障碍兼有二者的特点。

（3）三种通气功能障碍的区别见表6-2-1。

表6-2-1　三种通气功能障碍的区别

	VC	MVV	FEV$_{1.0}$/FVC%	RV	RV/TLC
阻塞性	N或↓	↓↓	↓	↑↑	↑↑
限制性	↓↓	↓或N	N或↑	↓	N或↓
混合性	↓	↓	↓	不等	不等

注：N(normal)为正常。

第三节　内镜检查

（一）选择题

1. C　　　2. B　　　3. D　　　4. D　　　5. B　　　6. D　　　7. D　　　8. E
9. D　　　10. C　　　11. D　　　12. D　　　13. C　　　14. D　　　15. D　　　16. A
17. C　　　18. A　　　19. B

（二）简答题

1. 答：
　　（1）食管、胃、十二指肠疾病需要明确诊断者。
　　（2）X线钡餐检查不能确诊或疑有病变者。
　　（3）原因不明的上消化道出血。
　　（4）需要内镜随访观察的病变。
　　（5）需要内镜治疗的疾病。

2. 答：①皱襞萎缩变细，主要在胃体部；②黏膜颜色苍白，呈红白相间的花斑，以白为主；③黏膜下蓝色血管透见；④表面干涩，缺少光泽，常附着黄绿或灰绿色污秽苔膜；⑤胃大弯黏液池液体减少；⑥亦可有息肉或水泡样外观。

3. 答：绝对禁忌证主要有严重心肺疾患、食管化学性及腐蚀性损伤的急性期、严重的精神病患者。相对禁忌证有一般心肺疾病、急性上呼吸道感染、严重的食管静脉曲张、透壁性的溃疡、食管畸形、脊柱及胸廓畸形、有出血倾向者。

4. 答：
　　（1）喉痉挛：喉痉挛多为麻醉药所致的严重并发症，亦可在给支气管哮喘或慢性阻塞性肺疾病患者插镜时发生。除了喉痉挛以外，还可出现抽搐、呼吸抑制，甚至心脏停搏。
　　（2）低氧血症：一般认为插镜时约80%的患者PaO$_2$下降，其下降幅度在10mmHg左右，操作时间越长，下降幅度越大。低氧血症可诱发心律失常、心肌梗死，甚至心搏骤停。
　　（3）术中、术后出血：凡施行了组织活检者均有不同程度出血，亦有因细胞刷检后局部黏膜刷破出血或因插管中剧烈咳嗽而诱发出血。
　　（4）气胸：气胸多由肺活检引起，少数发生在气管腔内直视下活检。

（5）术后发热：术后发热继发于肺部细菌感染、菌血症，甚至偶有术后出现致死性败血症的情况。

第七章　临床常用诊断技术

（一）选择题

1. D	2. B	3. A	4. C	5. D	6. E	7. E	8. D
9. C	10. C	11. B	12. C	13. D	14. D	15. E	16. B
17. E	18. C	19. C	20. D				

（二）简答题

1. 答：①严重颌面部损伤者；②鼻咽部有癌肿或急性炎症者；③近期食管腐蚀性损伤者；④食管梗阻及憩室者；⑤食管静脉曲张者；⑥精神异常或极度不合作者。

2. 答：①严重休克需要急救的患者，经静脉快速输血后情况未见改善，须经动脉提高冠状动脉灌注量及增加有效血容量；②麻醉或手术期以及危重患者持续监测动脉血压；③施行特殊检查或治疗，如血气分析，选择性血管造影和治疗，心导管置入，血液透析治疗等。

第八章　病历书写及临床诊断思维方法

（一）选择题

1. D	2. E	3. E	4. B	5. A	6. E	7. A	8. D
9. B	10. C	11. D	12. A	13. B	14. C	15. C	16. D
17. C	18. C	19. B	20. A	21. B	22. D	23. B	24. A
25. E	26. E	27. E	28. D	29. C	30. E	31. D	32. D
33. D	34. E	35. E	36. A	37. C	38. A	39. B	40. E
41. E	42. A	43. A	44. C	45. D	46. C	47. A	48. B
49. C	50. D	51. A	52. E	53. A	54. E	55. C	56. D
57. B							

（二）名词解释

1. 病历　是指医务人员在诊疗工作中形成的文字、符号、图表、影像、切片等资料的总和。它是医务人员通过问诊、查体、实验室及器械检查、诊断与鉴别诊断、治疗、护理等全部医疗活动收集的资料，是经过逻辑思维整理形成的全部医疗工作的真实记录。

2. 主诉　是患者就诊最主要的原因，包括症状、体征及持续时间。主诉多于1项则按发生的先后次序列出，并记录每个症状的持续时间。主诉要简明精炼，不超过1~2句，20字左右。

3. 病程记录　是指住院病历或入院记录后，经治医师对患者病情诊疗过程所进行的连续性记录。其内容包括患者的病情变化、重要的检查结果及临床意义、上级医师查房意见、会诊意见、医师分析讨论意见、所采取的诊疗措施及效果、医嘱更改及理由,向患者及其近亲属告知的重要事项等。这部分是住院经过记录的重要依据,体现医疗水平。

(三)简答题

1. 答:一般项目包括姓名、性别、年龄等 14 项,病史包括主诉、现病史、既往史(包括系统回顾)、个人史、婚姻史、月经史及生育史、家族史等;体格检查包括生命体征、一般状况、皮肤黏膜、淋巴结、头部及其器官、颈部、胸部、腹部、肛门直肠、外生殖器、脊柱四肢、神经反射;专科情况;实验室及器械检查;病历摘要;初步诊断;医生签名;记录时间。

2. 答:日常病程记录由经治医师或实习医师、试用期医务人员书写,上级医师必须有计划地进行检查,做必要修改和补充并签字。其内容为患者病情变化、重要检查结果及意义、上级医师查房意见、会诊意见、医生分析意见、所采取的诊疗措施及效果、各种诊疗操作记录、对临床诊断的补充或修正及修改临床诊断的依据、医嘱更改及理由、向患者及其近亲属告知的重要事项等。危重患者随时记录,时间具体精确至分钟。病情稳定者至少 3 日一次。

3. 答:门诊初诊病历包括门诊手册封面项目、就诊医院和科别、就诊日期、主要病史(主诉、现病史及与本次疾病相关的既往史、个人史、家族史等)、体格检查(一般情况、阳性体征及有助于鉴别诊断的阴性体征)、实验室及特殊检查结果、初步诊断、处理意见、医生签名。

4. 答:抢救记录由参加抢救的医生在抢救结束后 6 小时内据实补记。其内容包括病情变化情况、抢救时间及措施、参加抢救的医务人员姓名及专业技术职务等。

5. 答:交班记录应在交班前由交班医生完成,接班记录应由接班医生于接班后 24 小时内完成。其内容包括交接班日期,患者姓名、性别、年龄,入院日期、主诉、入院情况、入院诊断、诊疗经过、目前情况、目前诊断、交班注意事项或接班诊疗计划、医生签名等。

6. 答:阶段小结内容包括小结日期,患者姓名、性别、年龄,入院日期、主诉、入院情况、入院诊断、诊治经过、目前情况、目前诊断、诊疗计划、医生签名等。

7. 答:死亡记录应在患者死亡后 24 小时内完成,包括入院日期、死亡时间、入院情况、入院诊断、诊疗经过(重点记录病情演变转危原因及过程、抢救、死亡经过)、死亡原因、死亡诊断等。死亡时间应记录至时、分。

8. 答:同意书包括病情告知书、手术同意书、医疗美容特殊诊疗同意书等。

9. 答:病情告知书是经治医生须向患者或其近亲属、法定代理人或关系人告知患者的病情、医疗措施、目的、名称、可能出现的并发症及医疗风险等的医疗文件。

10. 答:

   (1)实事求是的原则:掌握第一手资料,尊重事实,全面分析,避免主观性和片面性。

   (2)一元论原则:即单一病理学原则,就是尽量用 1 个疾病去解释多种临床表现的原则。因为在临床实际中,同时存在多种关联性不大的疾病的概率是很小的。

（3）用发病率和疾病谱的观点选择诊断的原则：疾病谱随不同年代、不同地区而变化，当几种诊断可能性同时存在的情况下，要首先考虑常见病、多发病的诊断，这种选择符合概率分布的基本原理，减少误诊的机会。

（4）首先考虑器质性疾病的诊断，然后考虑功能性疾病的原则：以免延误了器质性疾病的治疗。

（5）首先考虑可治疾病的原则：以便早期及时地对疾病给予恰当的处理。

（6）简化思维的原则：医生参照疾病的多种表现，把多种多样的诊断倾向，归纳到 1 个最小范围中去选择最大可能的诊断，这种简化程序的思维方式，有利于抓住主要矛盾，予以及时处理。

（7）见病见人的原则：切忌见病不见人。同样的疾病在不同的人身上表现会有差异，年龄、性别、体质、心理状况、文化程度等都会对疾病产生影响，要用生物-心理-社会医学模式的观点去思维和分析。

11. 答：诊断疾病的步骤包括临床资料的获取、综合分析提出诊断、确立或修正诊断 3 部分，是医生对疾病的认识和判断过程。

（1）临床资料的获取：疾病的证据亦即临床资料，主要包括病史、体格检查、实验室及其他检查。

（2）综合分析提出诊断：医生将获得的临床资料进行综合分析、归纳比较，根据掌握的医学知识和临床经验，比较其与哪些疾病的症状、体征、病情相同或相近，把可能性较大的几个疾病排列出来，逐一进行鉴别，形成假设或印象，亦即初步诊断。

（3）确立或修正诊断：初步诊断是否正确，需要通过临床实践加以验证。提出初步诊断后要客观细致地观察病情，复查某些检查项目或进一步选择一些必要的特殊检查，给予必要的治疗，随时发现问题，提出问题，通过查阅文献资料、上级医师查房等形式解决问题，对疑难病例、特殊病例还可能进行病例讨论或组织会诊，使最初的诊断被确定、被补充，也可被推翻，而由新的、正确的诊断取而代之。

12. 答：

（1）病史采集不完善：医生问诊缺乏耐心和技巧，分析取舍不当；患者表述不清或故意隐瞒；家属代诉病史等，使采集的病史不能真实反映疾病个体的特征和演变规律。

（2）体格检查不细致：医生在体检中不认真规范，对已有的病变体征未能发现或在检查中遗漏关键征象。

（3）过分依赖实验室及辅助检查：不加分析地依赖检查结果或对检查结果解释错误。

（4）缺乏正确的临床思维方法：先入为主，主观臆断，不能客观、全面地收集、分析和评价临床资料，让个案的经验或错误的印象占据了思维的主导地位，致使判断偏离了疾病的本质。

（5）医学知识和临床经验不足。

13. 答：1个完整的疾病诊断应包括患者所患的全部疾病，其内容按顺序见下。

(1) 病因诊断：是根据典型的临床表现和/或检查手段，明确提出致病原因，指明了致病的原因和本质，对疾病的发展、转归、治疗和预防都有指导意义，因而是最重要的，也是最理想的临床诊断内容，故列于诊断首位。

(2) 病理解剖诊断：是对病变部位、范围、性质及组织结构变化做出的判断，如二尖瓣狭窄等。

(3) 病理生理诊断：是疾病引起的机体功能变化的诊断，列诊断第 3 位，如心力衰竭等。

(4) 并发症的诊断：是在原发病的发展过程中或在原发病的基础上导致机体脏器的进一步损害，诊断列在原发病之后，如 2 型糖尿病并发周围神经病变等。

(5) 伴发疾病诊断：是指同时存在的、与主要诊断的疾病不相关的疾病，排在诊断的最后，如食管癌伴发龋齿等。

(6) 疾病的分型与分期：不少疾病有不同的分型与分期，其治疗及预后意义各不相同，诊断中亦应予以明确。